职业院校残疾人康复人才培养改革系列教材
供康复治疗技术专业用

康复护理

主　编　谢家兴
副主编　高丽娟　张红云　王元姣
编　者（以姓氏笔画为序）

王元姣（浙江省人民医院）　　　　　　　杨　威（中国康复研究中心北京博爱医院）
王希悦（中国康复研究中心北京博爱医院）　杨德刚（中国康复研究中心北京博爱医院）
王金荣（中国康复研究中心北京博爱医院）　闵红巍（中国康复研究中心北京博爱医院）
王微平（中国康复研究中心北京博爱医院）　张　弘（中国康复研究中心北京博爱医院）
邓卫萍（中国康复研究中心北京博爱医院）　张小年（中国康复研究中心北京博爱医院）
田靖晓（中国康复研究中心北京博爱医院）　张红云（中国康复研究中心北京博爱医院）
白晓丽（中国康复研究中心北京博爱医院）　郑　欣（中国康复研究中心北京博爱医院）
　　　　（兼秘书）　　　　　　　　　　封丽红（中国康复研究中心北京博爱医院）
丛惠伶（中国康复研究中心北京博爱医院）　夏艳萍（中国康复研究中心北京博爱医院）
刘文国（中国康复研究中心北京博爱医院）　高丽娟（中国康复研究中心北京博爱医院）
孙　超（中国康复研究中心北京博爱医院）　戚艳艳（中国康复研究中心北京博爱医院）
孙海燕（中国康复研究中心北京博爱医院）　谢家兴（中国康复研究中心北京博爱医院）
苏国栋（中国康复研究中心北京博爱医院）　潘桂平（北京回龙观医院）
杜晓霞（中国康复研究中心北京博爱医院）

人民卫生出版社

图书在版编目（CIP）数据

康复护理/谢家兴主编. —北京：人民卫生出版
社，2019
ISBN 978-7-117-28654-1

Ⅰ.①康… Ⅱ.①谢… Ⅲ.①康复医学－护理学－医
学院校－教材 Ⅳ.①R47

中国版本图书馆 CIP 数据核字（2019）第 133905 号

人卫智网	www.ipmph.com	医学教育、学术、考试、健康， 购书智慧智能综合服务平台
人卫官网	www.pmph.com	人卫官方资讯发布平台

康 复 护 理

主　　编：谢家兴
出版发行：人民卫生出版社（中继线 010-59780011）
地　　址：北京市朝阳区潘家园南里 19 号
邮　　编：100021
E - mail：pmph @ pmph.com
购书热线：010-59787592　010-59787584　010-65264830
印　　刷：三河市君旺印务有限公司
经　　销：新华书店
开　　本：787×1092　1/16　印张：20
字　　数：487 千字
版　　次：2019 年 7 月第 1 版　2019 年 7 月第 1 版第 1 次印刷
标准书号：ISBN 978-7-117-28654-1
定　　价：68.00 元

打击盗版举报电话：010-59787491　E-mail：WQ @ pmph.com
（凡属印装质量问题请与本社市场营销中心联系退换）

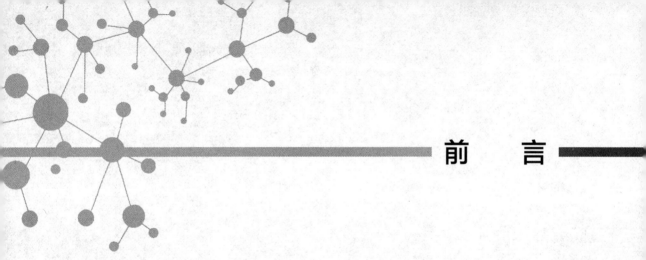

前　言

　　近年来国家持续关注康复领域，在全面推动康复事业发展的基础上更加注重其协调性和可持续性，我国康复事业迎来高速增长的时代。行业蓬勃发展除了拥有良好的外部环境，人才的培养无疑是创新发展的驱动力，善于挖掘人才、培养人才、储备人才才能开创美好的前景。目前我国康复人才队伍已经初具规模，然而各康复专业的人才依然存在很大的缺口。康复人才培养的专业与层级体系尚未完善，如康复护理还未建立正规、完善的学历教育，目前在职护士基本是在从事护理工作后才开始通过继续教育、进修、外出培训等方式学习康复护理知识，对康复知识的了解和掌握不够全面，不能满足日益增长的康复护理需求。本教材特为职业院校残疾人康复人才的培养而编写，供高职、中职护理专业、康复护理工作者、护理教育者和护理管理者使用。

　　本书共 11 章，主要介绍了康复护理概论、神经系统疾病、肌肉骨骼疾病、心血管系统疾病、呼吸系统疾病、慢性肾脏疾病、内分泌疾病、精神疾病的主要功能障碍与评估、康复护理措施等，老年人健康管理与康复护理，常见并发症预防与康复护理，常用康复护理技术等。编写突出康复护理学科特色，着眼于康复护理理论与临床实践相结合，同时紧跟社会发展详细介绍了社区康复的内容，希望本书的出版为我国康复护理人才的培养贡献绵薄之力。

　　康复医学发展快速，我们尽力做到完善，但由于编者水平有限，书中难免存在不足之处，恳请广大师生、同仁及读者批评指正。

谢家兴

2019 年 1 月

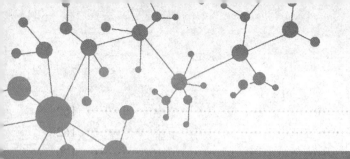

目 录

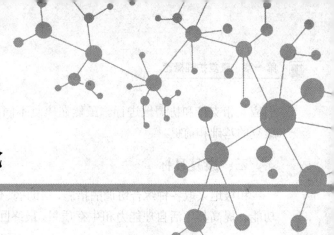

第一章　康复护理概论

学习目标

识记：康复、康复医学、康复护理学的基本概念。
理解：康复医学的基本途径和康复护理的原则。
运用：康复护理学的方法。

第一节　康复概述

一、康复定义

康复（rehabilitation）是指综合协调地应用医学、社会、教育和职业及其他措施，对病、伤、残者进行训练或再训练，以提高其活动能力。康复不仅是指训练病、伤、残者使其适应周围的环境，而且也指通过改变周围环境和社会条件以适应病、伤、残者社会生活需求。康复是一个促进残疾人身体的、感官的、智能的、精神的和 / 或社会生活的功能达到和保持在力所能及的最佳水平的过程，从而使他们能借助于一些措施和手段，改变其生活而增强自立能力。康复定义体现以患为尊，从提高病人机体质量出发，改善生存质量，提高生活质量，实施个性化全程康复追踪服务和管理。康复包括重建或恢复功能，提供补偿功能缺失或受限的各种手段。

康复≠恢复，在我国语言中康复（rehabilitation）与疾病后的恢复（recovery）是同义的，恢复一般是指患病后健康水平下降，治疗和休息后健康恢复到病前水平，亦即达到了 100% 的恢复。但 rehabilitation 所指的康复却是指伤病后健康水平下降，虽经积极处理，但已形成残疾，健康水平复原不到原先水平的情况，亦即达不到 100% 的恢复。康复的目的不是治愈疾病，而是采取有效措施恢复病、伤、残者的功能。

二、康复内容

康复综合协调的措施包括医学康复（medical rehabilitation），即利用医疗手段促进康复；教育康复（educational rehabilitation），主要促进残疾儿童、青少年上学受教育；职业康复（vocational rehabilitation），主要促进青壮年残疾人就业或自谋生计；社会康复（social rehabilitation），主要研究和协助解决残疾人重返社会时遇到的一切社会问题，使之能够有机会参与社会生活，不受歧视，并能履行力所能及的社会职责。上述四个方面构成全面康复，在康复过程中，它们应互相支持和协调地进行。虽然在康复不同的阶段侧重点可能不同,但医学康复是全面康复的基础和前提。

三、康复目标

积极地采取各种综合协调的措施,帮助病、伤、残者最大限度地恢复其生理、心理和社会功能。提高其生活自理能力和生存质量,最终回归社会和家庭,过有尊严、有意义的生活。

四、残疾的定义和分类

康复的主要对象是残疾人和有心身功能障碍病人,因此,了解和掌握残疾的基本概念、分类及其对策十分重要。

(一)残疾、残疾人

残疾(disability)是指因外伤、疾病、发育缺陷、人口老化、精神因素等各种原因造成身体上或精神上的功能障碍,以致不同程度地丧失正常人的生活、工作、学习的能力和担负其日常生活与社会职能的一种状态。残疾人(disabled person)是指具有上述残疾特征的人。

(二)残疾的分类

随着医学模式的转变以及残疾人活动领域的不断扩大,人们对残疾人的认识不断深化,2001年WHO将《国际损伤、残疾和残障分类》修改为《国际功能、残疾和健康分类》(International Classification of Functioning, Disability and Health,简称ICF)。它将"疾病的结局分类"转变为"健康的成分分类",以健康的功能状态为基础,是个人作为个体和社会成员完成全部生活的能力,它把功能作为判断健康的主要因素。而功能又分身体功能和结构、活动与参与三个方面。当三者均为正常时为人健康状态;相反,当身体功能和结构受损或能力受限或参与局限时为残疾。因此,残疾可分为损伤、活动受限和参与局限三类或三个水平,即残疾是对上述三者的一个概括术语,具体描述如下:

损伤(impairment)指身体结构或生理功能(包括精神功能)的丧失或异常。

活动受限(activity limitation)指个体在进行活动时遇到困难。

参与局限(participation restriction)指个体投入到生活情景中遇到困难。是否参与局限要通过比较个体的参与和在相同的文化或社会中无残疾个体所期望的参与来决定。

根据ICF模式(图1-1-1),将残疾理解为一种健康因素和情境性因素(即环境和个人因素)之间交互作用而出现的复杂联系的结果。这种交互作用是动态的,有其特殊的方式,在某一水平上进行干预可以使其他因素发生变化。举例说明:脑梗死早期的病人大脑组织受损,一侧身体力量减弱,此时为脑损伤阶段,但如早期溶栓成功,则肢体力量可恢复,不影响其活动能力,相反,如治疗不当,病情进一步发展可导致偏瘫、失语等功能障碍而造成活动能力受限。若在此时能早期康复治疗,可改善其功能及活动能力,相反,若得不到及时康复,则可能影响其学习或工作及参与社会而发展为参与受限。同时,它们受背景性因素的正面或负面影响,这些因素与残疾人相互起作用,并且决定其在一定环境中的参与水平。背景性因素可以分为两类:环境因素和个人因素。环境因素是个人之外的因素,例如社会的态度或建筑物的特点、法律系统等;而个人因素区别于环境因素,对个体如何面对残疾会产生影响,个人因素包括性别、年龄、其他方面的健康状态、身体素质、生活方式、习惯、教养、应对方式、社会背景、教育、职业、过去和现在的经历、整体的行为方式和性格特点、个体的心理品质以及其他在残疾过程中发挥重要作用的特征等。因此，我们要改善环境和个人因素，有针对性地采取三级预防措施以预防或减轻残疾的发生和程度，促进健康。

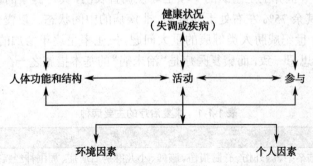

图 1-1-1　国际功能、残疾和健康分类（ICF）模式图

五、康复医学概念及对象

康复医学（rehabilitation medicine）改变了传统医学的生物学模式，强调以生物 - 心理 - 社会的医学模式为基础，以病、伤、残者的功能障碍为目标，应用主动、积极和有针对性的综合性康复措施，以团队合作为基本工作方式，致力于广大病人和残疾者的功能改善和提高，使他们能够追求品质生活，重返社会。

（一）康复医学定义

康复医学是以研究病、伤、残者功能障碍的预防、评定和治疗为主要任务，以改善躯体功能、提高生活自理能力、改善生存质量为目的的医学应用学科。旨在加速人体伤病后的恢复进程，预防或减轻其后遗功能障碍程度，是医学的一个重要分支，是一门以消除和减轻人的功能障碍，弥补和重建人的功能缺失，最大限度的改善和提高人的各方面功能，为了康复的目的而应用有关功能障碍的预防、诊断和评估、治疗、训练和处理的一门临床医学学科。

（二）康复医学对象

1. 残疾者　据世界卫生组织统计，全世界目前约有占总人口 10% 的各种残疾者，每年以新增 1 500 万人的速度递增。我国 2006 年的抽样调查表明，我国有 8 296 万残疾人，占人口总量的 6.34%，调查中将残疾分为视力残疾、听力残疾、言语残疾、智力残疾、肢体残疾、精神残疾、多重残疾等，未包括慢性病、内脏病、老年退行性病而致严重功能障碍者。由此可见，无论在全球范围，还是在我国，残疾人都是一个人数众多的群体，是一个特性突出、需要帮助和关怀的群体。

2. 老年人　我国已逐渐进入老龄化社会，截至 2014 年，60 岁以上老年人口达到 2.1 亿，占总人口的比例 15.5%，2.1 亿的人里有接近 4 000 万人是失能、半失能的老人。据有关部门预测，到 2035 年老年人口将达到 4 亿人，失能、半失能的老人数量会进一步增多。特别是致残性疾病发病率高，身体障碍与年龄老化成正比。

3. 慢性病病人　主要是指各种内脏疾病、神经疾病和运动系统疾病病人。这些病人往往由于疾病而减少身体活动，并由此产生继发性功能衰退，例如慢性支气管炎导致的肺气肿和全身有氧运动能力降低，类风湿关节炎病人的骨关节畸形导致功能障碍等。

4. 疾病急性期及恢复早期的病人　许多疾病需要早期康复介入，如快速康复外科（enh-

anced recovery after surgery，ERAS）指采用一系列经循证医学证实有效的围手术期优化措施减少外科应激，减少术后并发症、促进病人康复、缩短住院时间、节省医疗费用。

5. 亚健康人群 世界卫生组织的一项全球性调查表明，真正健康的人口占 5%，患有疾病的人占 20%，而其余 75% 左右处于非健康、非疾病的中间状态。以慢性疲劳为主要症状的亚健康问题是 21 世纪威胁人类健康的重大问题，发生率呈逐年增加的趋势，亚健康的处理和中医"治未病"思想一致，而康复医疗是"治未病"的基本措施之一。康复治疗的主要病种（表 1-1-1）。

表 1-1-1 康复治疗的主要病种

分类	疾病
1. 神经系统疾病	脑卒中、脑外伤、脊髓损伤、脑瘫、小儿麻痹后遗症、周围神经疾病和损伤、运动神经元病、多发性硬化症、帕金森病
2. 内脏疾病	冠心病、高血压、心衰、糖尿病、肥胖症、慢性支气管炎、肺气肿、哮喘、周围血管病变
3. 骨关节伤病	骨关节炎、运动损伤和软组织损伤、颈肩腰腿痛、截肢、断肢再植术后、手外伤、骨关节手术后、骨折后、脊柱侧弯
4. 其他	慢性疼痛、烧伤、癌症、麻风病、精神疾病、老年性痴呆、视力听力障碍、儿童康复

（三）康复医学工作内容、模式

1. 工作内容 康复医学的主要内容包括康复基础学、康复功能评定、康复治疗学、康复临床学和社会康复。

（1）康复基础学：康复基础学指康复医学的理论基础，重点是与主动功能训练有关的运动学和神经生理学，以及与病人生活密切相关的环境改造学等。

1）运动学（kinesiology）：包括运动生理、运动生化、生物力学等。

2）神经生理学（nero-physiology）：包括神经发育学、运动控制的神经学基础等。

3）环境改造学（ergonomics）：涉及康复工程、建筑、生活环境设计等。

（2）康复功能评定：包括器官和系统功能的评定，个体生活自理和生活质量的评定，以及病人进行工作和社会活动能力的评定。器官和系统功能的评定与临床评定关系密切，在形式上基本相同或互相交叉，而个体生活自理和生活质量评定以及社会能力的评定则是康复医学比较独特的评定内容。

1）躯体功能：包括肌力评定、关节活动范围评定、体脂测定等。

2）电生理学：包括肌电图、诱发电位、神经传导速度、电诊断等。

3）心肺功能：包括心电图分级运动试验、肺功能测试等。

4）有氧运动能力：包括能量消耗、最大吸氧量、代谢当量测定等。

5）平衡和协调能力：包括静态和动态平衡和协调功能评定等。

6）步态分析：包括三维运动分析、力学分析、动态肌电图、气体代谢测定等。

7）医学心理学：包括精神、心理和行为评定。

8）脑高级功能：包括感知和认知功能评定等。

9）言语和吞咽功能。

10）日常生活能力。

11）生活质量。

12）就业能力。

13）国际功能、残疾和健康分类（ICF）。

（3）康复治疗学：主要包括物理治疗、作业治疗、言语／吞咽疗法、心理治疗、康复工程、传统康复治疗等。

1）物理治疗（physical therapy）：包括运动疗法和理疗，是康复治疗最早开展的治疗方法，也是目前应用最多的康复治疗。例如各种主动和被动运动（有氧训练、肌力训练、关节活动训练等）和声、光、电、热、磁等理疗技术。

2）作业治疗（occupational therapy）：包括木工、金工、各种工艺劳动（编织、陶土、绘画）和日常生活功能（衣食住行和个人卫生）的基本技能；职业性劳动包括修理钟表、缝纫、车床劳动等；文娱治疗包括园艺、各种娱乐和琴棋书画等。作业疗法特别注重病人独立生存能力的训练。

3）言语治疗（speech therapy）：对因听觉障碍所造成的言语障碍、构音器官的异常、脑血管意外或颅脑外伤所致的失语症、口吃等进行治疗，尽可能恢复其听、说、理解能力。吞咽治疗近年来得到很大的重视，目前暂时归类在言语治疗范畴。

4）心理治疗（rehabilitation psychology）：对心理、精神、情绪和行为有异常的病人进行个别或集体的心理治疗，有时这种心理治疗可和咨询教育相结合进行。心理疗法在各种疾病或功能障碍的康复治疗时都需要介入，是涉及面最广的康复治疗措施。

5）康复工程（rehabilitation engineering）：指矫形器和辅助具的应用，以弥补残疾者生活能力的不足，包括假肢、矫形器、助听器、导盲杖等各种辅助工具、特殊用具及轮椅等。

6）中国传统康复治疗（traditional Chinese medicine for rehabilitation）：最常用的有按摩、针灸、拳、功、操等。中国传统治疗方法已经有数千年的历史，是中国医药宝库的组成部分，有独特的疗效。

7）康复护理（rehabilitation nursing）：根据总的康复治疗计划，在对残疾者的护理工作中，通过体位处理、心理支持、膀胱护理、肠道护理、辅助器械使用指导及日常生活指导等，促进病人生活自理能力，预防继发性残疾。

8）康复咨询（rehabilitation counseling）：对残疾人或伤病员提供有关职业、社会及家庭等方面适应外界环境、参与社会生活的咨询意见，协助解决其在学习上、职业上、婚姻或家庭生活上、心理情绪上的困难和问题。

（4）康复临床学（clinical rehabilitation）：指综合采用各种康复手段，对各类伤、残、病病人的病理和病理生理异常以及相应的功能障碍进行的针对性康复医疗实践，包括：神经瘫痪康复、骨关节疾病康复、脏器病康复、慢性疼痛康复等。

（5）社区康复（community based rehabilitation）：指在社区层次上采取综合性的康复措施，利用和依靠资源，使残疾人能得到及时、合理和充分康复服务，改善和提高躯体和心理功能，提高生活质量和回归正常的社会生活。

2. 工作模式

（1）团队模式（team work）：指多学科和多专业合作，共同致力于病人功能康复的方式。通过多个相关学科的配合和协作才共同完成整体康复的目标。

（2）团队组成（team member）

1）学科间团队：指与康复医学密切相关的学科，包括：重症医学科、神经内外科、骨科、风湿科、心血管内外科、呼吸科、内分泌科、老年医学科等。

2）学科内团队：指康复医学机构内部的多种专业，包括物理治疗师、作业治疗师、言语治疗师、假肢/矫形师、康复护师、康复医师、运动医学师、康复心理医师、社会工作者、营养师等。核心是康复医师，康复医师定期召开团队成员会议，从各自专业角度讨论病人的主要功能障碍、治疗情况、下一步治疗计划等。

六、康复医学基本途径和原则

（一）基本途径

康复主要是通过改善、代偿和替代这三条途径。

1．改善　通过训练和其他措施改善病人生理和心理功能。如肌力训练、关节活动训练、平衡训练、心肺功能训练等。

2．代偿　通过各种矫形器和辅助具，使减弱的功能得到放大或增强。如助听器、各种矫形器、拐杖、助行器等。

3．替代　通过某些器具，替代丧失的生理功能。如轮椅、假肢等。

（二）基本原则

1．因人而异　原则就是个体化原则，即根据各个功能障碍的特点、疾病情况、康复需求等制订康复治疗目标和方案。

2．循序渐进　康复治疗的难易程度、强度、频次等都应该逐步增加，避免突然改变，以保证身体对运动负荷或相关治疗的逐步适应。

3．持之以恒　以功能锻炼为核心的康复治疗需要持续一定的时间才能获得显著效应，停止治疗后治疗效应将逐步消退。因此，许多康复治疗需要长期持续，甚至维持终身。

4．主动参与　充分发挥病人的主观能动性，主动参与训练是运动疗法效果的关键。

5．全面康复　人体的功能障碍是多器官、多组织、多系统功能障碍的综合，康复的目标应包括心理、职业、教育、娱乐等多方面，最终目标是重返社会。因此，康复治疗应该全面审视，全面锻炼。

七、现代康复医学与其他医学学科的关系

世界卫生组织将康复医学、临床医学、预防医学、保健医学作为现代化医院的基本功能。这四个学科的关系不是以时间划分的阶段关系，而是互相关联、互相交错、四环相扣的关系。

（一）康复医学与预防医学

通过积极的措施，例如健身锻炼和合理的生活习惯，防止各种疾病的发生，从而减少功能障碍的可能性，这是康复医学的一级预防；许多疾病在发病后，需要积极的康复介入，以预防继发性功能障碍或残疾的发生，这是康复医学的二级预防；已经发生功能障碍后，可以通过积极康复锻炼，防止功能障碍的加重或恶化，这是康复医学的三级预防。康复预防与预防医学三级预防的概念一致。

（二）康复医学与临床医学

其关联不仅在于康复治疗过程经常需要同时进行临床治疗，而且临床治疗过程也需要康复治疗积极介入。例如心肌梗死、脑卒中、脑外伤、脊髓损伤等，病人均需要早期活动和

功能锻炼,以缩短住院时间,提高功能恢复的程度。综合医院康复医学科的生命力就在于积极渗透到疾病早期治疗,使其成为医院工作的基本组成,临床医学是康复医学的基础,康复医学是临床医学的补充,临床医学与康复医学在疾病各期总是相互交织(表1-1-2)。

表1-1-2 康复医学与临床医学的关联

	临床医学	康复医学
核心理念	以人体疾病为中心	以人体运动障碍为中心
医学模式	强调生物学模式	强调生物、心理、社会模式
工作对象	各类伤病病人	各类病伤残者
临床评估	强调疾病诊断和系统功能	强调躯体、心理、生活/社会独立功能
治疗目的	以疾病为核心,强调去除病因、挽救生命,逆转病理和病理生理过程	以功能障碍为核心,强调改善、代偿、替代的途径来改善躯体/心理功能,提高生活质量,回归社会
治疗手段	以药物和手术为主,强调医护者的作用	以非药物治疗为主,强调病人主动参与和合理训练
工作模式	专业化分工模式	团队模式

(三)康复医学与保健医学

保健医学强调通过主动锻炼,提高人们的机体对于外界环境的适应力和对疾病的抵抗力,这与康复医学的措施一致,当然保健对象同时也需要临床、预防和康复医学的综合服务。

第二节 康复护理学概述

一、康复护理定义和特点

(一)康复护理学定义

康复护理学是以康复医学和护理学理论为基础,研究促进伤、病、残者的生理、心理康复的护理理论、知识、技能的一门学科。康复护理学是康复医学的重要组成部分,是在总的康复医疗计划下,为达到全面康复的目标,与其他康复专业人员共同协作,利用康复护理特有的知识和技能对康复对象进行护理,使其减轻残疾对病人的影响,最终使他们重返社会。

(二)康复护理特点

1. 对象 主要是指残疾人(先天性和后天性)和有功能障碍而影响正常生活、学习、工作的慢性病病人和老年病病人,近年来快速康复外科理念已渗透到各临床外科,对围手术期病人列入康复对象的范畴。另外,以慢性疲劳为主要症状的亚健康人群也将成为康复护理的对象。

2. 目的 康复护理主要通过实施各种康复护理技术和护理过程,使康复护理对象残余功能得到维持和强化,替代功能得到开发和训练,帮助康复对象提高和改善生活自理能力,提高生活质量;预防并发症和继发性损害,为康复功能锻炼打下良好的基础;重建病人心身平衡,尽早以平等的资格重返家庭和社会。

3. 方法

(1)强调自我护理为主:康复护理的服务对象是伤残者或疾病而致生活自理能力缺失者,

这些功能障碍有些是暂时的，但更多的是长期的，甚至伴随终生，康复护理更强调病人自我护理。自我护理是指在病人病情允许的情况下，通过护理人员的指导、鼓励、帮助和训练，充分发挥其身体残余功能和潜在功能，以达到功能代偿、功能补偿、功能替代，最终使病人部分或全部照顾自己，为重返社会积极创造条件。当由于病人病情的缘故，不能进行自我护理时，护理人员给予必要的"护理援助"。它和临床护理所采取的"替代护理"截然不同，康复护理既在锻炼病人的功能的同时，又充分发挥病人的主观能动性，最大限度地改善病人的功能障碍。

（2）功能锻炼贯穿始终：对康复对象的功能障碍和功能残存的程度、身体和心理的一般状况、康复训练的效果及其反应等一系列问题的全面评估和判定，其目的在于了解功能障碍的性质、部位、范围、严重程度、发展趋势、康复疗效等，为制订康复护理计划提供客观的依据。功能锻炼贯穿护理的全过程，早期功能锻炼可以预防残疾的发展和继发性残疾发生；恢复期功能锻炼可最大限度地保存和恢复机体的功能。康复护理人员应紧紧围绕总的康复治疗计划，积极争取病人和家属的配合，坚持不懈对病人进行功能锻炼，最终达到康复的目的。

（3）高度重视心理护理：现代医学模式认为病人是生物－心理－社会的人，心理不健康直接影响到生理的健康，尤其对于残疾人的康复影响更为重大。因为在整个康复护理过程中，病人所起的作用极其重要，相当多的护理要通过病人的主动参与完成，充分发挥病人的主观能动性，需要高度重视病人的心理护理。

（4）注重团队协作和配合：康复治疗强调的团队治疗，它包括学科间团队和学科内团队，它是由临床各个科室的通力合作和康复治疗小组整个团队共同努力完成的。康复护理人员作为康复小组的重要成员，全面负责治疗计划的落实和生活活动的管理，全面负责各项康复治疗工作的落实，与康复治疗小组的成员进行及时的沟通，共同实施对病人的康复训练和康复指导，提高病人的康复效率。

（5）加强健康教育和指导：康复知识渗透到家属，生活指导延续到家庭，通过健康知识宣教，把康复护理技术传授给康复对象和家属，帮助和指导康复对象和家属，掌握生活自理能力技巧，提高自我健康管理能力，预防并发症及二次残疾的发生，利用和创造各种条件，将功能训练内容应用到日常生活活动中。例如，使他们掌握压疮的预防、身体移动的方法，支具、矫形具的使用方法以及自我导尿的操作技术等，促进和提高病人生活质量。出院前，还应对他们进行一系列的生活指导和就业培训；对家庭环境进行评估并加以改造，提高康复对象的自我健康管理能力和家庭环境中日常生活适应能力，帮助他们重返家庭和社会。

二、康复护士的任务

护理人员是康复治疗团队中的重要成员，康复护理目标包括维持病人健肢功能；促进病人恢复患肢功能；满足病人生活的需求；提高病人日常生活活动能力；最终实现病人回归家庭和社会。康复护理在康复治疗中的重要任务有：

（一）良好的康复环境

残障病人需要安全、整洁、舒适、安全的环境，保持个人清洁卫生，保证营养的摄取，保证有充足的休息和睡眠，这有助于他们调整身心、适应生活的变化。康复护士为病人提供直接护理照料，满足病人生活护理及各种医疗护理的需要。

（二）专业的护理服务

康复护士为伤残者提供各种康复专科性护理，预防肌肉萎缩、关节变形、僵硬、挛缩等，增加病人主动和被动肌力训练、关节活动度训练，鼓励病人早期下床活动，防止废用综合征发生。

（三）有效的心理疏导

残障常常是在病人没有心理准备的情况下发生的，病人基本上要经历五个时期：紧张和焦虑、否认到认可、委屈和怨恨、失望和挣扎、接受和适应。康复护士应以真诚关心的态度来面对病人，主动倾听病人的诉说，了解病人对突如其来的残障反应，同时，还应及时为病人提供一些有关伤残的资料，如伤残的发生、康复的时间、康复的可能性、康复治疗方法、如何配合等，并鼓励病人树立康复的信心，帮助病人顺利度过心理反应期，以良好的心理状态尽快进入康复阶段。

（四）良好的护患关系

康复治疗过程中，护士扮演联络者的角色。与医生及其他康复组成员讨论并拟定病人的康复治疗计划，反映病人的问题和需要，共同商量解决的方案。将病人与康复治疗团队紧密地结合起来，齐心协力朝着康复目标努力。当病人出现社会、家庭、经济、职业等方面的问题时，康复护士还有责任为病人架起家庭、社会、政府与病人的桥梁，通过多渠道来帮助病人解决实际问题。

（五）全面的康复计划

病人在康复治疗过程中，根据康复功能的评定，制订康复实施方案，并由康复医师、康复治疗师、康复护士等相关成员共同实施此方案。康复护士因为与病人接触时间最长，对维持康复活动训练延续性，使康复治疗计划实施更加完善。

（六）协助重返家庭和社会

病人在康复治疗与训练的过程中，护理人员应为病人重返家庭和社会生活做好准备，一方面对病人及其家属进行康复知识教育及康复技术操作训练，帮助病人适应有身体缺陷的生活，并结合身体残障的情况，指导家庭对其环境进行相应的改变，鼓励病人寻求就学或就业帮助，力争做到自理、自强、自尊。另一方面为病人重返家庭和社会提供咨询服务，如出院前指导、定期复查、社区资源利用、购买辅助及适应性设备、教会病人辅助设备的使用方法，如何适应周围环、工作重建、社交技巧、娱乐活动、性生活正常化、饮食起居等方面咨询，并与社区相关部门联系，使病人和家属安心返家。

三、康复环境要求

康复环境包括设施环境、心理环境和社会环境，前两者与康复护理直接相关，理想的环境是有利于康复的重要措施之一，康复护士应重视病房环境的创造和选择。

（一）病区设施环境要求

康复环境设施的基本要求应做到无障碍设施，对出入口、阶梯、电梯、房门以及门把手、开关、窗户和窗台的高度等均应本着这个原则建设和改造。

1. 病房要求　室内应宽敞，病床之间的间隙应不小于1.5m，出入口宽度应大于1m，以方便轮椅出入；病区最好设置活动室、餐厅，方便病人平时交流、活动；病房内应有较大的存放衣物柜；因住院康复时间较长，大小便失禁，换洗衣服较多；室内光线和通风良好，居住环境适宜。

2. 地面要求 地面应防滑，有弹性，防止病人练习支具站立时滑倒骨折。

3. 走道要求 以坡道设施或电梯代替，电梯空间不小于 1.5m×1.5m，电梯出入口不小于 85cm，除掉门槛的障碍，解决使用轮椅者或其他代步器（拐杖、助行器等）活动困难者的行走障碍。

4. 卫生间要求 厕所的房门采用轨道推拉式门，方便偏瘫、截瘫或视力障碍者进出；厕所应宽大，均以坐式马桶为主，两侧要有扶手。

5. 病床要求 高度不超过 45cm，床脚要能制动或无滑轮，床应有护栏，可摇起，床垫应有弹性，必要时配备防压疮垫。

6. 普通设施 门把手、电灯开关、水龙头、洗面池等的高度均以 80cm 为宜，以利于长期乘坐轮椅进行日常生活活动者的使用；房间的窗户和窗台的高度略低于一般病房的高度，以不影响坐轮椅者的视线为宜，利于其直接观望户外景色，减轻心理障碍因素；走廊墙上应安装 85cm 高的扶手，以利于病人站立行走训练时扶持，防止滑倒。

7. 感应设施 高位截瘫者可用"电子环境控制系统"装置，通过用口吹的气控方法来协助解决开关灯、电视、窗帘等日常生活活动环境的控制。

（二）心理康复环境的要求

人的心理状态影响着人的情绪，情绪的好坏在很大程度上又影响着康复的效果。突发事件造成的伤残（如脊髓损伤、截肢等）和疾病造成的后遗症（如偏瘫、失语等）极易产生心理问题，良好的心理康复环境对康复者十分重要。

1. 康复护士的心理品质 要做到真诚地理解、热情地帮助、积极地鼓励康复对象，给予康复对象以积极向上的心理影响和心理支持。

2. 病室和床位的选择 情景感染的作用对心理康复影响很大，因此要创造一个积极的情绪环境和情景氛围，不将情绪低落的康复对象安排在同一病室内；遇有康复对象心态不好时，在其周围有意安排一些康复成功的典型病例，以情景感染而激发康复对象产生积极的心理状态。

3. 语言障碍者 选择对方容易接受的语言方式进行交流，交流时避免操之过急，尽量减少对方的心理负担。

4. 家庭和社会支持 随着康复对象对病情的深入了解，面对自己终身残疾的现实，面对家庭、生活、工作、经济等压力，会表现出心情压抑、沉默，对生活失去信心，失眠等，出现明显的孤独感，对外界反应高度敏感，此时，亲人的关心、帮助、理解，社会团体及朋友的关怀、支持，在恢复病人心理平衡中将起到关键性作用。

四、护士在康复中的作用

护士在康复医疗活动中是病人病情的观察者、治疗的协调者、护理实施者、健康教育者、病房管理者、心理护理的先导者。

（一）病情观察者

康复护士与病人接触机会最多、时间最长，对病人功能障碍的情况、心理状况及其能影响康复治疗进程的各种因素了解最清楚。上述信息均为康复评定、制订康复计划和方案实施提供了非常重要的依据。

（二）治疗协调者

康复治疗强调的是整体康复，它是由康复治疗小组整个团队共同完成的。病人进行康复同时由康复医生、康复护士和各种康复治疗师共同进行，需要接受运动、言语、作业、心理、支具装配等多种治疗。康复护士将根据病人的病情、治疗项目、训练时间等与其他康复组成员进行沟通、交流、协调，使康复过程做到合理、有序、统一、完善。

（三）护理实施者

康复护理人员围绕总的康复治疗计划，从病人的整体需要出发，通过对病人康复护理评估，对病人存在的各种健康问题作出判断，根据康复护理程序制订的康复护理计划，有目的、有步骤地实施一系列符合康复要求的各种专门护理活动和功能训练措施。

（四）健康教育者

健康不仅是没有疾病和衰弱，而且是保持体格方面、精神方面和社会方面的完美状态。健康教育必须是有计划地进行增进健康行为的建立，提供知识、技能与服务以促进行为的改变，使康复对象实行机体上的自我保护、心理上的自我调节、行为生活方式上的自我控制、人际关系上的自我调整，为病人出院做好精神、能力、技术方面的准备工作，以便使康复目标全面实现。

（五）病房管理者

护士不仅要为病人提供安静、整洁、舒适、安全的住院环境，而且要在护患之间、医患之间、病人之间、病人与陪护之间营造和谐平等的社会环境，维护病人的尊严，充分调动病人的主观能动性，为重返社会打下良好的基础。

（六）心理护理先导者

心理护理是以心理学基本理论为指导的心理康复工作。心理学指出，人的心理现象包括心理过程和个性心理特征。心理过程，即指人的意志过程、情感过程、认识过程；个性心理特征，即指人的性格、气质、能力、兴趣等。康复心理护理应把握其心理过程和个性心理特征，因人而异地实施康复护理措施，临床实践证明，在积极的情绪下进行训练，能产生良好的康复效果；相反，在消极的情绪中进行训练，就不能获得满意的康复效果。因此，在康复护理中要充分发挥心理护理的主导作用，以心理康复促进机体功能康复，最后达到全面康复的目的。

第三节　康复护理的发展及发展趋势

一、我国康复护理的产生与发展

康复护理学与康复医学密不可分，是康复医学的重要组成部分，伴随着康复医学的发展而发展。20 世纪是现代康复医学形成和发展的时期，两次世界大战，尤其是第二次世界大战，大批伤病员的出现，促进了现代康复医学和康复护理学的产生和发展。

20 世纪 80 年代末，为适应交通事故和其他意外事故的增加及人口的老龄化的客观需要，我国引进了现代康复医学的理论和方法，并与我国传统医学相结合，促进了我国康复医学事业的蓬勃发展，康复护理学时随着康复医学的发展而发展的一门新兴学科，1983 年，成立了"中国康复医学研究会"；1988 年，更名为"中国康复医学会"。1997 年，"中国康复医学会康复护理专业委员会"的成立为科学地指导和推动国内康复护理工作的开展起到了积极作用。紧接着，康复护理学术组织如雨后春笋般蓬勃发展。许多省份相继成立了康复护理专业委员会，或在康复医学会下建立了康复护理专业委员会，为促进康复护理学的繁荣和发展，促进康复护理学的普及和推广，起着桥梁和纽带作用。2012年中华护理学会康复护理专业委员会的成立又为护理同仁搭建了康复护理学术交流的国家级平台，在康复护理实践、人才培养、教学科研、学术组织建设等诸多方面起到了引领作用。

二、我国康复护理的发展现状

康复护理学是护理学专业中的一个新的领域，随着康复事业的发展，康复护理在我国正经历着专业知识的积累、传播、实践和发展阶段，并逐渐形成了独立的专业体系。

随着中国高速工业化、城镇化的发展，加之中国快速人口老龄化以及工伤事故、交通事故的增多等因素给康复医学带来了巨大契机和新的要求，促进了康复医学与康复护理的迅猛发展。各地相继开设了康复门诊、康复医院、康复中心，各医院也纷纷成立了康复科，社区康复也得到了大力倡导和推广。同时康复护理学在康复基础理论、康复护理方法和手段、人文关怀、心理康复护理方面取得了较快的发展和令人瞩目的成就。

首先，预防为主的新康复观已经渗透到临床护理各学科，并贯穿于创伤和疾病恢复的全过程，临床康复护理工作的重点除了对创伤病人残存生理功能的康复治疗外，在老年病、慢性病、精神病、肿瘤等领域发挥着重要作用，使人们认识到康复护理在康复病人治疗全过程中的重要地位。其次，对病人心理障碍的康复也引起了护理界的关注，康复护理人员注重把康复护理技术和人文关怀有机地结合起来，引导和帮助病人渡过难关，促进病人身心康复，重返社会。第三，随着康复医学技术和康复护理水平的提高，病人回归社会的康复目标已经成为可能和现实，大大提高康复护理在社会上的影响和地位，康复护理的重要性被提升到历史新高。第四，许多护理院校开设了康复护理学课程，各级各类学术组织对在职康复护理人员进行多种形式的康复医学理论及护理知识技能的培训，逐渐形成了良好的康复护理人才梯队。

三、我国康复护理的发展趋势

21世纪已是知识经济时代，我国进入全面建设小康社会，要小康先健康，改善人口素质和健康素质，提高人民生活质量是我们的最终目标。实现残疾人"人人享有康复服务"给康复医学和康复护理学带来发展机遇和挑战，人类的疾病、损伤、衰老不可避免，所造成的功能障碍需要依靠康复医学来预防和康复，因此康复护理学有着广阔的发展空间和发展前景。

（一）康复护理学将进一步渗入临床各科

临床康复正在成为中国康复医学的主流，康复医疗的适应证范围正在扩展。目前的康复护理学已广泛应用于骨关节肌肉疾病、伤残、神经系统疾病、心血管及呼吸系统疾病、感官及智力残疾、精神残疾、烧伤、肿瘤、慢性疼痛、内分泌等领域以及伤病的各个阶段。近年来，开展临床早期康复治疗已经逐步获得认同，不仅进行稳定期病人的康复治疗，而且更重视中度、重度、多重障碍或疾病早期病人的临床康复，这就要求临床各科护士在护理工作中，应用"早重症康复护理""快速康复护理""重症预防性康复"等康复前移新理念，重视除康复医学科以外的普通病区甚至重症监护病房进行康复护理干预，推广适用技术，发挥临床最大治疗效果，预防并发症和继发残疾，改善预后及缩短病程，为病人转入专业康复机构、康复医学科或回归社区、家庭做好准备。

（二）康复护理工作范围将进一步扩展

康复护理工作不仅在医院、康复中心、康复机构进行，还在养老院、疗养院、基层单位、家庭、社区广泛开展，而且在未来，社会服务居家和社区化是发展方向，与社区服务和社区卫生服务相结合的社区康复将会有很大发展。社区康复医疗工作对象，除了残疾者，还有心脑血管疾病、高血压、糖尿病、慢阻肺、癌症以及其他老年病病人。对上述病人实行家庭康复医疗、康复护理、生活指导、健康教育等，将成为社区康复护理发展趋势。同时重症康复、器官移植的康复、职业康复、儿科康复、艾滋病康复等都将是 21 世纪康复护理的新领域。

（三）传统康复护理与现代康复护理相结合

中西医结合的康复护理方法富含东方医学色彩，是一个亟待开发的领域，它将中医传统康复护理同现代康复护理相结合，将现代心理学与传统的情感护理相结合，将传统的饮食疗法与现代营养学相结合，从而最大限度地丰富了康复护理的手段，有很大潜力和发展空间。我国传统的中医康复治疗方法，如针刺、艾灸、推拿（按摩）、气功、正骨、拔罐、刮痧、中药熏洗以及导引等与现代康复治疗方法相结合，可以使两者优势互补，并呈现出独特的特色优势，疗效更为突出，统一融合中医护理和现代护理精髓，使护理更加科学化、程序化和现代化，这种护理的新理念值得推广与运用。

（四）智能康复发展

进入 21 世纪，随着生物医学工程、计算机、医学等技术水平的迅速发展，机器人康复、镜像疗法、生物反馈疗法、经颅磁刺激疗法等已经在康复治疗领域发挥着重要的作用，脑机接口（brain-computer interface, BCI）技术迅速成为了全球科学家最热门的研究领域之一。所谓脑机接口，是在人或动物脑（或者脑细胞的培养物）与外部设备间建立的直接连接通路。在多年动物实验的基础上，科学家设计、制造了应用于人体的早期植入设备，用于恢复损伤的听觉、视觉和肢体运动功能。期待这一成果早日运用到病人，为康复病人带来福音。

第四节 康复护理人员素质要求

康复护理对象是由于疾病和损伤后所致身体功能障碍的病人，护士与病人接触时间最长，在康复医疗方案实施和病人心理支持上护士起到至关重要的作用，所以护士必须具备良好的素质，以促进病人全面康复。

一、基本素质要求

1. 同情 急病人所急，想病人所想，具有救死扶伤的精神，以高度的同情心对待病人。

2. 敏锐 善于敏锐地观察和分析病人的心神动态变化，不断地掌握和解除病人的精神压力，并满足其护理上的生理需要，动作轻巧敏捷，干净利落。

3. 开朗 以乐观开朗的愉快情绪对待病人，不因个人的情绪和不愉快影响病人的态度，善于谅解别人，不计较个人得失。

4. 无私 对病人一视同仁，秉公办事，不徇私情，对损害病人利益的事勇于抵制。

5. 严谨 严格落实工作岗位，履行职责，严格执行各项操作规程，工作严肃。

6. 认真　一丝不苟,仪表端庄、举止稳重、尊重病人的人格,为病人保守秘密。

7. 冷静　情感稳定、果断而不慌乱,善于处理各种人际关系中的问题。

8. 勤快　勤动脑,钻研业务,精益求精;勤动手,为病人创造美好环境;勤巡视,深入病房及时了解病情;勤动口,积极开展健康宣教,认真做好心理护理。

9. 务实　对待事物实事求是,执行医嘱准确及时,书面记录必须务实。

二、行业素质

(一)心理素质

1. 乐观向上　护士是临床护理工作的主体,要提供最佳的护理服务,就必须加强自身修养,有着良好的精神面貌和健康的心理素质,积极向上、乐观自信的生活态度。

2. 稳定的情绪　遇挫折不灰心,有成绩不骄傲;能临危不惧,在困难和复杂的环境中能沉着应对。

3. 宽阔的胸怀　在工作中能虚心学习同事的新方法和新技术,能听取不同意见,取众之长,补己之短,工作中能相互交流经验。

(二)专业素质

1. 扎实的专业理论知识　掌握各种常见病的症状、体征和护理要点,能准确的制订护理计划,掌握护理心理学和护理伦理学知识,了解最新的护理理论和信息,积极开展和参与护理科研。

2. 娴熟的护理操作技能　熟练的护理操作技术是一个优秀护士应具备的基本条件,除了常见的医疗护理技术及急症或危重病人的抢救技术外。对康复的专科护理技术应精通,能稳、快、准、好地完成各项护理工作,高超的护理技术不仅能大大减轻病人的痛苦,而且能增强自己的自信心,促进病人早日康复。

3. 具有高度安全意识　严守工作岗位,密切观察病人情况变化,严格执行操作规程,认真做好查对制度,时刻牢记医疗安全第一,杜绝医疗差错事故发生。

4. 具有敏锐的观察力　善于捕捉有用的信息;有丰富的想象力,勇于技术创新。

5. 有较强的沟通能力　掌握与人交流的技巧,能根据病人的具体情况灵活运用语言进行心理护理。

(三)职业素质

护士是白衣天使,救死扶伤是其工作职责,因此应具有良好的职业道德。护士与病人是两个地位平等的个体,只是社会分工不同,对病人应像对待朋友亲人一样,为其创造整洁、舒适、安全、有序的诊疗环境,及时热情地接待病人,用同情和体恤的心去倾听他们的述说,并尽量满足其提出的合理需求,施予人性化的医疗服务。

(四)身体素质

护理工作是一个特殊的职业,是体力与脑力劳动相结合的工作,且服务对象是人,关系到人的生命,工作中稍有不慎就会断送一条生命,因而工作时精神高度集中,护士要有健康的身体,精力充沛才能保证顺利工作。

(五)文化素质

护士除了要有丰富的医学知识和精通护理专业知识外,还要加强自身的文化修养,有不断进取的求知欲,积极参加继续教育的学习,扩大知识面,跟上医学发展的步伐;多学一些语言学、哲学、社会公共关系学、人文医学等知识，丰富自己的知识内涵；学习礼仪知识，使自己的言行举止、着装更得体有气质，提升自身形象，增强自信心和公众信服力，应对各种挑战。

（六）健康教育

护理工作的特殊性，既懂医学知识又与病人密切接触，护士应利用这一有利条件，向病人及家属进行健康和卫生知识的宣传教育，对一些常见的慢性病，如：糖尿病、高血压、心脑血管病等进行饮食、日常生活和用药等方面的指导。根据病人的实际情况做好防治疾病复发的宣传工作。

第五节　康复护理人才培养

康复护理人才培养，直接关系到康复护理事业发展方向。推行以社会需求为导向，以适宜、实用技术为重点，坚持普及与提高、应急培养与规范化建设、统筹规划与分类指导三结合的多元化康复护理人才培养方式，以满足社会对康复护理服务的多元化需求。构建完善的康复护理专科教育体系是培养优秀康复专科护士的基础。

一、学校培养

（一）培养模式

全日制护理教育中设置康复护理课程，并将康复护理课程作为必修科目之一，目的是向护生普及康复医学知识，开阔眼界，也有利于临床护理实践中与康复医疗的相互配合，以满足医院临床的需求；培养康复护理专业方向的学生，在临床课程学习的中，融入康复护理专业内容，将临床护理学与康复护理学有机地结合起来，以满足临床对康复护理方面人才的需求。

（二）教学条件

康复护理是临床与实践相结合的学科，开设康复实验室，为学生提供实训的场地，增加学生的实践能力。

（三）教学方法

采用多变灵活的教学方法，理论学习、技能实训和临床见习有机的结合，在提高理论水平的同时，注重培养学生的动手能力培养。

二、在职培养

（一）医院培训

医院根据需求和自身特点，制订康复护理人才培养目标以及岗位培训计划，将康复护理技术内容融入岗前培训与在职教育，对在职护士采用师徒制教育形式强化康复护理技术与专科理论的教育，通过考核达到培训目标。医院成立康复护理专业委员会，对全院对康复有兴趣的护士实施专业化、规范化培训模式，以理论结合实际为指导原则，循序渐进地进行康复培训，考核合格后颁发专项技能培训合格证。

（二）继续教育

制订年度培训计划，分次分批选派护理骨干参加国家级或省级康复护理继续教育学习班或短期培训班，并获得相应继续教育学分。这也是当前我国康复护理专科教育的普遍形式。

（三）学术交流

派遣康复护理骨干出国进修、考察，参加国际上的康复护理学术活动；组织国外康复护理专家、教授来华访问讲学和考察，促进国内外康复护理学术的交流。

（四）进修学习

定期组织有学习能力的优秀护士去国内、外康复水平先进的医院或康复机构进行学习，取长补短。

（五）专科护士培养

美国已经在高等教育的基础上建立起较为权威的康复专科护士认证机构，形成了较为成熟的认证制度和培训方法，为培养专业的康复护理人才奠定了基础，截至 2010 年，美国已拥有大约 1 万名经过认证的康复专科护士。我国现有康复护理专职专科护士仍然短缺，与人民群众对康复护理的需求尚存在差距。近年来，在卫生行政部门的高度重视和大力支持下，各省康复专科护士培养已逐渐建立并趋向完善，培训模式大多采用理论授课和临床实践相结合的模式，通过系列考试和答辩合格后，颁发康复护理专科护士资格证书，近年来，培养出了一批优秀的临床康复专科护士，为我国的康复护理专科化发展打下了良好的基础。

第六节　社　区　康　复

一、概述

社区康复（community based rehabilitation，CBR）是指病、伤、残者经临床治疗阶段后，为减少病、伤、残者心身功能障碍，由社区提供有效、可行、经济的全面康复服务，使病、伤、残者能重返社会。世界卫生组织专家委员会（1981）提出：社区康复指在社区的层次上采取的康复措施，这些措施是利用和依靠社区的人力资源而进行的，包括依靠伤、残者本身，以及他们的家庭和社会。

社区康复护理（rehabilitation nursing in the community）是指在社区康复过程中，根据总的康复医疗计划，围绕全面康复目标，针对病、伤、残者的整体进行心理、生理、社会诸方面的康复指导，使他们自觉、正确地坚持康复锻炼，减少残疾的影响，预防继发性残疾，以达到最大限度的康复。

二、对象与内容

（一）对象

1. 残疾人　是指由于先天缺陷或后天伤病致使在心理、生理、人体结构上某些组织功能丧失或者不正常、部分或全部失去正常的从事个人或社会生活能力的人。包括视力、听力、语言、肢体、精神残疾和其他残疾。他们是社区康复护理的主要对象。

2. 老年人　我国面临着进入老龄化社会，老年人口不断增长。进入老年期后，人体自身生理功能退化，表现出失聪、失智、失能等，另一方面是由于疾病所致的功能障碍和残疾，如冠心病、高血压、骨关节疾病等引起的功能障碍所致的残疾。

3. 慢性病病人　包括精神残疾、智力残疾以及心肺疾病、骨关节疾病、癌症等以慢性病形式表现出的各种功能残障。而这些慢性病病人对社区康复护理服务需求较大，是社区康复护理的另一主要服务人群。

（二）内容

社区康复护理内容是根据其服务对象的不同康复需求，对其进行心理、生理、社会等的康复护理。具体内容包括：

1. 康复评估 评估社区康复状况及康复对象调查社区病、伤、残者状况、类别、程度、人数、社区可利用的康复资源及现状，评估康复对象日常生活独立能力、家庭居住环境、社会关系、兴趣爱好、应对能力、病人职业状况和经济现状，以及其生理、心理需求，制订具体针对性个体康复方案。

2. 康复环境 帮助其恢复和改善存在的功能障碍，为病人提供直接护理，包括日常生活护理以及各种医疗护理活动，如个人清洁卫生、饮食护理、康复训练等，同时对其实施康复护理措施以预防肌肉萎缩、关节变形、僵硬、挛缩等，最大限度地恢复康复对象的生活自理能力，防止继发性残疾的发生和残障进一步加重。

3. 康复教育 组织残疾儿童接受义务教育，针对不同的康复护理对象以及亲属，进行康复知识的宣教，提供康复护理知识，康复保健意识，以促进残疾者康复目标的实现。

4. 康复协调 保持康复组各成员之间联络，使各成员相互了解、支持和配合，同时，还应对康复对象建立完善的支持系统，为康复对象提供安全、舒适的康复环境。

5. 康复预防 通过三级预防、健康宣教、预防接种等，减少社区中残疾的发生率以及降低残疾的程度。

6. 心理康复 调查康复对象心理状态帮助其接受身体残障的事实。社区康复护理人员应了解病人对残障的反应及心理承受能力，以真诚、关心的态度对待病人，通过心理咨询、心理治疗，使其面对现实，以积极的态度配合康复治疗，对于心理异常者或反应期过长者，可通过暗示疗法、支持疗法等减轻康复对象的焦虑，协助其度过心理反应期，从而主动配合康复治疗和康复护理。

7. 康复实施 根据康复对象的伤残需要，为其提供专业性治疗活动，如物理治疗、作业治疗、言语治疗、心理治疗等，督促病人在治疗后继续锻炼，以维持康复治疗的连续性，促进康复计划完成。

8. 重返社会 护理人员在对病人实施康复护理的同时，还应为病人重返家庭和社会做好准备。帮助其设计和购买合适的辅助设备，并帮助病人应用这些辅助设备，同时对家属进行康复知识教育及康复技术操作培训，对病人家庭环境进行相应的改造，以适应病人生活。

三、社区康复护士作用

残疾人功能包括维持生命的日常生活活动和参与社会基本活动功能，维持或尽最大可能恢复这些功能是社区康复护理的主要任务。

（一）为病人提供舒适的康复治疗环境

残障病人常迫切需要安全、整洁、舒适的环境，保持个人清洁卫生及饮食营养的摄取，也渴望适当的休息和睡眠。这有助于他们调整身心，适应生活的变化。在康复治疗组中，康复护士作为照顾者是唯一能满足病人这方面需要的成员。她们为病人提供直接的护理照顾，包括日常生活护士及各种医疗护理活动，如身体清洁、饮食护理、康复活动及打针发药等,拟定康复实施计划,防范并发症和继发性残疾的发生,护士还应为病人创造安全的能给病人带来希望、鼓励、正性强化的康复治疗环境,这种环境有助于检测病人的社会功能。

(二)防止残障进一步加重

社区护士有责任为伤残者提供各种康复护理,预防肌肉萎缩、关节变形、僵硬、挛缩等,如用枕防止发生垂足;协助关节运动保持关节的活动度;鼓励病人早期下床活动,防止肌肉萎缩等。

(三)帮助病人树立生活的勇气和信心

社区护士首先要对病人在情感上予以支持,以减轻病人的焦虑,维持病人适度的希望,给予心理疏导,转移注意力,建立自信心,重扬病人生活风帆。帮助病人正视目前的躯体状况,积极安排训练,对现实的理想提供技术支持。帮助病人解决实际困难,创造和谐友好的康复氛围。协助病人顺利度过心理反应期,进入理想的康复状态。

(四)做好团队成员间的桥梁

社区护士在康复组的工作过程中,与团队其他成员共同讨论拟定病人的康复治疗计划,反映病人的问题和需求,共商解决策略。若病人由社会、经济、家庭、职业、心理等负面的问题,社区护士还有责任与社会工作者和心理治疗师联络。护士不仅是康复团队成员的联络者,也是康复机构、社区及病人间的联络员。

(五)实施各种康复治疗

病人在康复治疗过程中,由于康复治疗师对病人的康复训练时间有限,延续性康复活动训练的重任就落实在护士身上,护士对病人进行日常生活活动的指导,行走和转移等训练指导等,使康复治疗计划实施更加完善。

(六)帮助病人重返家庭和社会

为病人提供护理咨询,帮助病人进行家庭环境改造,创造适合病人的生活环境。给予病人、家属护理技术操作的指导,并建立居家护理的联系方式,定期上门回访,解除病人后顾之忧。

(王元姣)

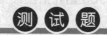

测 试 题

一、名词解释

康复护理学

二、填空题

康复医学的基本途径:( )、( )、( )、( )。

三、判断题

康复就是百分之百的恢复。( )

四、简答题

简述康复的基本原则。

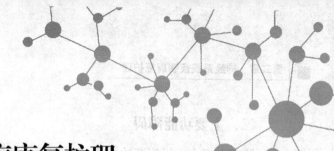

第二章 神经系统疾病康复护理

第一节 脑 卒 中

学习目标

识记：脑卒中病人的主要功能障碍。
理解：脑卒中病人主要功能障碍的评定及评估方法。
运用：脑卒中病人康复护理措施。

导入案例与思考

彭先生，63 岁，退休教师。因脑出血入院康复治疗。病人在晨起活动时自觉左侧肢体麻木，活动不利，站立不稳，言语构音欠清晰。当地医院查 CT，显示右基底节区高密度出血灶，诊断为"脑出血"，现病人左侧肢体活动不利，言语构音欠清晰，饮水偶有呛咳，偶有咳嗽咳痰，小便正常，大便稍秘结，可独坐，在介助下可站立、缓行几步，ADL 严重依赖。

（1）该病人现存哪些机体功能障碍？
（2）怎样给予评估及康复护理指导？

一、概述

脑卒中（stroke）俗称脑卒中，临床上又被称为脑血管意外（cerebral vascular accident，CVA），是指由于各种原因引起的急性脑血液循环障碍导致的持续性（超过 24h）、局限性或弥漫性脑功能缺损或引起死亡的临床综合征。以其发病率高、死亡率高、致残率高为特点，它与心脏病、肿瘤构成了 21 世纪人类三大致死疾病。按全国 12 亿人口推算，我国现有脑卒中病人 600 万，每年新发脑卒中病人约 200 万人，生存者中，病残率高达 70%～80%，主要存在运动、感觉、言语、吞咽、认知等功能障碍，成为家庭、社会的沉重负担。严重影响病人的日常生活，并给家庭和社会造成沉重负担。因此，开展脑卒中的康复，改善病人的功能障碍，提高其生活自理能力，使其最大限度地回归社会具有重要意义。

二、主要功能障碍

脑卒中病人由于病变的性质、部位、大小等的不同,病人可能单独发生某一种障碍或同时发生几种障碍。其中,以偏瘫、失语最为常见。与康复护理有关的主要功能障碍有以下几种。

(一)运动功能障碍

脑卒中后最常见、最严重的功能障碍,多表现为一侧肢体不同程度的瘫痪或无力,是致残的重要原因。运动功能恢复一般需经过3个时期:软瘫期、痉挛期、恢复期。

(二)言语功能障碍

脑卒中病人常发生言语功能障碍,发生率高达40%～50%,主要表现为不能进行有效的言语表达,包括发音困难、说话困难、错语和发音错误、找词困难、说话清晰度的改变等。言语功能障碍包括构音障碍和失语症。

(三)吞咽功能障碍

由于摄食-吞咽过程中一个或多个阶段受损而导致吞咽困难的一组临床综合征,表现为对液体或固体食物的摄取、吞咽发生障碍或吞咽时发生呛咳、哽噎。吞咽障碍是脑卒中常见并发症,发生率为53%～70%,会导致误吸、吸入性肺炎、营养不良、脱水、气道梗阻、窒息等并发症,严重影响病人的生活质量,甚至导致死亡。根据其对吞咽过程的影响,吞咽功能障碍分为认知期障碍、准备期障碍、口腔期障碍、咽期障碍和食管期障碍五类。脑卒中所致吞咽障碍主要影响吞咽的口腔期和咽期。

1. 认知期障碍　认知期障碍包括对食物的认知、正常的摄食程序及进食动作的理解存在障碍。意识障碍、情感障碍、严重高级皮层功能障碍病人,容易出现认知期障碍。

2. 准备期障碍　准备期障碍指食物从入口腔到完成咀嚼这一吞咽准备阶段存在功能障碍。食物经由唇、齿、颌、舌、颊肌、硬腭、软腭等参与摄入口腔,经咀嚼形成食团。口唇闭锁不全、口腔感觉障碍、咀嚼肌与舌肌运动障碍、牙齿异常等均可出现此期吞咽功能障碍。

3. 口腔期障碍　口腔期障碍主要由舌、腭运动障碍引起。舌前2/3的运动功能异常可造成上抬、塑型和推动食团障碍;舌后部回撤及抬高障碍、舌腭运动减弱则可导致食团在口腔内滞留及早溢等。

4. 咽期障碍　咽期障碍根据吞咽造影检查时,钡剂进入气道的位置分为误吸和渗透。最严重的吞咽异常是食团误入气道。病人出现渗透、误吸后不引发咳嗽或其他临床不适症状,称之为隐匿性吸入。临床检查不能发现隐匿性吸入,随着影像学技术及内镜技术用于吞咽障碍诊断,隐匿性吸入日益受到临床的重视。

5. 食管期障碍　食管期障碍是由于上、下食管括约肌肌力减弱,不能形成正常的蠕动波,导致食物滞留在食管内,造成机械性梗阻或食物、胃内容物反流。食管肌的过度运动可引起食管痉挛,影响食管期食物传送。

(四)认知功能障碍

认知功能障碍指与学习记忆以及思维判断有关的大脑高级智能加工过程出现异常,从而引起严重的学习、记忆障碍,同时伴有失语或失用或失认或失行等改变的病理过程。包括智力障碍、记忆力障碍、失认症(视、听、触失认、躯体忽略、体像障碍),失用症(观念性失用、结构性失用、运动性失用、步行失用)。

（五）感觉障碍

据报道，约 65% 的脑卒中病人有不同程度和不同类型的感觉障碍。常见的感觉障碍有感觉过敏、感觉减退、感觉缺失、感觉倒错、内感性不适。主要表现为痛温觉、触觉、运动觉、位置觉、实体觉和图形觉减退或消失。

（六）心理障碍

心理障碍指人的内心、思想、精神和感情等心理活动发生障碍。脑卒中病人一般要经历震惊、否定、抑郁反应、对抗独立、适应等 5 个阶段，也可能经历其中 1 个或 2 个时期。常见的心理障碍包括抑郁心理、焦躁心理、情感障碍。

1．抑郁心理　主要表现为情绪低落，自感体力差、脑力迟钝、记忆力减退，失眠，自责和内疚，食欲差等。脑卒中抑郁心理障碍较多见，发生率为 32%～46%。

2．焦躁心理　主要表现为烦恼、固执、多疑、嫉妒等。

3．情感障碍　主要表现为病人不能以正常方式表达自己的情感。在情绪激动或紧张时，可有哭泣或呆笑，伴有肌张力明显升高，动作不协调等。

（七）日常生活活动能力障碍

日常生活活动是指一个人为独立生活必须每天反复进行的、最基本的、一系列的身体的动作或活动，即衣、食、住、行、个人卫生等的基本动作和技巧。脑卒中病人，由于运动功能、感觉功能、认知功能等多种功能障碍并存，导致日常生活活动能力严重障碍。

（八）其他障碍

1．大小便障碍和自主神经功能障碍　脑卒中后排尿障碍病人有尿频、尿急、尿失禁、尿潴留等症状，严重影响病人康复信心的树立。

2．面神经功能障碍　主要表现为额纹消失，口角歪斜及鼻唇沟变浅等表情肌运动障碍。核上性面瘫表现为睑裂以下表情肌运动障碍，可影响发音和饮食。

3．延髓性麻痹　分真性延髓性麻痹和假性延髓性麻痹，以后者多见。主要表现为吞咽功能障碍、构音障碍。

4．废用综合征　由于病人长期卧床，活动量明显不足，可引起皮肤压力性损伤、肺部感染、肌萎缩、骨质疏松、直立性低血压、肩手综合征、心肺功能下降、异位骨化等废用综合征。

5．误用综合征　因治疗或护理不当引起的关节肌肉损伤、骨折、痉挛加重、肩髋疼痛、异常痉挛模式和异常步态等综合征。

6．过用综合征　由于病人本人、家属甚至少数医务人员对疾病康复"急于求成"，使运动治疗量、次数及强度超过了病人实际能承受的负荷，进而产生全身性疲劳及局部肌肉、关节损伤。

三、康复与护理评定、评估

在对脑卒中病人进行康复治疗护理前、中、后都要进行必要的康复评定与评估，即对脑卒中病人各种障碍的性质、部位、范围、程度作出准确的评定。

（一）运动功能障碍评估

运动功能评估主要是对运动模式、关节活动度、肌力、肌张力、肌肉协调平衡能力进行评定。

1．Brunnstrom 6 阶段评估法　用于对脑卒中病人肢体功能恢复不同时期的运动模式进行评定,分为 6 个阶段。第 I 阶段(弛缓阶段):肌张力低下,腱反射减弱或消失;第 II 阶段(痉挛阶段):腱反射亢进,肌张力增高,出现联合反应;第 III 阶段(联带运动阶段):痉挛明显,联带运动可达高峰;第 IV 阶段(部分分离运动阶段):分离动作出现,痉挛减轻;第 V 阶段(分离运动阶段):分离动作充分,痉挛明显减轻;第 VI 阶段(接近正常运动阶段):动作模式正常,速度和协调性略差(表 2-1-1)。

表 2-1-1　Brunnstrom 6 阶段评估法

阶段	上肢	手	下肢
I	弛缓,无任何运动	弛缓,无任何运动	弛缓,无任何运动
II	出现痉挛及共同运动模式	仅有细微的手指屈曲	出现极少的随意运动
III	屈肌异常模式达到高峰,可随意发起协同动作前臂可旋前旋后;肘伸直,肩可前屈90°;手臂可触及腰骶部	可有钩状抓握,但不能伸直	伸肌异常模式达到高峰,坐和站立位时,有髋、膝、踝的协同屈曲
IV	出现脱离协同运动的活动。肩0°肘屈90°时,前臂旋前旋后;肘伸直,肩前屈90°;手背可触及腰后部	能侧捏和松开拇指,手指有半随意小范围的伸展	坐位可屈膝以上,足可向后滑动,足跟不离地的情况下踝能背屈
V	出现相对独立于协同运动的活动。肩伸直时肩可外展90°;肘伸直,肩前屈30°~90°时,前臂可旋前旋后;肘伸直,前臂中立位,上肢可举过头	可做球状或圆柱状抓握,手指同时伸展,但不能单独伸展	健腿站,患腿可先屈膝,后伸髋;伸膝位踝可背屈
VI	运动协调接近正常,手指指鼻无辨距不良,速度比健侧慢(≤5s)	所有的抓握动作均能完成,速度和准确性较健侧慢	站立位可使髋外展到抬起该侧骨盆所能达到的范围;坐位下伸直膝可内外旋下肢,合并足内外翻

2. 上田敏偏瘫功能评价法　日本上田敏等认为,从完全偏瘫至完全恢复仅分为 6 级是不够的。在 Brunnstrom 评定法的基础上,将偏瘫功能评定分为 12 级,并进行了肢位、姿势、检查种类和检查动作的标准化判定,此方法叫上田敏偏瘫功能评定法。也是一种半定量的方法。

3. 简化 Fugl-Meyer 评定法　Fugl-Meyer 评定法是由 Fugl-Meyer 等在 Brunnstrom 评定法的基础上制订的偏瘫综合躯体功能的定量评定法,其内容包括上肢、下肢、平衡、四肢感觉功能和关节活动度的评测,科学性比较强,因而在有关科研中多采用此法。而简化 Fugl-Meyer 评定法,评测项目由原来的 62 项减少到 27 项,总分由原来的 226 分减至 90 分,评测时由原来的 30min 减少到 10min 内,具有省时简便的优点。

4. 徒手肌力评定　根据病人肌肉或肌群的功能,让病人处于不同的检查体位,分别在去除重力、抗重力和抗阻力的条件下完成标准动作,按照动作的活动范围及抗重力或抗阻力的情况将肌力分为 0~5 级(表 2-1-2)。

5. 改良 Ashworth 评定法　改良 Ashworth 评定法主要是用于上运动神经元损伤引起的肌张力异常增高的评定,通过被动活动关节,来了解受累肢体肌肉的张力情况,是评定痉挛最常用、应用最广泛的方法(表 2-1-3)。

表 2-1-2　徒手肌力评定

级别	分级标准
5级	能抗重力及最大阻力，完成全关节活动范围的运动
4级	能抗重力及轻度阻力，完成全关节活动范围的运动
3级	不施加阻力，能抗肢体重力，完成全关节活动范围的运动
2级	解除重力的影响，完成全关节活动范围的运动
1级	可触及肌肉的收缩，但不能引起关节的活动
0级	不能触及肌肉的收缩

表 2-1-3　改良 Ashworth 评定法

级别	评定标准
0	肌张力不增加
1	肌张力程度轻度增加：受累部分被动屈伸时，在持续被动运动之末时呈现最小的阻力或出现突然卡住和释放
1+	肌张力程度轻度增加：在关节活动度（ROM）<50% 范围内出现突然卡住，或呈现最小的阻力
2	肌张力程度明显增加：在 ROM >50% 范围，肌张力较明显增加，但受累部分仍能较易地被移动
3	肌张力严重增高：全 ROM 被动运动困难
4	僵硬：受累部分被动屈伸时呈现僵硬状态，不能动

（二）言语功能障碍评估

1. 失语症评估　本评估方法是由中国康复研究中心听力语言科以日本的标准失语症检查（standard language test of aphasia，SLTA）为基础，同时借鉴国外有影响的失语评价量表的优点，按照汉语的语言特点和中国人的文化习惯所编制，亦称中国康复研究中心失语症检查法（CRR-CAE）。1990 年由李胜利等编制完成，经 40 例正常成人测试后制成试行方案应用于临床。本检查方法适用于我国不同地区使用汉语的成人失语症。包括两部分内容，第一部分是通过回答 12 个问题了解其言语的一般情况，第二部分由 30 个分测验组成，分为 9 个大项目，包括听理解、复述、说、出声读、阅读理解、抄写、描写、听写和计算。为不使检查时间太长，身体部位辨别，空间结构等高级皮层功能检查没有包括在内，必要时另外进行。

2. 构音障碍评估

（1）Frenchay 构音障碍评定法：该测验检查内容包括反射、呼吸、唇、颌、软腭、喉、舌、言语八大项，每项又分为 2～6 细项，共 28 细项。如唇大项中 5 细项包括观察静止状态、唇角外展、闭唇鼓腮、交替发音、言语五种情况下唇的外形与运动情况。每细项按严重程度分为 a 至 e 五级，a 正常，b 轻度异常，c 中度异常，d 明显异常，e 严重异常。可根据正常结果所占比例（a 项 / 总项数）简单地评定构音障碍的程度，为临床动态观察病情变化、诊断分型和疗效判断提供客观依据，并对治疗预后有重要的指导作用。

（2）CRRC 版构音障碍评估法：该评估方法由中国康复研究中心听力语言科研制，包括构音器官检查和构音检查两大部分，通过检查，能判断构音障碍的类型，找出错误的构音及错误构音的特点，对构音障碍的训练有着重要的指导作用。第一部分构音器官检查：包括呼吸、喉功能、面部、口部肌肉、硬腭、腭咽机制、舌、下颌、反射。第二部分构音检查：包括一般会话及单词检查、音节复述检查、文章水平检查、构音类似运动检查、结果分析和总结。

（三）吞咽功能障碍评估

脑卒中病人在入院 24h 内或进食饮水之前必须进行吞咽功能筛查。如果筛查结果阴性，进食饮水时观察无潜在的误吸方可正常进食；筛查结果阳性提示可能存在吞咽障碍，有误吸的风险，则需专业人员完成全面评估。如病人存在意识障碍，则视为吞咽功能障碍，待清醒后尽早完成吞咽功能筛查。

1. 标准吞咽功能评估（standardized swallowing assessment，SSA） 该评估方法是一种简便的床旁吞咽功能检查方法，操作简单、用时短，病人容易接受，能灵敏发现存在误吸，对于无症状性误吸也有良好的诊断价值。在国外应用广泛，具有良好的信度、效度和较高的敏感度和特异性（表 2-1-4）。

表 2-1-4 标准吞咽功能评估（SSA）

步骤	评估内容
第一步	1. 是否意识清楚，完成一步指令； 2. 能否辅助下控制体位，维持头部位置≥15min； 3. 遵从指令自主咳嗽能力； 4. 对唾液有无控制； 5. 舌运动能否舔上下唇； 6. 呼吸正常、血氧饱和度正常； 7. 无构音障碍（声嘶、湿性发音）
第二步	如果 3～7 全选"是"，则继续测试； 如果任何一项选"否"，停止测试，告知医生、SLT 会诊
第三步	进一步行吞咽水试验：病人直立坐位下依次吞咽 5ml 水 3 次，60ml 水 1 次，在病人每次吞咽水的过程中及吞咽后观察有无：①水溢出口外；②缺乏吞咽动作；③呛咳；④气促，呼吸困难；⑤饮水后发音异常，如湿性发音等。 以上任意一项异常，即终止检查，认为病人 SSA 筛查为阳性，提示可能存在误吸

结果判断：上述检查项目均无异常，则认为病人 SSA 筛查为阴性，不存在误吸

2. 洼田饮水试验 由日本学者洼田俊夫提出，要求病人神志清楚并能按照指令完成试验。让其端坐按习惯喝下 30ml 温水，观察饮水时间和呛咳情况进行分级和判定。该方法较为粗略，在脑卒中误吸的筛查中，无症状性误吸病人因缺乏明显的咳嗽、呛咳症状，可造成漏诊（表 2-1-5）。

表 2-1-5 洼田饮水试验

级别	检查方法
1 级	一次 5s 内饮完，无呛咳停顿
2 级	一次饮完，但超过 5s；分两次或以上饮完，无呛咳停顿
3 级	能一次饮完，但有呛咳
4 级	分两次或以上饮完，有呛咳
5 级	多次饮完，难以饮完

结果判断：正常：1 级；可疑：2 级；异常：3～5 级

3. 容积黏度吞咽测试（volume viscosity screening test，V-VST）　V-VST 使用不同黏度的液体进行测试，根据测试的安全性和有效性判断病人有无进食风险，帮助病人选择摄取合适容积与稠度的食物。

4. 吞咽 X 线荧光透视检查（video fluoroscopic swallowing study，VFSS）　VFSS 是在透视下动态地观察整个吞咽过程，能够评估病人吞咽过程的安全性和有效性以及判断治疗效果，是目前诊断脑卒中后吞咽障碍的金标准。

5. 视频荧光造影（video fluoroscopic swallowing examination，VFSE）　VFSE 是目前最可信的吞咽功能评价方法。让病人在不同体位下吞服调制不同黏度的造影剂，通过荧光屏幕摄录整个吞咽过程，然后进行反复的观察，分析舌、咽、软腭、喉等部位活动情况，评价吞咽障碍过程中吞咽发射有无减弱、喉是否关闭不全、环咽肌的扩张情况、有无食物残留、有无误吸等。

（四）认知功能障碍评估

1. 简易精神状态量表（mini-mental state examination，MMSE）　该量表包括以下 7 个方面：时间定向力、地点定向力、即刻记忆、注意力及计算力、延迟记忆、语言、视空间（表 2-1-6）。共 30 个题目，总分范围为 0～30 分。每项回答正确得 1 分，回答错误或答不知道得 0 分。文盲≤17 分、小学程度≤20 分、中学程度≤22 分、大学程度<23 分，则说明存在认知功能损害，应进一步进行详细神经心理学测验包括记忆力、执行功能、语言、运用和视空间能力等各项认知功能的评估（表 2-1-6）。

表 2-1-6　简易精神状态量表（MMSE）

序号	检查内容	评分
1	请说出今年的年份	1.0
2	现在是什么季节	1.0
3	现在是几月份	1.0
4	今天是星期几	1.0
5	今天是几号	1.0
6	这是什么城市（名）	1.0
7	这是什么区（城区名）	1.0
8	你现在住在什么地方（街道）	1.0
9	你现在在什么地方（医院）	1.0
10	这是第几层楼	1.0
11	复述"树"	1.0
12	复述"钟"	1.0
13	复述"汽车"	1.0
14	复述请跟我念句子，如"汽车比火车慢"	1.0
15	辨认铅笔	1.0
16	辨认手表	1.0
17	计算 100－7	1.0
18	计算 93－7	1.0
19	计算 86－7	1.0

序号	检查内容	评分
20	计算 79 − 7	1.0
21	计算 72 − 7	1.0
22	回忆"树"	1.0
23	回忆"钟"	1.0
24	回忆"汽车"	1.0
25	请你用右手拿着这张纸	1.0
26	用双手将这张纸对折起来	1.0
27	将对折的纸放在你的左腿上	1.0
28	"请闭上您的眼睛"请您念一念这句话,并按上面的意思去做	1.0
29	请您写出一个完整的句子如"生活是美好的"	1.0
30	看图作画	1.0
总分		30.0

2. 简短操作智力状态问卷(SPMSQ)　评分内容共包括定向、短期记忆、长期记忆和注意力等四个方面,10 个问题。该问卷满分 10 分,评估时要结合被测试者的教育背景进行。错 0～2 项者,表示认知功能完整;错 3～4 项者,为轻度功能损害;错 5～7 项者,为中度认知功能损害;错 8～10 项者,为严重的认知功能损害。受过初等教育的病人允许错一项以上,受过高中以上教育的病人只能错一项。

（五）感觉障碍评估

评定时病人要保持清醒状态并能够积极配合,先评定浅感觉、再评定深感觉和皮质觉,一旦浅感觉受到影响,深感觉和皮质觉也会受到影响。

（六）心理障碍评估

心理评估方法包括个案史法、观察法、调查法、心理测验等,一般为多种方法联合使用。通常智力测验采用韦克斯勒智力量表;情绪测验采用汉密尔顿焦虑量表、Zung 焦虑自评量表等;人格测验采用的艾森克人格问卷。

（七）日常生活活动能力障碍评估

1. 功能独立性评定量表　由 6 个领域共 18 个项目组成包括生活自理、括约肌控制、转移、运动、交流、社会认知,总分 126 分。FIM 在康复治疗中的信度、效度和敏感性已得到了广泛的认可,是迄今最为常用的转归测评工具,但用时相对较长,且检测者必须事先经过专业培训并取得合格证书。

2. 改良巴氏指数评定量表　包括 10 个项目,即进食、修饰、转移、如厕、大便控制、小便控制、穿衣、平面步行、上下楼梯和洗澡,共计 100 分(表 2-1-7)。评定结果 >60 分者,提示有轻度功能障碍,能独立完成部分日常活动,需要部分帮助;41～60 分者,提示有中度功能障碍,需要极大的帮助方能完成日常生活活动;≤40 分者,提示有重度功能障碍,大部分日常生活不能完成或需他人服侍。

该评定法使用简单、方便,用时仅2～3min,因此临床应用广泛。但其灵敏度相对较低,对重度或轻度生活活动能力受损的识别能力较差,改良Barthel指数量表在原Barthel指数的等级进行加权,扩展为5个等级。不同的级别代表了不同程度的独立能力水平。最低是1级,最高是5级,级别越高代表独立能力程度越高,其基本评定标准为:

1级:完全依赖别人完成整项活动。

2级:某种程度上能参与,但整个活动过程,即超过一半的活动过程,需要别人提供协助才能完成。

3级:能参与大部分的活动,但在某些过程中仍需要别人提供协助才能完成整项活动。

4级:除在准备或收拾时需要协助,病人可以独立完成整项活动;或进行活动时需要别人从旁监督或提示,以保证安全。

5级:可以独立完成整项活动而无需别人在旁监督、提示或者协助。

表 2-1-7 改良 Barthel 指数(MBI)量表

ADL 项目	完全依赖 1级	最大帮助 2级	中等帮助 3级	最小帮助 4级	完全独立 5级
进餐	0	2	5	8	10
洗澡	0	1	3	4	5
修饰(洗脸、刷牙、刮脸、梳头)	0	1	3	4	5
穿衣(包括系鞋带等)	0	2	5	8	10
大便控制	0	2	5	8	10
小便控制	0	2	5	8	10
用厕(包括拭净、整理衣裤、冲水)	0	2	5	8	10
床椅转移	0	3	8	12	15
平地行走	0	3	8	12	15
上下楼梯	0	2	5	8	10

(八)生活质量(quality of life, QOL)评估

常用生活质量评定量表有健康状况 SF-36 和世界卫生组织生存质量评定量表(WHO QOL-100 量表)、生活满意度量表等,其中以 SF-36 更为普遍。

(九)大小便障碍评定

1. 排尿障碍评定 了解病人的病史、临床检查,通过尿流动力学和B超等辅助检查进行评估。

2. 排便障碍评定 了解病人的病史,通过肛门直肠直诊、便秘得分和自我观察日记及辅助检查包括肛肠测压、排便造影、纤维结肠镜检查等进行评估。

四、康复护理措施

康复护理措施要根据病人各项功能障碍的评估结果制订并有计划实施,实施后要进行效果评价,再通过评价结果的有效反馈及时修改病人的护理措施,并为下一步制订护理措施提供依据。通常病人处于急性期时就应采取积极的康复护理措施,预防并发症的发生,

将对病人的损害降到最低。一般在病人生命体征平稳、神经学症状不再发展后 48h 开始康复训练。由于蛛网膜下腔出血和脑栓塞近期再发的可能性大，在未行手术治疗的蛛网膜下腔出血病人，有人主张要观察 1 个月左右才谨慎地开始康复训练。在脑栓塞病人康复训练前如查明栓子来源并给予相应处理，在向病人及家属交代有关事宜后再开始训练比较稳妥。

（一）软瘫期

软瘫期指病人发病 1～3 周内，生命体征平稳，意识清楚或轻度意识障碍，患侧肢体肌力、肌张力、腱反射降低。即 Brunnstrom Ⅰ期，此期主要是利用各种方法恢复或提高肌张力，诱发肢体的主动运动。康复护理措施主要包括在床上进行被动运动和主动运动，预防压力性损伤、肺部感染等并发症和继发损害，为下一步功能训练做准备。

1．保持良肢位　良肢位是指为防止或对抗痉挛姿势的出现，即防止肩关节半脱位、骨盆后倾和髋关节外展、外旋，早期诱发分离运动而设计的一种治疗体位，是早期抗痉挛治疗的重要措施之一。偏瘫病人典型的痉挛姿势：患侧上肢以屈肌痉挛占优势，肩下沉后缩、肘关节屈曲、前臂旋前、腕关节掌屈、手指屈曲；患侧下肢以伸肌痉挛占优势外旋，髋膝关节伸直、足下垂内翻。正确的体位摆放对于脑卒中病人非常重要，早期注意保持良肢位有助于预防和减轻上述痉挛姿势的出现和加重。具体选用以下体位交替使用：患侧卧位、健侧卧位和仰卧位。但尽可能少采用仰卧位，鼓励患侧卧位、适当健侧卧位（详见第十一章第一节）。

2．肢体被动运动　被动运动时操作者应参照健侧关节活动范围进行全关节无痛活动，其活动范围是正常的 50%～60%，重点关节为肩关节外旋、外展和屈曲，肘关节伸展，腕和手指伸展，髋关节外展和伸展，膝关节伸展，足背屈和外翻。每个关节做 3～5 遍，每日 2～3 次。主要目的是促进血液、淋巴回流，防止或减轻水肿；增强患侧肢体本体感觉，预防关节挛缩和肌肉萎缩；刺激屈伸肌群、放松痉挛肌肉、促进主动运动；同时牵张挛缩和粘连的肌腱和韧带，维持和恢复关节活动范围，为主动运动做准备。

被动运动原则：活动先从健侧开始，再活动患侧，从大关节逐步到小关节，动作缓慢、轻柔、平稳、有节律，避免冲击性运动和暴力。对肌张力高的肌群用安抚性质的推拿，对肌张力低的肌群予以摩擦和揉捏。

3．主动运动　软瘫期的主动运动都是在床上进行的，主要目的是利用躯干肌的活动以及各种手段，促使肩胛带和骨盆带的活动（详见第十一章第二节）。

（1）体位变换：脑卒中病人应尽早进行床上翻身训练，学会向两侧翻身，每 1～2h 变换一次体位。仰卧位强化伸肌优势，健侧卧位强化患侧屈肌优势，患侧卧位强化患侧伸肌优势，定时变换体位可使肢体的屈伸肌张力达到平衡，是预防肌肉痉挛、关节挛缩和异常姿势的重要措施，也可以有效预防压力性损伤和肺部感染。变化体位时应注意：应从肩胛处托扶患肢，动作轻柔，不可暴力拉拽，避免因用力牵拉患肢造成肩关节软组织的损伤和肩痛；保护病人的踝关节，保持足背屈，预防足内翻和足下垂；体位变换后保持病人体位的稳定、舒适、安全，给予适度的关节被动运动，防止误用综合征。

（2）桥式运动：目的是训练腰背肌群和伸髋的臀大肌，有效地防止站立位时因髋关节不能伸展而出现的臀部后突，为病人下一步坐位和站立做准备。

4．呼吸功能训练　软瘫期为发病的早期，指导病人掌握相关呼吸控制技术，如膈肌呼吸、缩唇呼气、腹式呼吸等，进行呼吸肌的增强及扩大胸廓训练，促进肺部气体交换量，提高肺功能，达到及时有效排痰防止肺部感染的目的。呼吸功能训练可改善吞咽障碍和言语障碍的严重程度，是不可缺少的辅助训练。

（二）痉挛期

发病 2 周以后，随着病情的控制，肢体开始出现运动，这种运动同时伴随着痉挛，大约持续 3 个月，相当于 Brunnstrom Ⅱ、Ⅲ期，此期主要护理措施为抗痉挛训练和坐位训练，目的是控制肌痉挛和异常的运动模式。

1．抗痉挛训练　大多数病人患侧上肢以屈肌痉挛占优势，下肢以伸肌痉挛占优势。抗痉挛训练方法具体包括以下几种：

（1）上肢抗痉挛训练：主要通过 Bobath 式握手来完成。病人取仰卧位，以 Bobath 式握手，用健手带动患手上举，伸直和加压患臂，这样被动活动肩关节和肩胛带，帮助上肢功能恢复，也可预防肩痛和肩关节挛缩。

（2）下肢控制能力训练：主要通过桥式运动和踝背屈训练完成。在床上完成桥式运动，屈膝、屈髋动作可抑制下肢伸肌痉挛。嘱病人将双足平放于床面上，护士用一只手固定踝部，一只手使病人足背屈外翻，被动和主动使病人背屈，完成踝背屈训练，但要注意病人不宜过度用力防止引起足内翻。

2．坐位训练　在病情允许的情况下，鼓励病人及早坐起，这样可以有效预防直立性低血压、深静脉血栓形成、坠积性肺炎等并发症的发生。

（1）坐位耐力训练：开始坐起时可能会发生直立性低血压，故应首先进行坐位耐力训练。依次从 30°、45°、60°、90°的体位进行训练，当前一个体位保持 30min 无明显直立性低血压表现时，可过渡到下一个体位。如已能 90°坐位 30min，则可进行从床边坐起训练。

（2）从卧位到床边坐位训练：将病人移至护士一侧，护士一手在病人头部给予向上的辅助，另一手帮助患侧下肢移向床边并沿床缘垂下，将病人的双足踏地或踏在支撑台上。之后训练病人独立起坐，先做翻身动作至健侧卧位，健腿支撑患腿，将患侧上肢置于体前，病人一边用健侧上臂支撑躯干，一边抬起上部躯干。需注意的是，病人要保持正确的坐姿，这样才能起到治疗和训练的目的，并且在病情和身体条件允许的前提下，应尽早离床。

（三）恢复期

恢复期相当于 Brunnstrom Ⅳ、Ⅴ期，早期患侧肢体和躯干肌力弱，平衡能力差，因此应先进行平衡训练，控制肌痉挛，逐步加强肌力和耐力训练。

1．平衡训练　平衡分为三级，一级平衡为静态平衡；二级平衡为自动动态平衡；三级平衡为他动动态平衡。平衡训练包括左右和前后训练。训练应由易到难，从睁眼到闭眼，从静态平衡到动态平衡，从坐位平衡到立位平衡。这样逐步缩小支撑面和提高身体重心，在稳定的前提下逐步增加头颈和躯干运动，从各个方向推动病人进行动态平衡练习。

2．步行训练　病人达到自动动态站立平衡后，患侧肢体持重达体重的一半以上时可进行步行训练。脑卒中病人步行训练不宜过早，训练量不宜过大，以免出现因过度训练导致膝反张、足内翻等。步行训练时应先进行步行前准备训练，再进行扶持下步行训练，逐渐至改善步态训练及复杂步态训练，最后进行上下楼梯训练。需要注意的是，由于年纪较大的病人易出现废用综合征或患肢负重改善缓慢，可借助支具提早进行步行训练。

3．上肢功能训练　上肢功能的康复效果没有其他部位明显，病人对上肢功能恢复易失去信心。忽略对上肢的康复训练，会产生一系列偏瘫上肢问题，如关节活动受限、肩关节半脱位、肩痛、肩手综合征、水肿等。需注意的是，训练中应限制病人的健侧上肢功能，集中强化训练患侧上肢，使患侧上肢的功能得到改善和提高，培养病人养成使用患侧肢体的习惯。

（1）肩关节和肩胛带功能训练：进行前臂的旋前和旋后训练，诱发肩胛带肌肉的主动运动和控制能力，防止肩胛骨后缩、下降，预防肩痛和肩关节半脱位等并发症的发生。通常鼓励病人采用 Bobath 握手，进行上肢的主动辅助运动，手臂向不同方向摆动，触摸前额、头顶、左右肩部等。

（2）肘关节功能训练：重点通过上肢的伸展动作进行肘关节屈伸训练。训练时，病人取仰卧位，患肢上举，尽量伸直肘关节，然后缓慢屈肘，用手触摸自己的口、对侧耳和肩。

（3）腕关节功能训练：主要进行腕关节的屈伸及向桡侧、尺侧偏移活动。病人双手交叉，手掌朝前，手背朝胸，然后伸肘，举手过头，掌面向上，返回胸前，再向左右方向分别伸肘。

4. 手功能训练　病人改善手功能训练后，可有效促进 ADL 能力的提高。鼓励病人通过患手反复进行放开、抓物和取物的训练，纠正错误运动模式。

（1）手指关节活动训练：通过手指屈伸、对掌、对指、手指爬升进行手指灵活性和协调性的练习。

（2）手的精细动作训练：通过打字、搭积木、拧螺丝、拾小钢珠等动作以及其他与日常生活相关的训练，如使用钥匙、写字、梳头、拍球等，加强和提高病人手的综合能力。

（3）作业性手功能训练：通过编织、绘画、陶瓷工艺、橡皮泥塑等训练病人双手协作能力。

5. 日常生活活动能力训练　早期开始对病人进行日常生活活动能力训练，目的是争取生活自理，提高生活质量，并可完成必要的家务和进行户外的基本活动等，为病人回归社会和家庭做准备。训练内容主要包括：进食方法、个人卫生、穿脱衣裤鞋袜、床椅转移、沐浴、如厕等。训练时首先应从坐位训练开始，逐步进行日常生活动作训练，如进食、清洁、更衣等，然后进一步进行家务和社交活动训练。原则是先进行单侧活动，再进行双侧协调活动，先粗大后精细，先简单再复杂，分解动作掌握后再进行组合运动。训练时注意观察病人的情况，一旦发现异常姿势及时调整。需注意的是功能训练是反复学习、实践，逐渐加强的过程，训练过程中对病人发生的微小变化及时给予评价和鼓励，协助病人树立康复的信心，以确保康复训练顺利进行。

6. 呼吸功能训练　恢复期，呼吸功能训练可改善吞咽功能障碍和言语功能障碍的严重程度，是不可缺少的辅助训练。病人进行有氧运动训练，如上下肢被动和主动训练、步行训练可进一步改善和提高呼吸功能。

7. 言语功能障碍康复训练

（1）失语症康复训练方法

1）一对一训练：一名治疗师对一名病人的训练方式。要求具有一个安静、稳定的环境，以刺激为中心内容。优点是注意力集中，情绪稳定，刺激条件容易控制，训练课题针对性强，并可及时调整。

2）自主训练：经过一对一训练后，充分理解了语言训练的方法和要求，具备了独立练习的基础，这时可将部分需要反复联系的内容让其进行自主训练，治疗师定期检查。可选择图片或字卡来进行命名训练和书写训练，也可用录音机进行复述、听理解和听写练习。

3）小组训练：又称集体训练。可逐步接近日常交流的真实情景，通过相互接触，减少孤独感，学会将个人训练的成果，在实际中有效地应用。

4）家庭训练：治疗师将评价及制订的治疗计划介绍和示范给家属，并可通过观摩、阅读指导手册等方法教会家属训练技术，再逐步过渡到回家进行训练。治疗师定期检查和评估并调整训练课题及告知注意事项。

5）Schuel 刺激法：利用强的听觉刺激、适当的语言刺激、多途径的语言刺激，反复利用感觉刺激，并利用刺激引出反应，正确反应要强化以及矫正刺激。这样通过刺激→产生反应→进一步刺激，形成反馈回路，但不应过分强调矫正，避免病人的抵触情绪和心理负担加重。

6）阻断去除法：对保留部分语言功能的，但大脑的损伤导致了这部分功能的阻断，通过刺激残存的功能将阻断去除并恢复语言功能，通过训练使其重新获得语言运用能力。强调在无意识状态下逐渐进行具体的内容材料的训练。

7）功能重组法：通过对语言功能系统残存成分的重新组织或加上新的成分，对被抑制的通路和其他通路的训练是功能重新组合、开发，以达语言运用的目的。强调高度意识化的一般策略的训练，利用外部手段的功能代替受损功能，意识化的手段在反复运用中渐渐内在化、自动化。

8）脱抑制法：利用其本身可能保留的功能，如唱歌等来解除功能的抑制。

9）功能性交际治疗。

10）交流板的应用。

（2）构音障碍康复训练方法

1）松弛训练：目的是通过随意肌群的放松，使非随意咽喉肌群的肌紧张松弛。从足部开始逐步到口面部肌肉放松。

2）呼吸训练：增强呼气流量、延长呼气的时间，并改善气流的控制。腹式呼吸、膈肌促通手法、用力呼吸等。

3）发音训练：采用示教 - 模仿方法，让病人对着镜子练习，先发韵母，后发声母，先学喉音，后学唇音。

4）发音器官训练：包括唇、舌、软腭等发音器官训练。唇部的开合、龇牙、抿嘴、抗阻训练；舌操运动；指导病人发"h、h"音，训练软腭发音。

5）替代言语交流方法的训练：重度构音障碍者，由于言语运动功能的严重损害，即使经过语言训练，言语交流也是难以进行的。为使这部分病人能进行社会交流，言语治疗师可根据每位病人的具体情况和未来交流的实际要求，设计替代言语交流的一些方法并予以训练。目前国内常用且简便易行的有图画板、词板、句子板。图画板内画有多幅日常生活的图画，对于文化水准较低和失去阅读能力的会有所帮助。词板和句子板标有常用词和句子，有些句子板还可以在适当的位置留有空隙，让其在需要的时候补充写一些信息。词板和句子板适用于有一定文化水准和运动能力的病人。

需注意的是：言语障碍病人在训练时，护士要语速减慢，使用简洁、易于理解的句子；不要催促病人，要给予充分的时间；并注意伴随言语障碍的任何影响交流的因素，如听觉和视觉障碍等。

8. 摄食和吞咽功能障碍康复训练　包括基础训练和摄食训练（详见第十一章第三节）。

9. 认知功能障碍康复训练

（1）注意力训练

1）基本技能训练在治疗性训练中，要对注意的各个成分进行从易到难的分级训练。基本技能训练包括反应时训练、注意的稳定性、选择性、转移性以及分配性训练。

2）内辅助训练调动自身因素,学会自己控制注意障碍的一些方法。

3）适应性调整包括作业调整和环境调整。

（2）记忆训练

1）内辅助:通过调动自身因素,以损害较轻或正常的功能代替损伤的功能,从而改善或补偿记忆障碍的一些对策,包括复述、视意象、语义细加工、首词记忆术等。

2）外辅助:借助于他人或它物来帮助记忆缺陷者的方法:通过提示,将由于记忆障碍给日常生活带来的不便减少到最低限度。记忆的外部辅助工具可以分为储存类工具,如笔记本、录音机、时间安排表、计算机等;提示类工具,如报时手表、定时器、闹钟、日历、寻呼机、留言机、标志性张贴、口头或视觉提示等。

3）环境调整:调整环境是为了减轻记忆的负荷:包括环境应尽量简化,如房间要整洁、家具杂物不宜过多、用醒目的标志加以提醒等。

（3）计算力训练:训练方案建立在正确地诊断和分型基础上。例如,额叶型失算要运用控制策略来改善注意力障碍,减少持续现象。空间型失算常伴有单侧空间忽略。可以运用划销任务、图形复制、视觉搜查任务、均分线段任务和画钟任务,帮助改善单侧空间忽略。同时使用阅读记号标注技术帮助空间型失算者阅读。训练包括数字概念、计算负荷、算术事实、算术法则、心算、估算、日常生活（理财）能力训练等,详见认知康复工作站训练系统。

（4）思维训练:让做一些简单的分析、判断、推理、计算训练。合理安排脑力活动的时间,训练思维活动。例如,围绕某一个物品或动物尽量说出一些与之相关的内容如"猫有什么特征,会做哪些事"? 看报纸、听收音机、看电视等。帮助理解其中的内容,并与其讨论这些内容。

（5）知觉障碍训练

1）躯体构图障碍训练识别自体和客体的身体各部位,身体的左右概念等。

2）单侧忽略通过视觉扫描训练、感觉觉醒训练等方法进行训练。

3）空间关系综合征基本技能训练与功能训练相结合的方法训练。

4）失认症物品失认者可进行与物品相关的各种匹配强化训练,如图形 - 汉字匹配、图形的相似匹配、声 - 图匹配、图形指认等。

5）失用症对于意念性失用者,可采用故事图片排序。根据进步大小可逐渐增加故事情节的复杂性。

10.感觉障碍康复训练 脑卒中病人运动障碍同时常伴有感觉障碍,感觉功能和运动功能有密切关系,出现感觉丧失、迟钝、过敏等障碍时,会严重影响运动功能,因此必须建立感觉 - 运动训练一体化的概念。训练时,同一动作或同一种刺激需要反复多次,不能频繁更换训练用具。训练要循序渐进、由易到难、由简单到复杂,同时注意避免因感觉丧失或迟钝造成烫伤、创伤、跌倒、压力伤以及感染等。

（1）浅感觉训练:软瘫期对患肢进行轻拍、叩打、用毛刷快速刷拂。用棉签轻触皮肤或黏膜,或用大头针针尖以均匀的力量轻刺病人皮肤,并与健侧对比。用浸过热水（40～50℃）和冷水（5～10℃）的毛巾交替擦敷,训练温度觉。

（2）深感觉训练:保持良肢位,适当增加患侧卧位时间。进行被动和主动肢体位置的摆放,让病人感受肢体的位置,对肌张力低下的肢体控制不良时尤为有用。还可以进行患侧负重训练。

（3）复合感觉训练：手指触觉恢复时，逐步开始训练。让病人闭眼触摸辨认常见或熟悉的物品，如钥匙、杯子、笔等。若辨认困难可以睁眼触摸，将纸张、布料、砂纸等不同质地的物品放在一起，首先让病人睁眼辨别，然后再闭眼辨别，最后让病人在暗箱中摸出指令要求的物品。

11. 心理障碍康复训练　脑卒中后偏瘫使病人失去自理能力，给病人身心带来巨大的痛苦，容易产生不同程度的心理问题。医护人员和家属要密切注意病人的情绪变化。护士不要过早告知病人预后不良的后遗症，应逐步让病人对自己的病情有所认识。鼓励病人完成自身可以做的事情，并及时给予表扬，燃起病人康复的信心，对极度个别有自杀倾向病人采取心理治疗方法。

（四）并发症的康复护理

详见第十章。

五、社区康复

（一）家庭康复

病人出院前告知病人和家属，康复是一个漫长的过程，需要终身坚持，出院回归家庭后应摒弃不良嗜好，养成良好的生活方式，戒烟，限酒，合理饮食，保持良好心情。房间设置适合偏瘫病人，家居只需必要的设置。应继续行康复训练，防止功能障碍进一步加重和并发症的发生。家庭康复中教会病人及家属自我管理的知识和技能，帮助病人利用好媒体视频、图书等工具来指导功能锻炼。协助制订康复训练计划，并提醒记录康复训练日记，记录语言、肌力、锻炼的时间、日常生活能力等，这样有助于家庭康复训练的保持和观察康复训练的效果。

（二）社会康复

有条件的脑卒中病人尽可能提高生活自理能力，最大限度地恢复自我照顾，重建身心平衡，提高生活质量，最终回归社会。职业康复对病人最终回归社会起到重要作用，应根据病人现存的能力及特长，结合病人的就业意愿，与病人一起探讨制订适合病人的就业目标，并通过一些职业康复手段，促进其实现就业目标，达到回归社会的目的。

▼ 知识拓展

脑卒中前兆的主要表现

1. 头晕特别是突然感到眩晕肢体麻木。
2. 突然感到一侧面部和手脚麻木，有的为舌麻。
3. 口吃不清或讲话不灵。
4. 肢体无力或活动不灵。
5. 口角歪斜。
6. 不明原因突然跌倒或晕倒。
7. 短暂意识丧失。
8. 个性和智力的突然变化。

9. 头痛、恶心、呕吐或血压波动。

10. 整天昏昏欲睡处于嗜睡状态。

11. 一侧或某一侧肢体不自主的抽动。

12. 双眼突感一时看不清眼前出现的事物。

（谢家兴　白晓丽）

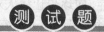

一、名词解释

脑卒中

二、填空

1. 吞咽功能障碍分（　　）、（　　）、（　　）、（　　）、（　　），共 5 期。

2. 认知功能障碍主要包括（　　）、（　　）、（　　）、（　　）、（　　）。

三、简答

脑卒中病人的主要功能障碍有哪些？

第二节　颅 脑 损 伤

学习目标

识记： 颅脑创伤的定义及主要功能障碍。

理解： 颅脑创伤病人主要功能障碍的评定及评估方法。

运用： 颅脑创伤病人康复护理措施。

导入案例与思考

病人王某，男，53 岁，于 5 月 18 日不幸被公交车撞伤，当时意识清楚，无恶心、呕吐。急送医院后行 CT 检查，结果示：颅脑创伤。现病人意识清楚，生命体征平稳，双侧肢体活动不利，认知功能障碍，言语不利，饮水偶有呛咳，大小便失禁。

（1）该病人现存哪些功能障碍？

（2）如何进行评估？

一、概述

颅脑创伤（traumatic brain injury，TBI）是指头部受到钝力或锐器作用力后出现脑部功能的改变，如思维混乱、意识水平的改变、癫痫发作、昏迷、局部感觉或运动神经功能的缺损。

颅脑创伤在全世界范围内属于多发性外伤，发病率居创伤的首位或仅次于四肢骨折，占全身各部位创伤的 9%～21%，战时发生率更高，其致死率和致残率居创伤的首位。交通事故、跌倒、暴力冲突是造成颅脑创伤的主要原因。随着社会经济水平不断提高，高速交通工具的应用更为普及，建筑业高速发展，加之出现的各种快速、刺激性的体育运动，以及自然灾害和暴力冲突的频发，发病率呈持续升高的趋势。颅脑创伤是中青年男性致死、致残的第一大病因，老年和学龄前儿童也是发病高峰年龄段。虽然颅脑创伤的总体死亡率有所下降，但是存活的病人中，轻度、中度和重度损伤病人分别有 10%、60%、100% 会遗留永久残疾。

在影像学上可表现为蛛网膜下腔出血、颅内血肿、硬膜外出血、硬膜下出血、弥漫性脑水肿、弥漫性轴索损伤等多种多样的形式。

常见的临床表现有：①脑震荡受伤后出现一过性脑功能障碍，经过短暂的时间后可自行恢复。昏迷不超过 30min；可出现近事遗忘，不同程度的头痛、头晕、疲劳等；可出现一定程度的精神状态的改变。②弥漫性轴索损伤头部产生旋转加速或角加速度，脑组织内部产生剪应力作用。伤后大多即刻昏迷，昏迷程度深，持续时间长，极少出现中间清醒期；无明确的神经系统定位体征。③脑挫裂伤存在意识障碍，可伴有不同程度的脑水肿和外伤性蛛网膜下腔出血，头痛常较严重。④原发性脑干损伤伤后立即出现昏迷，持续时间长，恢复慢；生命体征与自主神经功能紊乱；中脑损伤眼球固定，瞳孔大小、形态变化无常；脑桥损伤双侧瞳孔极度缩小，眼球同向偏斜；延髓损伤呼吸循环功能紊乱；去大脑僵直或交叉性瘫、锥体束征阳性、脑神经功能障碍等。⑤下丘脑损伤可出现嗜睡症状，心脑血管功能可有各种不同变化，体温调节异常，糖代谢紊乱，水代谢紊乱。

成年颅脑创伤病人在发病 6 个月内开始恢复，1～2 年逐渐稳定，进入"平台期"。儿童病人通常恢复期更长，预后也更好。颅脑创伤的预后与很多因素密切相关，伤前因素、损伤因素和伤后因素都可能影响到病人的长期预后，如年龄、病因、严重程度、损伤部位、损伤性质和范围、其他器官组织损伤情况、并发症、伤后是否救治及时得当、康复治疗情况、家庭和环境支持等。

二、主要功能障碍

（一）意识障碍

严重颅脑损伤是造成意识障碍的主要原因，但大出血、休克或呼吸心跳停止继发的缺氧缺血性脑病也可导致意识障碍。病人可表现为嗜睡、昏睡、浅昏迷或昏迷，或出现特殊类型的意识障碍如最小意识状态（或低反应状态）、植物状态，甚至脑死亡。意识障碍往往是病情严重的标志，也严重影响病人的预后。

（二）精神行为和心理障碍

行为和情感控制在颅脑创伤后很常见，表现为激越、攻击和失控行为，也可出现精神病样症状如幻觉、妄想，部分病人表现为情感淡漠、启动不足及意志力缺乏，抑郁、焦虑、应激障碍也非常普遍。

（三）认知障碍

颅脑损伤后认知障碍可以表现为记忆障碍、注意障碍、执行功能障碍、思维障碍等多种形式，当病人表现为反应能力下降、主动性减少、对周围事物漠不关心、近期记忆障碍等一种及多种认知功能障碍时，会影响病人对康复训练的识记、巩固以及提取，将干扰和影响病人的运动再学习，进而影响康复疗效，给病人的日常生活带来重要影响，成为病人回归社会及工作的关键。注意障碍、记忆障碍和执行功能障碍是颅脑损伤后认知障碍最常见的临床表现。

（四）言语和交流障碍

颅脑损伤病人的语言障碍有失语症、构音障碍的表现，也常常表现为交流障碍。有研究发现，重度脑外伤病人的语言障碍主要表现为交流障碍，具体表现为对话、叙述和"语用学"障碍，这些领域的障碍与病人的认知功能相互影响，导致了病人无法与周围有效沟通。

（五）吞咽障碍

恢复期病人吞咽障碍的发生率为 25%～93%，波动范围大，与不同研究的研究对象的差别有关。Hansen 等人的研究显示 37% 的重度脑外伤病人伤后 18 周时仍不能恢复正常进食。主要表现为口腔期延长、吞咽反射启动延迟或消失、舌控制力下降等。气管切开病人更易出现吞咽障碍，研究显示气管切开病人中吞咽障碍的发生率更高，气切病人第一次经口进食至完全经口进食平均间隔时间更长。机械通气时间越长，出现吞咽障碍的可能性越大。

（六）运动障碍

运动障碍的临床表现复杂多样，多系统损伤多见，常出现痉挛性偏瘫或双侧瘫，且可合并有几乎所有锥体外系损伤引起的运动障碍，包括肌张力障碍、舞蹈样动作、震颤麻痹、静止性、姿势性或意向性震颤，其中以震颤和肌张力障碍最为常见。重度脑外伤病人常表现为复杂多样的运动障碍，程度重，持续时间长；轻到中度脑外伤病人中仅有少数症状较为持续且能致残；大部分病人表现为较轻的静止性震颤，为非致残性且不需干预。

（七）感觉功能障碍

颅脑损伤后的感觉障碍可由大脑皮层的感觉区域受损引起，也可因脑部中枢损伤引起特殊的感觉功能紊乱。其病灶若累及顶叶，可引起感觉减退或丧失。感觉障碍包括：特殊感觉如视觉、听觉、嗅觉及味觉的改变或丧失；及一般感觉如痛温觉、触觉、关节位置觉、运动觉、平衡觉等感觉的障碍，其中关节位置觉、运动觉、平衡觉障碍影响病人运动功能恢复。

（八）自主神经功能障碍

有文献报道颅脑损伤病人入院时发生尿失禁的比率高达 62%，但是伤后 6 个月时下降到 18%。可能导致两种膀胱控制功能障碍，即尿潴留和尿失禁。逼尿肌高反射性是颅脑损伤后膀胱功能障碍的最主要类型，这可能与额叶损伤直接影响膀胱和肠道的抑制性控制有关，急性期需注意垂体功能障碍所致的尿崩症，恢复期由于慢性脑积水影响双侧的旁中央小叶也是造成膀胱功能障碍的主要原因。

排便障碍表现为便秘和便失禁。排便失禁一般出现在急性期，恢复期病人主要表现为便秘。①长期卧床肠道蠕动减少，粪便在肠腔内长期滞留；②使用脱水药物治疗脑水肿产生组织脱水；③脑损害导致高级排便中枢失去对低级中枢的控制，引起排便反射减弱，导致排便困难；④病人进食困难，长期缺乏粗纤维食物对肠道刺激，导致胃肠反射减弱和肠内压不足，排便反射减弱。

三、康复与护理评定、评估

（一）意识障碍

严重颅脑创伤及脑部病变病人大多出现不同程度的意识障碍，甚至长期处于植物状态

（vegetative state，VS）或最小意识状态（minimally conscious state，MCS）。意识障碍的临床评价量表很多，但修改版昏迷恢复量表（coma recovery scale-revised，CRS-R）是目前较为可靠的临床评价量表。已证实拉斯哥昏迷量表（Glasgow coma scale，GCS）推荐在颅脑损伤急性期使用。

（二）精神行为和心理障碍

病人精神行为或心理障碍的评定非常重要，但也是具有一定难度的。因其表现多种多样，临床变化快，同时合并意识、认知、言语等障碍，需要通过临床的详细评定，家属陪护的细致观察，结合病人的主观症状，才能做出准确的判断。激越行为量表（agitated behavior scale，ABS）、外显攻击行为量表（overt aggression scale）和涵盖更广泛行为的外显行为量表（overt behavior scale）等。这些量表有利于监测病人康复过程中的变化，而且有利于评估治疗的有效性，比如药物或行为矫正治疗。

（三）认知障碍

简易智能状态检查（mini-mental state examination，MMSE）和蒙特利尔认知评估（Montreal cognitive assessment，MOCA）是目前最为常用的两种认知功能障碍筛查量表，都是综合性的认知功能评定量表，操作简单，临床使用较广。但两者在内容上也有明显的差异，MMSE 侧重于定向力和语言功能的评定；而 MOCA 覆盖面更广，评定内容更全面，尤其在视空间、执行力方面占的权重更大，被认为更易于识别轻度认知功能障碍病人。

（四）言语和交流障碍

对失语症病人各方面的语言能力的评估，主要包括以下内容：①自发性言语能力；②词语、短语、句子的复述能力；③言语理解能力；④命名能力；⑤阅读能力；⑥书写能力。

构音障碍的评价是通过对构音器官功能检查和器械检查，判断言语产生过程中某一言语组成部分（指呼吸、喉部声带、腭咽机制、口腔发生动作）受损情况，以确定治疗目标，评定治疗效果。临床中常用构音器官功能检查，必要时采用器械检查进一步明确。目前，国内构音障碍的评定方法主要是 Frenchay 构音障碍评定法、中国康复研究中心汉语构音障碍评定法，均可用于构音器官及发音情况的详细检查。

（五）吞咽障碍

评估方法包括床旁评估及仪器评估。床旁评估主要内容有病人基本情况评估、吞咽功能评估、进食过程评估，同时应用一些评估量表可以使结果更加客观，具有可比性，常用的量表有：洼田式饮水试验、标准吞咽功能评定量（standardized swallowing assessment，SSA）摄食 - 吞咽障碍的等级评定等。仪器评估主要是电视透视吞咽功能检查（videofluoroscopic swallowing study，VFSS）、纤维内镜吞咽功能检查（fiberoptic endoscopic evaluation of swallowing，FEES），前者是评定吞咽障碍的"金标准"。

（六）运动障碍

目前国际上对瘫痪运动功能的量化评价方法主要有：Brunnstrom 运动评定法，Fugl-Meyer 评定法，Rivermead 运动指数等。详见相关章节。

（七）感觉功能障碍

1. 浅感觉检查

（1）触觉：用棉絮在皮肤上轻轻擦过，在有毛发覆盖的区域可轻触其毛发。

（2）浅痛觉：可用普通的针灸针或叩诊锤柄端小针轻刺皮肤，嘱病人在感到微痛时作声，并确定病人感到的是痛感而不是尖物的触觉。必要时用针的尖钝两端交替刺激以核实,如发现有浅感觉异常的区域,需行多方向检查核实范围。可使用压力测痛法进行评定。

（3）温度觉:用装有冷水（5~10℃）及热水（40~50℃）的试管交替接触皮肤,嘱病人报出冷或热。

2. 深感觉检查

（1）关节位置觉:检查者被动活动病人的关节,询问病人其肢体所处的位置,检查者也可将病人肢体摆成一种姿势并保持并嘱对侧肢体模仿。

（2）运动觉:检查者轻轻移动病人的手指和足趾,请病人说出移动的方向,移动幅度约50°,发现障碍时再行加大。注意检查者的手指要放在移动方向的两侧,动作要缓慢,否则病人可能以压觉间接判断指、趾移动的方向,造成运动觉无障碍的假象。

（3）振动觉:用振动着的音叉柄（通常为128Hz）置于病人肢体的骨隆处,如胸骨、锁骨、肩峰、鹰嘴、尺桡骨茎突、棘突、髂前上棘、股骨粗隆、腓骨小头及内外踝等,询问有无振动感觉。注意感受的时限两侧对比,也可交替使用振动和不振动的音叉检查其辨别能力。

（4）压觉:用钝物交替轻触和下压病人皮肤,嘱病人鉴别。

（5）深痛觉:挤压肌肉或肌腱,也可压迫各主要神经干,询问有无痛感,观察有无痛苦表情。

3. 复合感觉的检查

（1）定位觉:嘱病人闭目,检查者以手指或笔杆等轻触病人皮肤后,嘱病人用手指点出刺激部位。

（2）两点辨别觉:嘱病人闭目,用特制的钝角两脚规,将其两脚分开到一定距离接触病人皮肤,逐渐缩小距离,如病人仍感到两点时,再缩小距离。正常时全身各处敏感程度不同,指尖最敏感,背部、股腿处最差,正常时指尖2~4mm,手掌8~12mm,手背2~3mm,前臂和上臂7~8cm。

（3）形体觉:嘱病人闭目,将物品如钢笔、钥匙或硬币等置病人手中,让其只能用单手触摸,之后说出物品名称,可左右分别测试。

（4）重量觉:用重量相差至少一倍的两物体先后放入一侧手内,请病人区别。可两侧对比,有深感觉障碍时此检查无意义。

（5）质地识别觉:分别将棉、毛、丝、橡皮等不同质地的物质放入病人手中,让病人分辨。

（八）自主神经功能障碍

膀胱和直肠功能障碍病人记录排尿、排便日志是非常重要,需要记录的内容包括饮水量和进食情况、排便时间、排便量,有无大小便失禁或潴留等情况。日志不仅有助于自我判断有无排尿或排便障碍,也有助于医生分析病情、病因和评估治疗效果。尿流动力学检查通过测定尿流率、尿道压力、膀胱容积压力等指标,对于判断排尿障碍的类型和病因是非常重要的。另外,通过B超或导尿测定残余尿量也十分必要,而通过肌电图可测定尿道和直肠外括约肌功能是否协调。

（九）ADL能力评价

采用国际上公认的改良Barthel指数,也可应用北美地区广泛应用的FIM（functional independence measure）,其优点是不仅评估躯体功能,还评价了语言、认知、社会功能,比Barthel指数更客观全面。详见相关章节。

（十）家庭和社会环境的评价

评估病人的家庭及其他赡养者的情况、经济和保险情况、住房或环境状况以及就业状况等社会问题。

四、康复护理措施

（一）急性期康复护理

颅脑创伤病人一旦生命体征稳定，特别是颅内压持续 24h 稳定在 2.7kPa 以内即可介入康复治疗与护理，主要内容：定时变换体位，保持良肢位，关节被动活动，呼吸道的管理，并发症的预防与护理等。

1. 评估病人的全身状况　包括生命体征、心肺功能、皮肤情况、营养情况、大小便情况；了解既往病史，是否有高血压、冠心病、糖尿病等以及目前的用药情况；要了解病人是否有骨折等其他创伤，以及创伤愈合情况等。

2. 良肢位摆放　主要有仰卧位、健侧卧位、患侧卧位等。鼓励患侧卧位、适当健侧卧位，尽量少采用仰卧位，避免半坐卧位。

3. 定时变换体位　病人因合并骨折需要制动外，一般均要每 1～2h 翻身一次，并进行拍背，以防止压疮及坠积性肺炎的形成。但翻身时注意防止牵拉患侧肢体，防止引起肩关节半脱位或患肢痛。

4. 关节被动活动　对于卧床病人，进行维持和改善关节活动范围的练习，有利于保护关节功能，改善肌肉与软组织的状态，有助于诱发主动运动。但活动时注意手法要轻柔、缓慢，避免疼痛及异位骨化等的产生。根据活动形式可分为完全被动活动、部分辅助主动活动和主动活动。从被动活动方式渐发展至主动活动方式，从近端关节到远端关节的顺序训练。关节活动范围练习可每天做 2 次，每个关节 10 次左右。

5. 呼吸道管理　呼吸道管理是颅脑损伤病人全身管理的重要部分，病人常合并胸部损伤、腹腔出血、呼吸道阻塞产生呼吸障碍。故保持呼吸道通畅，防止肺部感染。定时翻身拍背、体位引流、震动排痰等均是保持呼吸道通畅、防止肺部感染的有效措施。有条件的要进行呼吸功能训练。

6. 预防并发症　床旁康复治疗在病情稳定即可进行，以防压疮、关节挛缩、下肢静脉血栓等并发症。良肢位摆放、关节活动度训练、翻身等可以预防长期卧床出现的肌萎缩、肌腱挛缩、关节活动度受限、骨质疏松、直立性低血压等症状，这些活动以被动活动为主。为避免产生直立时低血压，应采用逐渐增加角度的被动坐起的方法。如果病人坐起的过程中出现面色苍白、出冷汗、头晕等症状应立即恢复平卧位，逐渐增加病人身体耐受力，注意测量坐起前后的血压和脉搏变化。

颅脑创伤的并发症还包括脑脊液漏、外伤性颈动脉闭塞、脑神经损伤、外伤后癫痫、颅内感染、脑积水、低颅压综合征、颅骨缺损、颅脑创伤后综合征、垂体功能异常等。

（二）认知障碍护理

防止病人走失，佩戴腕带或卡片。须有家属或照顾者看护，强化病人记忆力，通过视觉、听觉、触觉等给予声音、颜色、物体的结构、质地等刺激，让病人做出反应，包括高级的思维、推理、运算等能力训练。尽可能多地利用周围有益的环境因素给予病人良性刺激，以促进其认知功能的改善。计算机丰富的听觉、视觉刺激和直观、规范的训练方法可以较好的改善病人认知功能,同时应加强病人日常生活能力的训练。

（三）吞咽障碍护理

吞咽障碍是颅脑损伤病人的常见并发症,是指食物从口腔运送至胃的过程中出现障碍,易引起误吸、吸入性肺炎、窒息、营养不良,甚至造成死亡,严重影响病人的生存质量。

1. 入院24内给予吞咽功能、营养筛查,尽早发现、及早进行干预,预防病人误吸,防止吸入性肺炎。

2. 基础训练（即不使用食物,针对吞咽障碍的间接训练）和摄食训练（使用食物同时采用体位、食物形态等补偿手段的直接训练）。详见相关章节。

3. 直接训练具备的条件:不受刺激也能处于清醒状态;全身状态稳定;能产生吞咽反射;少量误吸能通过随意咳嗽将异物咳出者。

（四）感觉障碍护理

1. 安全护理　防烫伤、防冻伤、防跌倒。感觉的丧失或迟钝易造成烫伤、创伤、感染等,在治疗和日常生活中,注意对身体骨突部位进行保护,防止病人烫伤或冻伤等。禁忌将皮肤与物体摩擦,防止水疱、割伤、青瘀等。若已发生,防止伤口感染,勿对损伤部位过度加压,需帮助病人养成用视觉代偿的习惯,防止意外伤害的发生。

2. 浅感觉障碍康复护理指导

（1）皮肤施加触觉刺激:如使用痛触觉刺激、冰-温水交替温度刺激、选用恰当的姿势对实物进行触摸筛选等。

（2）手抓握训练:木丁盘在木丁外侧用各种材料缠绕,如砂纸、棉布、毛织物、橡胶皮、铁皮等。在病人抓握木丁时,各种材料对病人末梢的感觉刺激和视觉的参与可提高其中枢神经的感知觉能力。

（3）患侧上肢负重训练:患侧上肢负重时,可在接触面下铺垫不同材料的物品,如木板、金属板、棉布、绒布等,达到了对手掌施加各种各样的感觉刺激。

3. 深感觉障碍康复护理指导　感觉训练与运动训练应结合起来,如在训练中对关节进行挤压、负重;充分利用健肢引导患肢做出正确的动作并获得自身体会。由治疗者通过被动运动引导病人做出并体验正确的动作,然后指示病人用健侧去引导患侧完成这些动作,再进一步,通过双手端起较大物品的动作,间接引导患侧上肢做出正确动作。书写练习也是一项有效的训练内容,起初按要求画线,画圆滑的曲线较画直线易。当病人可较好地运用笔后,可用线格纸,指示病人将字写入格内。

4. 感觉障碍的作业训练指导　捏橡皮泥:可选择几个题材,逐渐增加造型难度和橡皮泥的硬度,有助于触觉功能的恢复。手插砂泥:准备一盆洗净、无杂质的粗沙用于手训练,为增加兴趣,可在砂泥深处埋藏若干玻璃珠或其他小物件,限制一定时间让病人全部摸索出来。在活动中,使病人感觉到触觉刺激,也训练了实体辨别觉。

抛掷球袋:用黄豆、绿豆或玉米粒制成150g重量的豆袋,这种豆袋轻而光滑,适用于刺激手的触觉且不伤及手指。训练师可单人训练也可多人一起训练,可坐在轮椅、椅子上进行,也可与站立平衡训练相结合。

（五）自主神经功能障碍的护理

1. 排尿障碍护理　在治疗同时应保护肾功能,提高病人生存质量;结合病人综合情况,制订个体化方案;金标准是确保逼尿肌压力在储尿期保持低压水平,排尿期保持在安全范围之内恢复期保持膀胱功能,注意残余尿量和泌尿系感染情况。急性期短时间的留置尿管,恢复期及早拔除尿管,给予自身行为训练、盆底肌肉锻炼灯;间歇导尿是膀胱训练的一种重要方式,膀胱间歇性充盈与排空,有助于膀胱反射的恢复,是协助膀胱排空的金标准。

2. 排便障碍护理　记录排便日志是非常重要,记录每日饮水量和进食情况、排便时间、排便量,有无大便干燥、费劲等情况。日志有助于自我判断有无排便障碍。养成定期大便、多食粗纤维的蔬菜、水果等。

(六)重视并加强心理护理

颅脑损伤后出现的精神行为心理问题应该早发现、早治疗,并且同时针对疾病、心理问题、社会生活因素进行综合干预。发现问题及时告知医务人员,了解家属病人有无损伤后出现持续性的生活规律的改变、失眠、头痛等。遵循医嘱规律服药,不得随意停药,并保管好药品,防止病人因误服或过量服用而造成不良后果。保持良好的生活习惯,避免不良情绪刺激病人。

(七)健康教育

对照顾者的健康教育非常重要,甚至比病人本人的教育更为重要。教育时注意传递的知识和技能要简单、通俗易懂,要检验能否达到效果,从而增加病人依从性。

1. 安全教育　防跌倒、防走失、防烫伤等;颅骨缺损病人注意保护头部防止再次受伤。

2. 并发症早期发现　教会照顾者,观察病人有无癫痫、脑积水、垂体综合征的征象,早发现早干预。

3. 日常生活能力指导　对于颅脑创伤病人,生活自理能力的提高至关重要。同时要教会病人完成适当的家务劳动。对于有认知障碍的病人,在 ADL 训练中要有充足的耐心,同时应叮嘱家属减少不必要的帮助,应鼓励病人尽可能自己完成日常生活活动。

4. 作息规律,保持良好心态。

五、社区康复

(一)家庭康复与护理

由于颅脑创伤病人多涉及长期康复的问题,因此家庭康复护理尤为重要。家庭护理人员对病人除进行一般的基础护理外,要学会一些基本的康复手段和护理措施,如良肢位、ADL 的训练、保持良好的生活习惯、预防癫痫和跌倒、定期随访等。

(二)社区康复

有条件者继续进行规范的康复训练,以达到预防继发性残疾和并发症、减轻残疾程度的目的,从而使病人得到最大限度的康复,尽可能提高生活自理能力。职业康复对病人的康复将起到重要作用,应根据病人的就业意愿,与病人一起选择与现存能力相适合的就业目标,即对认知能力或体能要求不是特别高的职业或岗位,通过一些职业康复手段,促进其实现就业目标,达到回归社会。

▼ 知识拓展

院外如何急救颅脑创伤病人

1. 置病人于安静平卧位,抬起下颌,清除口鼻分泌物,保持呼吸道通畅。

2. 及时人工呼吸和胸外心脏按压。有条件应给氧、输液。

3. 禁食、限水、头高位、静卧放松，避免搬动和情绪激动。防再挤压伤。

4. 检查其他部位有否伤口、出血、骨折，应及时处理。

5. 休克时给氧、输血、输液。

6. 头颅有创伤要用生理盐水清洗包扎。

7. 迅速护送医院抢救。

（谢家兴　张小年）

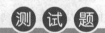

一、名词解释

颅脑创伤

二、填空题

1. 严重颅脑创伤是造成（　　）的主要原因，但大出血、休克或呼吸心跳停止继发的缺氧缺血性脑病也可导致意识障碍。病人可表现为（　　）、（　　）、浅昏迷或昏迷，或出现特殊类型的意识障碍、植物状态，甚至脑死亡。

2. 感觉的丧失或迟钝易造成（　　）、（　　）、（　　）等，在治疗和日常生活中，注意对身体骨突部位进行保护，防止病人烫伤或冻伤等。

三、简答

颅脑创伤的主要功能障碍包括哪些？

第三节　帕金森病

学习目标

识记：帕金森病的定义与主要功能障碍。

理解：统一帕金森病量表（UPDRS）评估方法和内容。

运用：帕金森病的步态训练方法。

导入案例与思考

张大爷，男，66岁，右上肢有僵硬感并伴不自主抖动10余年，情绪紧张时症状加重，睡眠时症状消失，3年后左上肢亦出现类似症状，并逐渐出现起身落座动作困难，行走时前冲，易跌倒，步态幅度小，转身困难，1年来记忆力明显减退，情绪低落。查体：神清，面具脸，四肢肌张力呈齿轮样增高，腱反射双侧正常，双手放置时呈搓丸样，不自主震颤，无明显共济失调，双侧病理征（−），交谈时语音低沉，写字时可见字越写越小。检查：头颅CT：双侧基底节区有腔隙性低密度影。

（1）病人目前主要护理问题是什么？

（2）出院后居家生活需要给予什么康复护理指导？

一、概述

帕金森病（Parkinson disease，PD），又称为震颤麻痹（paralysis agitans），是中老年人常见的神经系统变性疾病，也是中老年人最常见的锥体外系疾病。以静止性震颤、动作减少、肌强直和体位不稳等为主要特征，病理改变为黑质多巴胺能神经元变性和路易小体形成，病因尚未完全明了，发病机制复杂。

65 岁以上人群患病率为 1 000/10 万，随年龄增长而增高，男性稍多于女性。PD 是一种缓慢进展的神经系统变性疾病，生存期 5~20 年。目前尚无根本性治疗方法，及时诊断、治疗及合理的康复，多数病人发病数年仍能继续工作或生活质量较好。

二、主要功能障碍

（一）运动功能障碍

1. 静止性震颤 是 PD 的特有表现，为多数 PD 病人最常见的首发症状，常在静止或休息时出现，随意运动时可暂时停止，应激状态下或情绪紧张时加重，睡眠状态时消失。一般由一侧上肢远端开始，呈现有规律的拇指对掌和手指屈曲的不自主震颤，手指节律性震颤的频率为 4~6Hz，类似"搓丸样"动作，以后逐渐扩展到同侧下肢及对侧肢体，有时也可累及下颌、口唇、舌或头部。少数病人无震颤，尤其发病年龄在 70 岁以上者。

2. 肌肉强直 可同时发生于肢体肌群和躯干肌群，多从一侧的上肢或下肢近端开始，逐渐蔓延至远端、对侧和全身肌肉，早期活动明显笨拙，常主诉全身僵硬和紧张，后期逐渐出现木僵甚至植物状态。增高的肌张力始终维持不变，被动活动时感到均匀的阻力感，类似弯曲软铅管的感觉，故称"铅管样强直"。同时伴有震颤时，可感到阻力为节律性断续的现象，类似转动齿轮，故称"齿轮样肌强直"。当面部肌肉强直时，表情刻板，双眼常凝视，眨眼少，可出现特有的"面具脸"。舌肌及咽喉肌强直导致构音障碍和吞咽功能障碍。

3. 运动迟缓 病人主动运动减少，动作缓慢。多表现为开始的动作困难和缓慢，病人起步和终止行走困难。精细动作难以完成，如系纽扣和鞋带、穿裤带等动作。书写时，字形不整，字越写越小，故称之"写字过小征"。

4. 步态和姿势不稳 表现为迈步时身体前倾，重心前移，行走过程中步速增加和步幅缩短，上肢的联合动作减少或消失，形成一旦启动，即呈现快速、小碎步向前冲，越走越快，不能及时停步或转弯，称为"慌张步态"。姿势反应障碍主要是平衡反应障碍，主要影响病人直立和转移时的稳定性，严重时病人容易跌倒。

（二）高级脑功能障碍

主要为认知功能障碍，视空间能力障碍是 PD 病人常见的认知功能障碍，早期即可出现，发生率高达 95%。集中力及注意力缺乏，信息处理能力低下。记忆障碍主要是顺序关系的短期记忆障碍。精神心理上早期表现为丧失自信，无用和无望感，随残疾程度增加后期出现抑郁、孤独、痴呆等表现。

（三）继发性功能障碍

长期少动造成肌肉萎缩无力，关节活动受限或挛缩，畸形驼背，骨质疏松导致频繁跌倒及骨折，心肺功能改变易出现肺炎，周围循环障碍出现下肢静脉回流不畅导致水肿、营养状态不良、压力性损伤、位置性低血压等。

三、康复与护理评定、评估

（一）一般情况评估

评估 PD 病人的病史，生活及工作环境，是否与杀虫剂、除草剂、重金属密切接触，有无家族遗传史。通过头颅 CT、生化基因检测及 PET 或放射性核素检测，评估脑萎缩程度、家族性基因突变及脑功能受损情况。

（二）评定方法

通常进行三期评定，以此评估病情进展和康复锻炼的效果。一般先评定病人肌力、肌张力、运动执行能力、平衡功能、协调性（指鼻试验、轮替试验、跟膝胫试验等）、日常生活能力，在单项评定的基础上，根据主要项目对 PD 病人做综合评定。

1. 统一帕金森评分量表（unified Parkinson disease rating scale，UPDRS） 是目前国际上普遍采用的量表（表 2-3-1），包括四个部分，分别判断精神、行为和情感障碍程度、日常生活活动能力、运动功能、治疗并发症。其中最常用的分量表为第三分量表，用于判断 PD 病人的运动功能。也有专家学者将修订 Hoehn 和 Yahr 分期归为第五分量表，用于判断 PD 病人疾病发展的程度（表 2-3-2）。

2. 韦氏帕金森病评定法（Webster Parkinson disease evaluation form） 此评定法按 4 级 3 分制进行评定，每一项的计分值 0 为正常，1 为轻度，2 为中度，3 为重度。累计分值 1～9 分为早期残损，10～18 分为中度残损，19～27 分为严重进展阶段（表 2-3-3）。

表 2-3-1　统一帕金森评分量表

项目	内容
（一）精神，行为和情绪	
1 智力损害	0＝无 1＝轻度智力损害，持续遗忘，能部分回忆过去的事件，但无其他困难。 2＝中等记忆损害，有定向障碍，解决复杂问题有中等程度的困难，在家中生活功能有轻度但肯定的损害，偶然需要提示。 3＝严重记忆损害伴时间及地点定向障碍，解决问题有严重困难。 4＝严重记忆损害，仅保留人物定向，不能做出判断或解决问题，生活需要帮助，不能一人独处。
2 思维障碍	0＝无 1＝有生动的梦境 2＝良性幻觉，但仍有自知力 3＝偶有或常有的幻觉或妄想，无自知力，可能影响日常活动 4＝持续的幻觉，妄想或明显的精神病，不能自我照顾
3 抑郁	0＝无 1＝悲观和内疚时间比正常多，持续时间不超过数日或数周 2＝持续抑郁，一周或更长 3＝持续抑郁伴自主神经症状 4＝持续抑郁伴自主神经症状和自杀念头或意愿

项目	内容
4 主动性	0=正常 1=缺乏自信,比较被动 2=对选择性(非常规)活动无兴趣或动力 3=对每天的(常规)活动无兴趣或动力 4=退缩,完全无主动性
(二)日常生活活动	
5 言语	0=正常 1=轻度受影响,仍能听懂 2=中度受影响,有时重复后才能听懂 3=严重受影响,经常重复后才听懂 4=经常听不懂
6 唾液分泌	0=正常 1=口腔内分泌物略多,可有夜间流涎 2=中等程度的唾液分泌增多,可能有轻微流涎 3=明显唾液增多伴流涎 4=明显流涎,需持续用纸巾或手帕擦拭
7 吞咽	0=正常 1=极少呛咳 2=偶然呛咳 3=需进软食 4=需胃管或胃造瘘进食
8 书写	0=正常 1=轻度缓慢或字体变小 2=中度缓慢或字体变小,所有字迹均清楚 3=严重受影响,部分字迹不清楚 4=大多数字迹不清楚
9 刀切食物和使用餐具	0=正常 1=稍慢笨拙,不需要帮助 2=慢和笨拙,能切大多食物,需某种程度帮助 3=需他人切食物,还能自己缓慢进食 4=需要喂食
10 穿衣	0=正常 1=略慢不需要帮助 2=偶然需要帮助扣纽扣及将手臂伸进衣袖里 3=需要相当多的帮助,但还能独立做某些事情 4=完全需要帮助
11 个人卫生	0=正常 1=稍慢,不需要帮助 2=淋浴或盆浴需要帮助,做个人卫生很慢 3=洗脸,刷牙,梳头洗澡均需要帮助 4=留置导尿或其他机械帮助
12 翻身和整理床单	0=正常 1=稍慢笨拙,不需要帮助 2=能独立翻身或整理床单,但很困难 3=能开始翻身或整理床单,不能独自完成 4=完全需要帮助

续表

项目	内容
13 跌跤	0＝无 1＝偶有 2＝有时有，少于每日一次 3＝平均每日一次 4＝多于每日一次
14 行走中冻结	0＝无 1＝少见，可有启动困难 2＝有时有冻结 3＝经常有，偶因冻结跌跤 4＝经常因冻结跌跤
15 行走	0＝正常 1＝轻度困难，上臂不摆或有拖步倾向 2＝中度困难，稍微或需要帮助 3＝严重行走困难，需要帮助 4＝有帮助也不能行走
16 震颤	0＝无 1＝轻，不常有 2＝中，令人烦恼 3＝严重，许多活动受影响 4＝更严重，多数活动受影响
17 与帕金森病有关的感觉主诉	0＝无 1＝偶然有麻木，针刺感或轻微疼痛 2＝经常有麻木，针刺感或轻微疼痛，并不难受 3＝经常有疼痛 4＝极度疼痛感
（三）运动功能	
18 语言（表达）	0＝正常 1＝轻度表达措辞困难和或语音减低 2＝单音调含糊但能听懂 3＝明显损害，难以听懂 4＝无法听懂
19 面部表情	0＝正常 1＝略呆板，可能是正常的面无表情 2＝轻度但有肯定的表情差 3＝中度表情呆板，有时双唇张开 4＝面具脸几乎完全没有表情
20 静止性震颤	0＝无 1＝轻度，不常有 2＝小幅度而持续，或中等幅度间断存在 3＝中幅度，多数时间存在 4＝大幅度，多数时间存在
21 手部动作性或姿势性震颤	0＝无 1＝轻度动作时出现 2＝中等幅度，动作时出现 3＝中等幅度，持物或动作时出现 4＝大幅度，影响进食

项目	内容
22 强直	0=无 1=轻度,在加强实验时出现 2=轻到中度 3=明显,活动范围不受限 4=严重活动范围受限
23 手指捏合	0=正常(15 次 /5s) 1=减慢(11~14 次 /5s) 2=7~10 次 /5s 3=3~6 次 /5s 4=几乎不能执行
24 手运动	0=正常 1=轻度减慢或幅度减小 2=有早期疲劳现象受限,运动中偶有停顿 3=严重障碍,起始犹豫或运动中有停顿 4=几乎不能执行
25 轮替	0=正常 1=轻度减慢或幅度减小 2=有早期疲劳现象受限,运动中偶有停顿 3=严重障碍,起始犹豫或运动中有停顿 4=几乎不能执行
26 腿部灵活性	0=正常 1=轻度减慢或幅度减小 2=有早期疲劳现象受限,运动中偶有停顿 3=严重障碍,起始犹豫或运动中有停顿 4=几乎不能执行
27 起立	0=正常 1=缓慢,试一次以上 2=需支撑扶手站起 3=向后倾倒,试几次才站起 4=没有帮助不能站起
28 姿势	0=正常站立 1=不很直,稍前倾 2=中度前倾,可能有轻度一侧倾斜 3=严重前倾伴脊柱后凸 4=显著屈曲,极度姿势异常
29 步态	0=正常 1=行走缓慢无慌张步态或前倾 2=行走困难,不需要帮助,有小幅度慌张步态或前倾 3=严重异常步态,行走需要帮助 4=即使帮助也不能行走
30 姿势稳定性	0=正常 1=后倾,无需帮助可恢复 2=无姿势反应,不扶可能摔倒 3=非常不稳,有自发失去平衡现象 4=不借助外界不能站立

项目	内容
31 躯体少动	0＝无 1＝略慢，幅度减小 2＝运动轻度缓慢，肯定不正常 3＝中度缓慢或运动缺乏，减少 4＝明显缓慢，运动缺乏减少
（四）治疗的并发症（指上周）	
Ⅰ 异动症	
32 持续时间	0＝无 1＝1%～25% 2＝26%～50% 3＝51%～75% 4＝76%～100%
33 致残	0＝无致残 1＝轻度致残 2＝中度致残 3＝严重致残 4＝完全致残
34 痛性异动症所致疼痛程度	0＝无 1＝轻微 2＝中度 3＝严重 4＝极度
35 肌肉晨痉挛	0＝否 1＝是
Ⅱ 波动现象	
36 "关"状态可预测（如服药后一定时间）	0＝否 1＝是
37 是否有不可预测的"关"状态发生（如服药后一定时间）	0＝否 1＝是
38 "关"状态来得突然	0＝否 1＝是
39 "关"状态占每天醒觉时间比例	0＝无 1＝1%～25% 2＝26%～50% 3＝51%～75% 4＝76%～100%
Ⅲ 其他并发症	
40 是否厌食、恶心呕吐	0＝否 1＝是
41 是否有睡眠障碍	0＝否 1＝是
42 站立时是否有低血压或感觉头晕	0＝否 1＝是

表 2-3-2 修订 Hoehn 和 Yahr 分期

分期	表现
0 级	无疾病体征
1 级	单侧肢体症状
1.5 级	单侧肢体+躯干(轴)症状
2 级	双侧肢体症状,平衡无障碍
2.5 级	轻度双侧肢体症状。当双腿并拢闭眼站立时,被轻推后能维持平衡
3 级	轻到中度双侧肢体症状。上述站立时轻推后不能维持平衡。病人的许多功能受限制,但有时仍能工作(取决于工种)和仍能自我照顾,转弯变慢
4 级	严重障碍,症状俱全。病人虽能行走和站立但已受到严重损害
5 级	病人限制在轮椅或床上,需人照料

表 2-3-3 韦氏综合评定量表

临床表现	生活能力	计分
1. 手动作	不受影响	0
	精细动作减慢,取物、扣纽扣、书写不灵活	1
	动作中度减慢,单侧或双侧各动作中度障碍,书写明显受影响,有"小字症"	2
	动作严重减慢,不能书写,扣纽扣、取物明显困难	3
2. 强直	未出现	0
	颈、肩部有强直,激发症阳性,单或双侧腿有静止性强直	1
	颈、肩部中度强直,不服药时有静止性强直	2
	颈、肩部严重强直,服药仍有静止性强直	3
3. 姿势	正常,头部前屈<10cm	0
	脊柱开始出现强直,头屈达 12cm	1
	臀部开始屈伸,头前屈达 15cm,双侧手上抬,但低于腰部	2
	头前屈>15cm,单、双侧手上抬高于腰部,手显著屈曲、指关节伸指、膝开始屈曲	3
4. 上肢协调	双侧摆动自如	0
	一侧摆动幅度减小	1
	一侧不能摆动	2
	双侧不能摆动	3
5. 步态	跨步正常	0
	步幅44～75cm,转弯慢,分几步才能完成,一侧足跟开始重踏	1
	步幅15～30cm,两侧足跟开始重踏	2
	步幅<7.5cm,出现顿挫步,靠足尖转弯很慢	3
6. 震颤	未见	0
	震颤幅度<2.5cm,见于静止时的头部、肢体、行走或指鼻时有震颤	1
	震颤幅度<10cm,明显不固定,手仍能保持一定控制能力	2
	震颤幅度>10cm,经常存在,醒时即有,不能自己进食和书写	3

续表

临床表现	生活能力	计分
7. 面容	表情丰富，无瞪眼	0
	表情有些刻板，口常闭，开始有焦虑，抑郁	1
	表情中度刻板，情绪动作时现，激动阈值明显升高，流涎，口唇有时分开，张开>0.6cm	2
	面具脸，口唇张开>0.6cm，有严重流涎	3
8. 言语	清晰、易懂、响亮	0
	轻度嘶哑、音调平、音量可、能听懂	1
	中度嘶哑、单调、音量小、乏力呐吃、口吃不易听懂	2
	重度嘶哑、音量小、呐吃、口吃严重、很难听懂	3
9. 生活自理能力	能完全自理	0
	能独立自理，但穿衣速度明显减慢	1
	能部分自理，需部分帮助	2
	完全依赖照顾，不能自己穿衣进食、洗刷、起立行走，只能卧床或坐轮椅	3
10. 总分	1~9分为早期残损，10~18分为中度残损，19~27分为重度残损	

3. 帕金森病生活质量问卷（PDQ-39） 评价帕金森病症状对病人1个月内的日常生活影响，共包括39个项目，每个项目分为从来没有，偶然，有时候，经常和所有时候或完全做不到5个等级（表2-3-4）。

表2-3-4 帕金森病生活质量问卷

在过去的1个月，帕金森病对你在下列各项的日常生活影响有多少：
（每题选择最合适的一个答案：完成后请复查每条问题是否已选择了一个答案）

		从来没有 1	偶然 2	有时候 3	经常 4	所有时候或完全做不到 5
1	做从前喜欢的消遣活动时有困难					
2	做家居工作（如煮饭，做家务）时有困难					
3	购物后携带所购物品时有困难					
4	步行大约800m时有困难					
5	步行大约90m时有困难					
6	在家中自由走动时有困难					
7	在公众场所内走动有困难					
8	外出时需要别人陪伴					
9	在公共场所内很怕或很担心会跌倒					
10	留在家中的时间比起自己所希望的为长					
11	替自己沐浴时有困难					
12	替自己穿衣时有困难					
13	替自己扣纽或缚鞋带时有困难					
14	要清楚地书写时有困难					

续表

	从来没有 1	偶然 2	有时候 3	经常 4	所有时候或完全做不到 5
15 用刀切食物时有困难					
16 拿起满水杯要保持水不倒出会有困难					
17 感到抑郁					
18 感到孤单和被隔离					
19 感到想哭或流泪					
20 感到愤怒或苦涩					
21 感到焦虑					
22 替自己的将来感到忧虑					
23 不想让他人知道你有帕金森病					
24 尽量避免在公众场合饮食					
25 因自己患有帕金森病,在公众场合会感到尴尬					
26 为别人对自己患病所作出的反应而感到担心					
27 亲密的人际关系因患病而出现问题					
28 缺乏配偶或伴侣所给予的支持 如没有配偶或伴侣,请在空格内填 √□					
29 缺乏家庭或挚友所给予的支持					
30 在日间无故地睡着					
31 集中精神时有困难(如阅读或观看电视)					
32 觉得自己记忆力差					
33 有做噩梦或出现幻觉的情况					
34 说话时有困难					
35 觉得自己不能与别人正常地沟通					
36 觉得被别人忽视					
37 肌肉有痛性抽筋					
38 关节或身体部分觉得疼痛					
39 对外界环境的冷或热感到很不舒服(例:进出空气调节房间)					

4. 认知功能评定 详细请参考颅脑损伤章节。

5. 言语、吞咽功能评定 详细请参考脑卒中章节。

6. 精神和心理障碍评定。

四、康复护理措施

(一)康复护理目标

1. 短期目标 维持或改善各关节的活动范围,满足功能性活动的需要;预防挛缩,纠正不正确的姿势;预防或减轻肌肉失用性萎缩及肌肉无力;改善步态、增强平衡功能和姿势反射,不发生跌倒或跌倒次数减少;增进运动速度和耐力;维持或增加日常生活活动能力;生活方式的调整；增加安全意识，防止便秘、骨质疏松、下肢循环障碍、压力性损伤等并发症。

2. 长期目标　预防和减少病人继发性功能障碍的发生，最大限度促进功能障碍的恢复，提高日常生活活动能力，改善生活质量，回归社会或家庭。

（二）康复护理训练方法

康复护理的方法以运动疗法为主，具体方法应针对病人病情因人而异，随时调整，劳逸结合，从一项运动慢慢过渡到另一项运动，避免跳跃式的活动，在整个锻炼过程中始终注意调整和保持均匀的呼吸。具体按第五分量表分期进行指导。

1. 1、2 期　PD 初期以帕金森体操为主体进行训练，日常生活按正常的规律进行，工作也需按照以前的方式继续从事。在 ADL 方面，几乎没有任何需要借助。如果仔细询问病人，也可能获得一些问题，经常听到的如扣扣子比较困难，用刀切不动比较硬的东西，削不了土豆皮，毛巾拧干不完全，不能很好地洗盘子等，精细动作困难、指尖无力。此时重要的是指导病人进行适当的 ADL 训练消除不安心理，增强自信心。

（1）面肌体操：闭眼运动，皱眉运动，交替瞬目运动，交替鼓腮、凹腮运动，张口呈 O 形，口角交替向左、右移动，反复吹口哨、吹气，舌尖向左、右顶腮运动，伸舌运动。

（2）头、颈、肩部体操：头向左、右转动，头向左、右侧斜，头、下颌、颈同时向前屈曲、向后伸展，两肩交替向上耸肩，两肩同时向上耸，两肩向后伸做扩胸运动。

（3）躯干体操

1）侧弯运动：双脚分开与肩同宽，双膝微屈，右上肢向上伸直，掌心向内，躯干向左侧弯，然后反向重复。

2）转体运动：双脚分开，略宽于肩，双上肢屈肘平端于胸前，向左后转体。然后反方向重复。

3）腹肌锻炼：平躺在地板上或床上，两膝关节分别屈向胸部，然后双侧同时屈曲。

4）腰背肌的锻炼：俯卧，腹部伸展，腿与骨盆紧贴地板或床，用手臂上撑维持几秒。俯卧，手臂和双腿同时高举离地维持几秒，然后放松。

（4）上肢体操：上举运动、双上肢外展、双上肢交替屈伸、左右手交替拍对侧肩部、双手交叉握拳腕背伸上举。

（5）下肢体操：伸髋运动、下肢分腿运动、下蹲运动、踢腿运动。

（6）手指体操：交替握拳、对指体操。

（7）肌力训练：可进行安全又抗阻的运动，增加病人肌力与耐力，规律的步行、自行车、游泳或其他全身锻炼形式，能够改善自我感觉及生活质量。也可以进行作业活动，如简单的木工、制作陶土等，引起病人锻炼的兴趣。

2. 3 期　除进行帕金森体操外，还需进行关节活动范围（ROM）训练、步行训练、纠正前屈位的姿势矫正训练、针对姿势反射障碍的平衡训练，因胸廓活动受限而引起肺功能障碍进行的呼吸训练。ADL 方面的障碍比 1、2 期更加显著，应在注意改良生活用具的同时进行 ADL 指导。

（1）关节活动范围训练：主动或被动进行关节活动，加强病人肌力、扩大或维持关节活动范围、牵引挛缩肌肉。注意被牵拉的肌肉要在最大耐受范围内进行，否则引起病人疼痛，还会造成拉伤组织，形成瘢痕，导致关节活动范围缩小。另外，注意骨质疏松的病人避免过度活动造成骨折。主动的关节活动可参考帕金森体操的项目。

（2）平衡训练：强调姿势反射、平衡、运动转移和旋转。在坐位时进行前后、左右的重心转移训练，立位时，练习前后、左右的跨步运动。在姿势转换时逐渐增加难度及复杂性。可以与病人手拉手，令其单腿站立，做身体前后摇动的动作；还可在坐位或站位下，将一侧物体侧身摆放到身体另一侧，双侧交替练习。

（3）步态训练：有计划地进行原地站立以及高抬腿踏步训练，步行时，病人抬高脚，脚跟着地，尽可能两脚分开，迈大步，双臂摆动。可通过地板上加设标记的方法控制步幅及宽度，如行走线路标记、转移线路标记或足印标记等，按标记指示行走控制步态；可设置5～7.5cm高的障碍物，如平放的梯子让病人行走时跨越。也可在训练中使用音乐、节拍器、拍手或语言指令进行节奏的控制。

3.4期 延续3期的训练内容，尽可能延长病人可以步行的期间，因为有吞咽障碍出现，所以在饮食方面必须预防由于误咽所引起的窒息和肺炎。利用视觉、听觉刺激进行体位移动及姿势转换方法的指导。如果病人因其他疾病或意外导致卧床，就会移行到5期，所以病人的日常生活也需要细心注意。

（1）口颜面肌肉放松训练：嘱病人主动唱歌朗诵诗歌，促进面部肌肉活动，也可沿口轮匝肌方向被动进行按摩、牵拉等手法。

（2）唇舌运动训练：包括鼓腮、伸舌、龇牙、噘唇、吹口哨及双唇夹物训练。若主动运动困难，则可被动牵拉按摩。

（3）冰刺激训练：用柱状冰棍对口轮匝肌、唇、舌进行刺激，促进肌肉敏感性。

4.5期 预防废用综合征为主，努力维持残存的日常生活活动，减轻介助者的介助量。做好基础护理，防止并发症的发生，预防便秘、骨质疏松、下肢循环障碍、压力性损伤、肺部感染等并发症。

5.其他

（1）言语训练：从声、韵母开始，到字、词发音，逐步增加到短句，进行递增式训练。

1）音量训练：持续大声发元音a、u、e等；断续发元音a、a、a、i、i、i等调整呼吸。

2）音调训练：发a等元音，音调逐渐升高；不同音阶水平上重复简单词语；练习句子。

3）舌运动训练：练习舌的伸缩，左右移动，环形运动，尽量发出"拉、拉、拉""卡、卡、卡""卡、拉、卡"的音。

4）唇和颌的动作：反复张嘴闭嘴，重复缩唇然后松弛动作，发出"吗、吗、吗"的音。

（2）心理护理：病人的心理会由早期忧郁发展到焦虑、恐惧甚至绝望。应鼓励病人表达内心感受，根据个体状况讨论疾病对其生活的影响，使病人接受并适应目前状态；给予病人正确信息和良性引导，使其积极配合并坚持康复训练；培养兴趣爱好，保持自信乐观的态度参与社会活动；同时，不要忽视病人家属的支持作用，营造良好的亲情氛围，减轻病人心理压力。

（3）认知训练：详细请参考颅脑损伤章节。

（三）日常生活能力的训练及代偿方法指导

日常的生活动作尽量让病人主动完成，并坚持每日进行训练，如因疾病进展确实无法完成，可以通过改造设施及改良器具的方式使病人最大限度的完成动作。需要注意的是日常生活活动没有固定的训练课程，而是融于生活中的方方面面，容易引起家属的忽视，不能因为难以完成动作而选择直接进行替代，也不能催促和训斥病人，应给予病人充分的理解和充足的时间，鼓励病人主动完成。

1. **清洁** 由于运动障碍的影响，病人对刷牙和剪指甲等精细动作难以完成，可以准备电动牙刷或将普通牙刷柄加厚，指甲刀固定在桌面上，指导病人使用。

2. **进食** 环境应保持安静，病人进餐时间充足，注意力集中；姿势应为稳定的坐姿；选用底座较沉的碗盘或放置防滑垫，避免器具的移动；勺叉应手柄粗大便于抓握；吞咽困难的病人在吞咽训练的基础上，注意食物的选择，营养方面给予足够的总热量，根据个体吞咽障碍的情况选择合适的食物性状及进食方式，防止误咽的发生。

3. **更衣** 上衣应选择宽松开衫，最好为粘扣，也可将扣子改为大的方扣子，便于使用；裤子应宽松，裤腰为松紧带式的运动裤为宜；鞋袜应透气防滑，鞋子选择粘扣式。

4. **转移** 床和椅子的选择应有一定的硬度，适当增高，椅子最好设有扶手；从床上起坐时，可在床尾安装吊环或绳结便于借力；从座椅上站起时借用扶手，忌坐沙发。由坐位到站位的动作应注意方法，坐在椅面前部，膝关节屈曲，足部后移，病人先收下颌，重心充分前移后站起。

5. **如厕** 卫生间的把手应粗大易抓握；开关接触面积加大；坐便器可加设坐便椅或墙壁加装扶手，以利于坐位、立位稳定；使用移动坐便器时，尽量选择带有肘托的坐便器。

6. **入浴** 入浴时间要选择在病人处于最佳活动状态时，这样可以减少由于活动不便而带来的不安全因素；浴槽要安放稳定，内设防滑垫，可配扶手、台子；尽可能安放墙壁把手；水温 40℃ 为宜，时间 10min 左右为佳。出入方法应握紧墙壁安置的扶手或简易浴槽扶手，两腿分别先后进入浴槽，也可放置台子取坐位，两腿分别先后进入浴槽。

五、社区康复

PD 是慢性进展性疾病，药物治疗及康复治疗均只能减轻症状，延缓病情发展，延长病程，提高生活质量，而不能改变最终结局，病人回归社会与家庭后需延续进行康复护理。

（一）安全护理

通过对环境的改造和辅助器具使用，使 PD 病人不发生坠床、跌倒、烫伤、外伤等不良事件；避免病人操作高速运转的机器；病人与家属均了解病人吞咽功能现状及进展，掌握发生误吸的紧急处理方法；外出时勿去人多拥挤的场所，避免失去对姿势的控制而发生外伤；随身配备"安全卡片"。

（二）用药护理

PD 病人需长期或终身服药，病人需知晓药物的用法及注意事项。准时服药，不可自行停药或减少剂量；观察有无恶心、呕吐、幻觉等不良反应，及时就医调药。

（三）延续康复护理计划

根据病人个体差异制订康复护理计划，对病人及照顾者进行指导，分阶段进行康复训练，早期实现日常生活活动自理的基础上，保留和发展个人的兴趣爱好，甚至进行职业的调整，晚期维持日常活动功能，注意安全防护，预防并发症的发生。

（四）社会系统

社区对接医院，有专人进行对 PD 病人的登记与家访；组织社区居民学习相关知识，早发现早治疗，能以正确态度对待患病居民；组织 PD 病人参加文娱活动或社区团体，减少病人的孤独和自卑感，唤起对生活的热情；对功能较好的病人可联系相应单位提供适合的工作,实现自我价值。

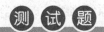 知识拓展

> 帕金森病的记载可以追溯到数千年前,古埃及的莎草纸(Egyptian Papyrus)、圣经
> (*The Bible*)和古希腊的盖伦书稿(*Galen Writings*)均有类似帕金森病症状的描述,特
> 别是 Claudius Galenus 医生(129—217 年,历史记载生卒时间尚存争议)的描述基本
> 类似于现在临床诊断的帕金森病,如静止性震颤、姿势改变和瘫痪。印度的阿育吠陀
> (Ayurvedic)医学和悉达(Siddha)医学被认为是世界上最古老的医学体系,详细记载一
> 种名为"Kampavata"的疾病,即帕金森病,并予以牛痒植物(也称为牛哈格和绒豆)治疗,
> 此种植物目前已知含有天然的左旋多巴成分。中国的《黄帝内经·素问》也曾对帕金森
> 病症状及其治疗进行详细描述和记载。然而,自 Galenus 医生以后直至 17 世纪的数百
> 年间,基本没有关于帕金森病的明确记载。

(王希悦)

测 试 题

一、名词解释

帕金森病

二、填空题

帕金森病的主要特征有( )、( )、( )、( )。

三、判断题

目前国际上普遍采用的评估帕金森病病情进展的量表是帕金森病生活质量问卷(QQL)。
( )

四、简答题

帕金森病病人步态训练的具体方法是什么?

五、病例分析题

男性,64 岁,2 年前左手出现静止性震颤,后出现双上肢震颤且症状逐渐加重,诊断为
帕金森,近期出现翻身、起坐、站起缓慢,双腿并拢闭眼站立时,被轻推后不能维持平衡,请
分析目前的康复目标及康复护理措施?

第四节　阿尔茨海默病

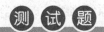 学习目标

> **识记:**阿尔茨海默病的定义与主要功能障碍。
> **理解:**阿尔茨海默病评估方法及适用对象。
> **运用:**阿尔茨海默病的认知训练方法。

吴某，女，77岁，于1年前无诱因出现精神，行为异常，有时情绪低落，寡言少语，有时精神亢奋，胡言乱语，间断发作，伴有随地大小便及胡乱丢东西，亦有不时走失，以间歇性精神行为异常1年余入院。查体：未发现阳性体征。检查：头颅CT示脑萎缩，脑室扩大。

思考：

（1）病人可能的诊断是什么？

（2）病人的安全护理应注意什么？

一、概述

阿尔茨海默病（Alzheimer disease，AD）是发生在老年期及老年前期的一种大脑退行性病变，起病隐匿，呈进行性发展，起初表现为记忆障碍，后逐渐出现语言、视空间能力、应用、辨认、执行、计算功能损害，智能的衰退伴有人格和行为的改变，造成生活活动能力的下降。AD特征性的脑组织病理变化包括β淀粉样蛋白沉积形成的细胞外老年斑和tau蛋白过度磷酸化形成的神经细胞内神经原纤维缠结。有学者认为与衰老、代谢障碍、内分泌功能减退、机体解毒功能减弱有关。近几年的大量研究资料提出病毒感染、免疫功能紊乱、遗传、中毒、加速衰老等假说。

我国AD病人超过300万，约占痴呆病人的62.7%。但因其发病的隐匿性，常常被看作是老龄化的正常表现，目前尚无有效的治疗方案，但早发现、早干预可延缓病情进展，提高AD病人的生活质量。

二、主要功能障碍

（一）认知障碍

1. 记忆障碍　逐渐发生的记忆障碍是AD病人的重要特征，近期记忆受损常为首发症状，早期大约在发病1～3年，以近期记忆力受损为主，表现为总是找东西，中期在发病后2～10年，不仅近期记忆明显下降，远期记忆障碍也逐渐明显，病人不能学习新信息，不能准确回忆以前学会的东西，表现为混淆熟悉的人名，对年代久远的事相对记忆清楚。晚期在发病8～12年，智能趋于丧失。

2. 语言障碍　疾病初期表现为以理解障碍为主，属于经皮质感觉性失语，晚期出现输出障碍。开始表现为找词困难，有一定理解力，病人复述正常，语言流利但有无意义词语，随着疾病发展自发性言语逐渐空洞，不能理解语言，错语较多，交流出现障碍，晚期出现刻板、重复语言，听理解严重障碍，最后病人出现完全性失语。阅读与书写障碍常早于口语表达和听理解障碍。

3. 视空间损害　早期出现立体、图形的视空间技能障碍，后表现为定向力障碍，先出现时间定向障碍，再出现地点定向障碍，经常迷路甚至在家附近走失，严重时在房间内找不到卧室，会把物品错放，如把洗衣粉或衣物放在冰箱，穿衣服分不清里外和上下，绘制图形或复制图案常不能完成。

4. 失认和失用　失认表现为视觉失认，不能识别他人面容，疾病失认表现在否认疾病并且不在意，失用多表现为不能执行运动的口头指令，例如给病人牙刷后他能自动去刷牙，但告诉病人刷牙时他却不能完成，也有因对衣物识别不清而表现为穿衣失用。

5. 计算障碍　严重者简单的加减法也不会计算，甚至不认识数字和算术符号，也不会回答检查者伸出几个手指。生活中表现为购物付钱不能。

6. 执行功能障碍　表现为计划、组织、排序障碍，工作能力的下降使病人不能完成复杂的工作。

（二）精神和行为障碍

病人情感淡漠，对家人漠不关心，某些时候类似抑郁，但病人没有自我认识到情感压抑，有时又表现为固执、兴奋、欢欣、激越、易激惹。会有幻觉、错觉、伤害或被抛弃妄想，存在古怪行为，如偷窃或藏匿并不值钱的东西，怀疑子女进而产生敌意，不合情理地改变意愿，言行失控不合法度，有时具有攻击性行为。

三、康复与护理评定、评估

（一）一般情况评估

评估病人的性别、年龄、病史，家族史，是否有脑部外伤史，是否有铝中毒，吸烟史以及教育水平。通过脑电图和头颅 CT 评估脑萎缩程度及脑功能受损情况。

（二）评定方法

AD 病人在完成肌力、肌张力、关节活动范围、运动、平衡及协调性的一般项目评定基础上，主要进行认知内容的评定。

1. 简明精神状态量表（MMSE）　是最常用的老年痴呆筛查量表，包括定向、语言、心算、即刻与短时听觉词语记忆、结构模仿等项目，满分 30 分，需时 5~10min，易于操作。因项目偏少且会受到教育程度的影响，所以该量表用于对可疑病例初步筛查，不能专用于对 AD 的评定。

2. Mattis 痴呆评定量表（MDRS）　由 5 个因子构成，分别是注意、启动与保持、概念形成、结构、记忆。注意为数字顺背与倒背、完成两个连续指令；启动与保持为命名超市品种、重复一系列音节的韵律、完成两手交替运动；概念形成为项目设计与 WAIS（Webster adult intelligence scale，韦氏成人智力量表）的相似性分测验同理；结构为模仿平行线、四边形内的菱形；记忆为 5 个单词组成句子的延迟回忆、图案回忆等。该量表常用于判断认知损害的严重程度，对额叶和额叶 - 皮质下功能失调敏感，但对轻微认知功能的检测不够敏感。

3. 阿尔茨海默病评定量表（ADAS）　包括认知行为测验（ADAS-cog）和非认知行为测验。认知行为量表包括定向、语言（口语理解和表达、对测验指导语的回忆、自发言语中的找词困难、指令理解、命名 12 个真实物品与 5 个手指）、结构（模仿圆、2 个交错的四边形、菱形、立方体）、观念的运用、阅读 10 个形象性词语后即刻回忆 3 次的平均数与 12 个形象性词语的再认。非认知量表包括恐惧、抑郁、分心、不合作、妄想、幻觉、步态、运动增加、震颤、食欲改变等 10 项。该量表项目较全面，是目前应用最广泛的抗痴呆药物临床试验的疗效评价工具，但不适合极轻度与极重度病人的检测，同时不能用于 AD 与血管性痴呆（VD）的鉴别诊断。

四、康复护理措施

（一）康复护理目标

1. 短期目标　正确评估痴呆的程度，制订合理康复护理计划，积极预防和延缓疾病的发生和发展，鼓励病人自我照顾，提高其日常生活活动能力，不发生外伤或走失。

2. 长期目标 延缓病人功能障碍的发生和发展，改善生活质量，使其早日回归社会或家庭。

（二）康复护理训练内容

1. 记忆能力训练

（1）基本技能训练：包括语言记忆、视空间记忆、人脸记忆、听觉记忆、前瞻性记忆、语义记忆、情节记忆等训练。例如准备生活常用物品的图片卡，给病人 5s 时间记忆，再收回卡片令病人叙述物品名称，用视觉刺激加深记忆；准备几组常用词组，连续读出后令病人复述听过的词语，用听觉刺激加深记忆，这两种方法均可以通过调整数量来增高或降低难度。在日常生活中经常提问病人发生的事情以促进记忆，例如，询问"刚刚是谁打的电话""早上买的什么早点，用过的钱放在哪里了""最近去过什么地方"等。

（2）外辅助：利用辅助工具配合训练和帮助病人正常生活，工具可有存储类工具，如笔记本、录音机、时间安排表、计算机等，例如可将重要的人和事进行存储录音；提示类工具，如报时手表、定时器、闹钟、日历、留言机、标志性张贴等，例如可将去厕所的路线进行标记。

2. 视空间能力训练

（1）基本技能训练：利用地图，让病人在地图中找出熟悉的地点，指出从一处出发到另一处的线路，再原路返回；进行复制作业，由简单图案到复杂图案，由平面绘图过渡到立体的拼图游戏和组装游戏。

（2）功能训练：安排病人进行整理衣柜或橱柜的活动，区分不同季节的长短袖衣物或不同类别的物品，能分类放置在正确位置；练习复杂背景或相似背景下寻找物品的能力，如在白墙上找到悬挂的白毛巾，或在一堆文具中找钥匙等；陪伴病人进行外出练习，在熟悉的周边环境中强化自身位置。

3. 失认症、失用症以及失算的训练

（1）失认症训练：AD 病人主要为视觉失认，可以从颜色、物品、形状、面容等方面训练视觉。包括对同种颜色的配对练习，以及利用填色游戏进行复制图画练习辨别颜色；准备不同种类的物品进行物品的分类练习，并说明物品的名称和作用；利用拼图游戏练习模仿复制形状；用熟悉人物的照片进行名字的配对练习，教会病人用发型或人物的标志性特征进行熟人面容辨认。

（2）失用症训练：对意念运动性失用的病人，指示的口令尽应可能简短明确，结合口令让病人模仿动作；对穿衣失用的病人，应在领口和袖口处做标记便于病人找到，用语言提醒暗示，甚至手把手教会病人应用，直到可独立完成。

（3）失算训练：进行加减乘除的计算训练，先进行简单个位数计算，然后进行多位数借位计算，扩展到进行生活活动的模拟演习。

4. 执行能力的训练 包括类概念训练；序列思维训练；推理训练；问题解决训练；组织和计划、时间分配、追踪训练；决策训练。例如推理训练可以用图形展示一个环境，判断哪一种动物不适合生存，或是出现一组数字，判断下一个数字是什么。

（三）康复护理训练辅助方法

1. 计算机辅助训练 目前采用计算机化的认知障碍康复训练已成为主要的工作模式，成熟的专业认知康复训练软件包括病案管理、评定和训练系统三部分，利用多媒体优势可以标准化进行训练，但是训练过程中仍然需要专业人员确定和调整方案以及指导训练。

2. 音乐治疗训练 音乐可改善身体功能、智能、情绪已经社会交往等方面，方式包括听音乐、唱歌、乐器和音乐体操。例如，晨起播放欢快的音乐、夜晚播放舒缓的音乐有助于提高对时间的认知；进行歌唱和敲击乐器可以对身心起到放松作用；进行音乐体操可提高身体协调性，参加集体跳操还能增加社会交往能力。

3. 美术治疗训练 同音乐的媒介作用类似，借助美术活动更多的是去满足病人情绪、情感以及社交发展的需求，包括画画、雕塑、手工艺等。通过不同形式的活动，可以增加活动技能、改善认知能力、表达内心的情感、增加社交减少退化。

4. 缅怀治疗训练 利用病人已拥有的记忆为媒介，鼓励病人与人沟通及交往，包括个别回想、与人面谈、小组分享、展览及话剧等。病人抒发自己的意见及情感，分享过往岁月的成就，有助于自我尊严的维护以及自我肯定。

（四）日常生活能力康复训练注意事项

1. 安全 病人须随身携带信息卡防止走失；走廊、浴室、厕所加设扶手防止摔伤。

2. 建立信任关系 应注意与病人建立良好的关系，树立其康复信心，充分取得配合以利于康复训练。

3. 环境 利用大标识及指示图等让病人迅速熟悉环境，产生安全感，病房门和病床可悬挂标牌以免迷失方向；日常用品种类勿过多，位置相对固定易于取放；钟表和提示类物品应放于床头桌。

4. 沟通 病人在有幻觉和妄想时，避免与他争辩事情的真实，而是安抚接纳；要维护病人的自尊，即便病人做出一些不适当的行为，也不要大声呵斥和指责；此外，赞美和鼓励也可以增加病人与别人交流的积极性。

五、社区康复

（一）饮食指导

因病人为中老年群体，应注意"三高三低"，高蛋白、高不饱和脂肪酸、高维生素，低脂肪、低热量、低盐，尤其注意少吃油炸食品及零食糕点。常吃富含卵磷脂的食物，如豆类及其制品、蛋黄、花生、芝麻、鱼类等；富含维生素B的食物，如贝类、海带等。主要以蔬菜、水果和全谷物为主要食物，适当食用坚果，在医生建议下可补充营养素。

（二）延续康复护理计划

将康复训练与日常生活结合，对生命体征平稳的病人应坚持让其进行日常生活的独立行动，可有人陪伴但不应替代；出于安全考虑居所应固定，外出时佩戴卫星定位装置的手镯或手表，或是公众熟悉的特殊手环，较严重的病人应有人陪伴外出；活动应劳逸结合，循序渐进；鼓励病人发展兴趣爱好，最好能参与到群体中进行；进行一些游戏，如拼图、找不同、猜谜语、捉迷藏等，提高病人的观察和思维能力。

（三）家庭支持

因AD病人患病时间长，存在精神、行为障碍，应使病人家属充分了解疾病的表现和进程，理解病人的不良情绪和异常行为，不要与病人发生争执，多陪伴病人并组织家庭活动，唤起病人家庭生活的记忆，满足感情的需求，提高认知能力。同时，不能忽略对病人家属的心理支持，建议其定期进行门诊咨询，以倾诉不良的心理感受，解决对疾病康复训练的困惑。

（四）社会系统

医院与家庭和社区保持密切联系，对其起到专业指导的作用；进行社会健康教育，提高对阿尔茨海默病的认识，早发现、早诊断、早治疗；组织 AD 病人参加社会活动，增加病人与人交往的能力。

知识拓展

研究发现，跟唱熟悉的老歌可以改善轻度 AD 病人的精神行为症状，还有研究表明音乐治疗可以改善重度 AD 病人的精神行为症状。在正常年轻人中，音乐记忆与前扣带回上部、前辅助运动区腹侧相关，在 AD 病人中，该区域的皮质萎缩，葡萄糖代谢降低，但该区域与其他脑区比较 Aβ 的沉积并不少，说明这些区域是 AD 的早期病变位置。音乐治疗被广泛应用于 AD 病人，因其操作简便，很容易被接受。而且，音乐治疗在治疗过程中增加了操作者和病人的互动交流，也可以改善病人的焦虑症状。

（王希悦）

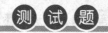

一、名词解释

阿尔茨海默病

二、填空题

记忆能力基本技能训练包括语言记忆、视空间记忆、（　　　）、听觉记忆、前瞻性记忆、语义记忆、情节记忆等训练。

三、判断题

Mattis 痴呆评定量表常用于判断认知损害的严重程度。（　　　）

四、简答题

简述阿尔茨海默病的主要功能障碍。

五、病例分析题

病人，男性，70 岁，记忆力进行性减退 2 年，但能识别物品及人物。3 个月前家属发现刚发生的事情病人很快会忘记，过去一些重要的事件没有印象，交流时出现反应迟钝。在当地医院就诊，头颅 CT 示轻度脑萎缩，诊断为阿尔茨海默病，目前为进一步康复到康复科就诊，请分析病人主要的康复护理措施是什么？

第五节 脑 性 瘫 痪

学习目标

> **识记：** 脑性瘫痪的定义、临床分型。
> **理解：** 脑性瘫痪主要功能障碍。
> **运用：** 根据评估结果对脑性瘫痪采取针对性的康复护理措施。

导入案例与思考

病儿，男孩，9个月。该儿系 G_2P_2，双胎之大，母孕6周发现"甲状腺功能减退"，口服药物治疗至该儿出生。孕35周早产，剖宫产娩出（双胎，双胎之小胎死宫中，该儿宫内窘迫）。生后无窒息，Apgar评分1min 8分，5min 9分，10min 9分，出生体重2 350g，生后有贫血，立刻入医院NICU，予输血治疗（具体不详），余治疗不详。出院诊断"双胎输血综合征，新生儿贫血，新生儿感染，新生儿电解质紊乱（低钙、低钾、低镁），新生儿低蛋白血症，新生儿心肌酶升高，新生儿咽下综合征，早产儿，低出生体重儿，新生儿黄疸。"共住院治疗9d。

2月龄会抬头，4月龄会翻身，7月龄会坐，4~5月龄时发现右手握拳，无主动抓握，右下肢较左下肢活动少。查头颅MRI：左侧大脑大面积软化灶，诊断"脑性瘫痪"。查体：头围42cm，追听追视尚可，可逗笑，可无意识发音，流涎，头控佳，翻身可，拉起后呈圆背坐姿，保护性反射未引出，俯卧位抬头90°，不会爬行。左手抓握可，可用拇指示指的指腹捏物，右手握拳，无主动抓握。扶站右足呈尖足。右侧肢体肌张力升高，右侧内收肌角100°，右侧足背屈角60°，右侧腘窝角100°，右侧腱反射亢进，右侧踝阵挛阴性，右侧巴宾斯基征阳性。辅助检查：①脑电图示：癫痫样异常放电（双额区，左侧多见）；左侧睡眠纺锤波缺如。②0~6岁小儿神经心理检查：智龄6.6月龄，发育商DQ71。③ADL评分：9.5分。

（1）该患儿脑电图检查异常，应对家长进行哪些健康宣教？

（2）根据病史及检查结果，该患儿有哪些护理问题？

一、概述

（一）脑性瘫痪的定义

脑性瘫痪是一组持续存在的中枢性运动和姿势发育障碍、活动受限症候群，这种症候群是由于发育中的胎儿或婴幼儿脑部非进行性损伤所致。脑性瘫痪的运动障碍常伴有感觉、知觉、认知、交流和行为障碍，以及癫痫和继发性肌肉、骨骼问题。

（二）脑性瘫痪的病因

1. 出生前原因

（1）基因病：目前尚无法统计基因病引起的脑性瘫痪占脑性瘫痪病人的患病率。有的学者推测<2%，有的推测为4%~6%。

（2）妊娠早期：孕妇在早期受X线照射、长期服用某类的药物、病毒感染等。

（3）妊娠中、晚期：感染、缺氧、低血糖、新生儿红细胞病，这些原因虽然发生在出生前，但伤害因素的作用均是发生在出生后。

2. 围生期原因

（1）早产、未成熟儿：未成熟儿是指胎龄不满37周的活产新生儿，出生体重越低发生脑性瘫痪的概率就越大。

（2）过期产、巨大儿：胎龄大于42周的新生儿为过期产儿，出生体重大于4 000g的新生儿为巨大儿。

（3）新生儿窒息：是指出生时无呼吸或呼吸抑制的新生儿。

（4）新生儿黄疸：所有病理性黄疸都可能导致核黄疸和迁延性黄疸。

（5）新生儿缺氧缺血性脑病：是指各种原因引起的脑血流减少或暂停造成的缺氧，可导致胎儿和新生儿的脑损伤。

（6）异常分娩：异常分娩、有时可以导致新生儿产生机械性外伤或导致颅内出血。

3．出生后　新生儿痉挛在新生儿中发生率为 0.5%，多发生于重症中枢神经系统疾病，如颅内出血、无氧性脑损伤、脑膜炎、脑炎等，与以脑性瘫痪为代表的中枢神经系统后遗症有直接的关系。

总结以上资料，目前公认的脑性瘫痪病因主要为以下几种：

（1）新生儿窒息、缺氧缺血性脑病。

（2）核黄疸及迁延性黄疸。

（3）早产、未成熟儿。

（4）新生儿痉挛。

（5）新生儿脑血管障碍。

（三）脑性瘫痪的发病率

脑性瘫痪的患病率约为每 1 000 名活产儿中有 2.0～3.5 名。

（四）脑性瘫痪的临床表现

脑性瘫痪临床分型与分级：按照运动障碍类型及瘫痪部位分为痉挛型四肢瘫、痉挛型双瘫、痉挛型偏瘫、不随意运动型、共济失调型、混合型 6 型。按照粗大运动功能分级系统（gross motor function classification system，GMFCS）将脑瘫儿童分为 5 个年龄组，每个年龄组根据儿童运动功能从高至低分为 5 个级别（Ⅰ级、Ⅱ级、Ⅲ级、Ⅳ级、Ⅴ级）。Ⅰ级：行走不受任何限制；Ⅱ级：行走受限；Ⅲ级：需手扶移动设备行走；Ⅳ级：独立移动受限，可以使用电动移动设备；Ⅴ级：被用轮式移动设备转移。

1．痉挛型四肢瘫（spastic quadriplegia）　以锥体系受损为主，包括皮质运动区损伤。牵张反射亢进是本型的特征。四肢肌张力增高，上肢背伸、内收、内旋，拇指内收，躯干前屈，下肢内收、内旋、交叉、膝关节屈曲、剪刀步、尖足、足内外翻，拱背坐，腱反射亢进、踝阵挛、折刀征和锥体束征等。

2．痉挛型双瘫（spastic diplegia）　症状同痉挛型四肢瘫，主要表现为双下肢痉挛及功能障碍重于双上肢。

3．痉挛型偏瘫（spastic hemiplegia）　症状同痉挛型四肢瘫，表现在一侧肢体。

4．不随意运动型（dyskinetic）　以锥体外系受损为主，主要包括舞蹈性手足徐动（choreoathetosis）和肌张力障碍（dysmyotonia）。该型最明显特征是非对称性姿势，头部和四肢出现不随意运动，即进行某种动作时常常夹杂许多多余动作，四肢、头部不停地晃动，难以自我控制。该型肌张力可高可低，可随年龄改变。腱反射正常、锥体外系征 TLR（+）、ATNR（+）。静止时肌张力低下，随意运动时增强，对刺激敏感，表情奇特，挤眉弄眼，颈部不稳定，构音与发音障碍，流涎、摄食困难，婴儿期多表现为肌张力低下。

5．共济失调型（ataxia）　以小脑受损为主，以及锥体系、锥体外系损伤。主要特点是由于运动感觉和平衡感觉障碍造成不协调运动。为获得平衡，两脚左右分离较远，步态蹒跚，方向性差。运动笨拙、不协调，可有意向性震颤及眼球震颤，平衡障碍、站立时重心在足跟部、基底宽、醉汉步态、身体僵硬。肌张力可偏低、运动速度慢、头部活动少、分离动作差。闭目难立征(+)、指鼻试验(+)、腱反射正常。

6．混合型(mixed types) 具有两型以上的特点。

（五）脑性瘫痪常用的治疗方法

脑瘫病儿的临床表现大多数都开始于婴幼儿期，但是又不是所有的脑瘫病儿都会有在早期表现出明显的异常症状，特别是轻症病儿，在 6 个月前甚至 9 个月前，很难做出确切诊断。因此，需要对婴儿要进行仔细的观察和随访，反复多次地全面进行评估，以便及早诊断、早期治疗。脑性瘫痪儿童的主要治疗有 PT、OT、ST、中医治疗、水疗、理疗、特殊教育、肉毒毒素治疗、手术治疗等。

二、主要功能障碍

脑瘫症状在不同年龄段有不同的表现。新生儿期有无原因的哭叫，睡眠过多或过少，吸吮无力等。婴幼儿表现为不能按照正常生长发育规律而出现应有的运动能力和认知能力等。但主要表现为中枢性运动障碍及姿势异常。

（一）中枢性运动障碍

表现为运动落后，病儿抬头、翻身、坐、爬、跪、站、走等躯干和四肢运动发育落后或停滞。主动运动困难、分离运动不充分、动作僵硬、不协调、不对称、出现各种异常的运动模式、出现联合反应和不随意动作、共济失调、运动缓慢等。

（二）姿势异常

由于脑瘫儿童异常肌张力、原始反射持续存在、病理反射的出现以及复杂的运动反应的缺如等原因，使儿童不能完成正常活动，如头和四肢不能保持在中位上、四肢痉挛、呈现角弓反张以及不能保持姿势平衡等。

（三）感觉障碍

1．视力缺损 如斜视、视野缺损等。

2．听觉障碍 据统计，约有20%脑瘫儿童伴有听力受损。

3．触觉障碍 可见于某些偏瘫型脑瘫儿童。

（四）癫痫

40% 左右脑瘫儿童可发生癫痫，任何年龄段均可发作。

（五）日常生活问题

1．饮食困难 儿童由于吸吮反射受损，坐位平衡能力低下，上肢运动功能障碍及口腔运动与吞咽不协调等，出现进食与饮水问题。

2．穿衣困难 不能完成穿脱衣及日常生活动作。

3．跌伤 由于儿童平衡反应能力差，较正常儿童易于摔倒致伤。

（六）言语与语言障碍

有口吃、发音不清、失语及构音障碍。

（七）智力低下

约有 75% 发生不同程度的智力低下。

（八）情绪及行为障碍

由于脑功能受损和运动、交往困难，使大部分儿童都有情绪的异常，如好哭、任性、易激动、情绪不稳定、个性较强、固执等。另外,经常伴有兴奋多动、注意力涣散、强迫动作及自我孤立行为等。

三、康复与护理评定、评估

(一) 一般状况

1. **一般情况** 出生日期、身高、体重、有无药物过敏史、抽搐史、跌倒坠床史、手术史等。

2. **母亲孕期情况** 有无先兆流产、孕早期有无感染、接触射线、服药史;孕中晚期有无妊娠期并发症。

3. **母亲分娩时情况** 是否是足月儿、有无早产或过期产;是顺产还是剖宫产;生后 Apgar 评分情况。

4. **出生后情况** 是否有窒息、是否住院治疗;出生后黄疸出现及消退时间、喂养、睡眠、生长发育等情况。

5. **家长的情况** 对疾病的了解程度、对脑瘫儿童康复的预期目标、家长的心理状况、家庭及社会支持系统的情况。

(二) 主要功能障碍及评定

运用残疾儿童综合能力评估表进行评估,该量表共包括认知功能、粗大运动功能、语言功能、自理动作和社会适应 5 个方面,共 50 项内容(表 2-5-1)。采用百分制评分标准。2～7 岁正常儿童的正常值:2 岁以上儿童综合功能评定达 60 分以上;5 岁以上儿童运动功能,生活自理能力均应到达满分。

表 2-5-1 残疾儿童综合能力评估表

评定内容							
项目	分数			项目	分数		
	月日	月日	月日		月日	月日	月日
一、认知功能				4. 能表达自己的需求			
1. 认识常见形状				5. 能说 2、3 个字的句子			
2. 分辨常见概念				6. 能模仿口部动作			
3. 基本空间概念				7. 能发 b、p、a、o、ao 等音			
4. 认识四种颜色				8. 能遵从简单指令			
5. 认识画上的东西				9. 能简单复述			
6. 能画圆、竖、横、斜线				10. 能看图说简单的话			
7. 注意力可集中瞬间				合计			
8. 对经过事情的记忆				三、运动能力			
9. 寻求帮助表达意愿				1. 头部控制			
10. 能数数和加减法				2. 翻身			
合计				3. 坐			
二、言语功能				4. 爬			
1. 理解如冷、热、饿				5. 跪			
2. 有沟通的愿望				6. 站			
3. 能理解别人的表情动作				7. 走			

续表

评定内容							
项目	分数			项目	分数		
	月日	月日	月日		月日	月日	月日
8. 上下楼梯				10. 便前便后处理			
9. 伸手取物				合计			
10. 拇示指取物				五、社会适应			
合计				1. 认识家庭成员			
四、自理动作				2. 尊敬别人，见人打招呼			
1. 开水龙头				3. 参与集体性游戏			
2. 洗脸、洗手				4. 自我称谓和所有关系			
3. 刷牙				5. 能与母亲离开			
4. 端碗				6. 知道注意安全不动电、火			
5. 用手或勺进食				7. 认识所在环境			
6. 脱穿上衣				8. 能否与家人亲近			
7. 脱穿裤子				9. 懂得健康和生病			
8. 脱穿鞋袜				10. 能简答回答社会性问题			
9. 解系扣子				合计			

四、康复护理措施

（一）康复护理原则

早期发现、早期治疗。指导家长正确抱姿，矫正异常体位，预防关节挛缩等继发障碍的出现，最大限度地减少障碍。做好生活护理，提高生活自理能力，加强营养、预防感染，对有吞咽、咀嚼障碍者应防止呛咳或窒息。

（二）康复护理目标

1. 短期目标　根据脑瘫病情程度，给予不同程度的日常生活护理和训练。指导家长正确看护脑瘫儿童，纠正儿童不正确姿势，提高运动、精细、认知及生活自理能力。

2. 长期目标　通过康复训练及康复护理手段，促进脑瘫儿童全身心的发育，最终达到重返家庭，重返社会的目标。

（三）康复护理措施

采用一些适当的护理措施去帮助脑瘫儿童获得最大限度的功能改善，发挥其代偿潜能，从而改善其生活自理能力。

1. 安全护理

（1）安全设备设施及安全环：脑瘫儿童运动功能及平衡反应能力差，较正常儿童易于摔倒致伤，再加上智力低下，创造一个安全的环境尤为重要。

（2）病床要求：小床应高护栏，间隙要小于5cm，约80cm高；大床需加床栏，以防儿童坠床摔伤。

（3）轮椅要求：经常检查轮椅保持性能处于良好、使用状态，儿童坐在轮椅上必须加保护性安全约束带。

（4）训练场所要求：要有扶手及软地毯。

（5）3 岁以下及进食困难的儿童不要喂食花生、瓜子等容易引起窒息的食品。

2．保持正确姿势

（1）床、枕与被的选择：脑性瘫痪儿童常不能保持头的中间位置而将头转向一侧，同时，常常以头推顶枕头。设计床放在房间中的位置时，一定要考虑到儿童在卧位时，如果是经常转向右侧，则摆放床的位置时要考虑到对儿童的所有刺激物，包括窗户、门、光源、电视、玩具等应该都放置在儿童的左侧，这样可迫使儿童将头部转向左侧，抑制经常右转的倾向。而不要将刺激物都放在右侧，这样会加重头向右转的姿势，久而久之导致身体不对称和头部呈固定向右扭转的姿势。

被子不宜太厚，以免限制儿童的活动。对于不随意运动型儿童，被子常常滑落，因此可在被子的四角缝上带子，绑在床沿上。

一般不建议使用枕头，必须使用时，要放牢固，以免儿童活动时顶掉。有的儿童可应用颈部垫，使颈部伸展，促使全身屈曲状态的儿童全身伸展，同时，对于头部只向一侧扭转的儿童也可以起到矫正作用。应根据儿童颈部轮廓量身设计制作颈部垫。

（2）卧位选择：一般情况下，要选择能使儿童自己翻身且舒服的体位，最佳睡眠姿势是侧卧位。侧卧位适合于各种脑瘫儿童。痉挛型儿童侧卧时，可改善痉挛状态；非对称颈紧张反射的儿童侧卧时可抑制原始反射，儿童双手易伸向中位线，有利于伸展肘关节和促进上肢运动的发育；紧张性迷路反射的儿童，除采取侧卧时，还可间歇地仰卧于悬吊床内，利于宽松床面的中间凹陷，限制儿童过度伸展的躯干，使之变成屈曲，同时，还可控制儿童头部背屈和向侧面偏转的倾向，使头部保持在中线位置。脑瘫儿童还可采取俯卧位，此姿势有利于抬头及保持身体各部分对称，但对肌张力极低的软瘫儿，俯卧位时有发生呼吸道堵塞、窒息的危险，应注意避免。

（3）正确抱姿

1）以伸展为主的痉挛型抱姿：以伸展为主的痉挛型脑瘫儿童身体多处在僵直状态，抱起前，先使其对称地坐起来，让儿童髋部向前适当屈曲，协助者双手握住儿童两腋下以控制儿童双肩，使之内收。肩胛带拉伸，双臂稍上举。协助者双手插入两腿之间，使儿童保持两腿分开，以便抱起，再根据儿童的情况给予不同的帮助。

2）以屈曲为主的痉挛型抱姿：对以屈曲为主的痉挛型脑瘫儿童，抱姿尽量使其肢体伸展，头部、上肢、躯干、髋部和膝部均保持伸展状态。

3）不随意运动型抱姿：对于不随意运动型脑瘫儿童，除上述原则外，应着重控制儿童的不自主运动，使保持姿势和体位的稳定性。使膝、髋关节充分屈曲。可以使其头部和躯干伸展，为儿童提供较好的稳定性，同时也控制了儿童的不自主运动。

（4）纠正不正确坐姿：错误的坐姿可导致痉挛加重、脊柱弯曲、尖足等，发现应及时纠正并教育家长正确坐姿的重要性。

1）W 形坐姿：指儿童两腿过度屈曲似跪地姿势，臀部坐落在屈曲、内旋的两大腿之间。这种姿势的支持面积大，容易获得身体的稳定性。但长期采用这种姿势，会加重或导致两腿屈曲性痉挛、尖足，甚至诱发髋关节脱位。

2）圆背坐姿：儿童腰背肌或下肢伸肌张力异常。头颈控制差、能持久坐稳，可造成脊柱弯曲畸形。

3）盘腿坐姿：双下肢膝关节痉挛，长期采用此姿势只能加重痉挛。

3．日常生活动作训练

（1）进食动作训练：进食时保证一个正确的体位，禁止在仰卧位给儿童进食，否则可能造成儿童窒息，并且仰卧位时，儿童躯干常常向后挺，使吸吮及吞咽更加困难。所有儿童不可能只适用于一种体位，在日常生活中，应根据儿童自身的特点，选择一个最适合儿童的进食体位。

1）抱坐喂食：儿童取半坐位于家长身上，头微微向前屈。为防止儿童头部向后仰，可将双臂向前扶持，使髋部屈曲，或者将儿童的头部放在家长的上肢上，儿童头部略微向前倾，脊柱伸展，双肩向内收，髋关节屈曲成90°，并且能略微分开，膝关节屈曲后应略微高于髋关节，双足底有所支撑。采用这样的姿势，儿童全身肌张力可相对正常，喂食容易进行。

2）椅坐位进食：儿童坐在固定椅子上进食，前方有小桌子，使儿童髋、膝、踝关节成90°，两下肢分开，双足踩在地板上，头部轻度前屈，姿势对称，肩部与上肢向前，脊柱伸展，这是最理想的进食体位。

（2）饮水训练：喂水时，体位与进食训练相同。除了确保儿童处于正确体位外，头部千万不可有过伸展的现象出现。因为头后仰姿势，不但使饮水咽下困难，还会引起全身性的肌紧张。儿童饮水不能很好地控制流量时，家长可将水杯（塑料制的）剪一个半圆形或V形缺口（图2-5-1），家长可从另一侧来观察水面高低，水量多少。为了避免咬合反射出现，水杯边沿最好不要碰到儿童牙床。

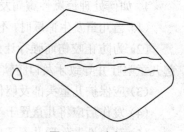

图2-5-1 水杯子

（3）穿脱衣训练：衣服要求颜色单一，肥大宽松，手感舒适、柔软、无刺激的布料。儿童由于肌紧张或肌无力，肢体左右不对称和不随意运动，使穿脱衣服完成困难。穿脱衣时要注意儿童的姿势，肢体肌紧张不对称儿童采取仰卧位穿衣姿势是不正确的，应使儿童趴在母亲膝上，保持肢体左右对称和充分伸展姿势。一旦头的控制能力和坐位平衡能力出现，即便很少时，即可在坐位姿势下穿脱衣服。

（4）清洁训练：根据儿童障碍程度、性别、年龄等不同制订出切实可行的计划，家居环境改装对脑瘫儿童有益，例如，洗手台高度要根据儿童的身高进行改造，洗手间要有防滑垫、扶杆，毛巾、牙刷等要容易拿到，拧毛巾可把毛巾夹在患侧或缠在水龙头上完成，洗澡选择坐在椅子上或浴盆中比较安全，还可在墙上安装柔软的毛刷方便自己清洗背部等。

（5）大小便训练：大小便训练是综合动作训练之一，包括穿、脱裤子、站立、坐位平衡训练，甚至蹲起、便后处理训练等。一般可从两岁开始训练，准备前面或两旁带有把手的便盆，以保持稳定的姿势。另外，养成定时大小便的习惯，学会控制大小便，一日中每次大小便都给予训练机会。

五、社区护理

（一）姿势保持的重要性

家长在医生与治疗师指导下，掌握相应的控制儿童姿势与运动知识与技能，例如，如何采取适当的姿势、保持正确体位并配合完成穿、脱衣服及摄食、排泄等动作。如果养育者不掌握正确的抚育方式，经常用不正确的抱姿，用错误的方法喂饭、穿衣等，反复地进行会加重异常姿势与异常运动，最终导致这些异常成为持久的、定型的姿势，还会成为学习新的、复杂的动作的障碍。

（二）寓教于乐

儿童在运动、智能、语言、行为等方面的潜在能力能否充分发挥出来，与父母及家庭成员对其的影响有着密切关系。父母及其他成员给予儿童的各种刺激，对于儿童来说，是初期的学习过程。初期依赖于母亲而生存，由母亲喂哺、照料，与其一起嬉戏玩耍过程中教儿童说话、识别物体等。

（三）日常生活自理能力培养

因异常的姿势与运动不能很好地完成日常生活动作，脑瘫儿童的父母会完全包办代替，这样会影响儿童自身能力的发育，还会使其产生依赖心理。照护者应充分利用儿童的残存能力，设法发挥其潜在能力，变被动护理为主动护理，使其有机会体验各种日常生活动作，为其自立做准备。

（四）预防癫痫

1. 如何处理惊厥性癫痫发作

（1）当儿童发生惊厥时，不可使用任何物理方法遏制儿童的发作。

（2）为防止咬伤而强行让儿童张口或向口腔中插入物体是不当的。因为这些操作会引起儿童呕吐并导致牙及口腔软组织损伤。

（3）应保护儿童头部及躯体，防止硬物或尖锐物体伤害。

（4）发作后应将儿童置于半俯卧位以防止鼻咽部梗阻、窒息。

（5）简单性发作后并不需要将儿童送至医院。

（6）短期内反复发作且儿童意识反应未恢复者应寻求医疗救护。

2. 按时服药、定期监测血药浓度　服药期间要严格遵医嘱服用，不得擅自停药、加量或减量，遵医嘱定期复查血药浓度。如果儿童遗漏服药，则需在下一次服药时补上。

▼ 知识拓展

粗大运动功能测量（GMFM）

GMFM 是一个评估脑瘫儿童粗大运动功能变化的临床方法。有两个版本：原版的 88 项评估法（GMFM-88）和新版的 66 项评估法（GMFM-66）。GMFM-88 跨越的范围包括从卧位和翻身的活动到走、跑和跳这些技能。GMFM-66 合并了 88 项中属于同一维度的项目。

（张　弘）

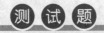

一、名词解释

脑瘫

二、填空题

脑瘫儿童错误的坐姿有（　　　）、（　　　）、（　　　），长期采取错误的姿势，可导致（　　　）、（　　　）、（　　　）等，一经发现应及时纠正。

三、简答题

脑瘫儿童的临床分型有哪几型？

第六节　孤　独　症

学习目标

识记：孤独症的定义。
理解：孤独症的临床表现及早期识别。
运用：根据评估结果制订个性化的康复护理措施。

导入案例与思考

病儿，男孩，4岁，诊断自闭症谱系障碍。该儿系 G_1P_1，母亲高龄初产，孕足月经阴道分娩娩出，产钳助产，出生体重3350g，否认出生时窒息史和新生儿期病理性黄疸史，生后运动发育正常，语言发育落后（具体不详），2岁2个月出现简单主动性单字叠音称呼词，现能重复句子，但主动表达少，不能进行情感、情绪表达。2~3岁间持续表现出盖上容器盖子的现象，如洗衣机的盖子、垃圾桶的盖子。2016年9月进入幼儿园进行学前教育，不能听从老师指令，不能参与集体活动，喜欢独处，自己跑来跑去。平时呼其名反应延迟，喜欢看洗衣机工作时的旋转，喜欢公园草坪喷水装置；对数字感兴趣，喜欢读车牌号；喜欢开关水龙头；对音乐反应良好，常自语唱儿歌；反复重复短句，延迟性模仿语言；躲避他人的目光注视，避免目光对视，注意力不集中；不喜欢他人触摸和拥抱。辅助检查结果：ABC量表91分，克氏23分。0~6岁小儿神经心理检查：智龄27.9月龄，发育商DQ59。心理教育评估量表（PEP-3）：认知32月龄、语言表达26月龄、语言理解31月龄、小肌肉30月龄、大肌肉33月龄、模仿34月龄。残疾儿童综合能力评估表（ADL）：总分66.5分。其中认知功能：9分、言语功能：14分、运动功能：19.5分、生活自理能力：14分、社会适应能力：10分。

（1）该儿童的感知觉特点有哪些？
（2）根据评估结果，该儿童存在哪些护理问题？

一、概述

（一）孤独症的定义

孤独症又称自闭症，是一类起病于3岁前，以社会交往障碍、语言沟通障碍和局限性、刻板性、重复性行为为主要特征的心理发育障碍，是广泛性发育障碍中最有代表性的疾病。在2013年最新出版的美国精神疾病诊断和统计手册第5版的分类标准中，用孤独症谱系障碍取代了广泛性发育障碍。核心症状由原来的孤独症"三联征"合并为两大类：社会沟通的交往障碍，限制性兴趣、重复行为。增加了感知觉的诊断观察项目。诊断年龄限制由之前的3岁前起病放宽到整个童年早期。并针对症状的严重程度进行分级。

（二）孤独症的病因

病因不明确，国内外研究普遍认为是遗传与环境结合的多因素综合结果。在孤独症群体的谱系调查中发现同卵双胞胎共同患病率高达80%以上，而异卵双胞胎共同患病率明显降低，但仍明显高于普通人群。

（三）孤独症的发病率

1943年美国的凯纳医生首次报道了11例孤独症个案，直到20世纪80年代以前，孤独症一直被认为是罕见病，患病率为（2～3）/万。至1978年公认为4/万。进入21世纪，欧美各国有关孤独症的报道呈逐年上升的趋势。2000年美国国立卫生研究所公布的数据显示美国ASD的患病率为67/万，2012美国疾病控制和预防中心公布的数据显示每88个美国儿童就有1人患病，其中男孩与女孩的患病比例为4∶1。我国在1982年由陶国泰教授首次报道了4例孤独症病例，其后很长时间只有各地零散的病例报告。从2000开始，国内部分地区开展了孤独症患病率的调查，到目前为止，没有全国的流行病学调查结果。

（四）孤独症的临床表现

1. 社会交流障碍（核心症状）　如喜独处不能参与集体游戏，不能进行正常游戏，不能建立良好同伴关系，不服从指令，不能遵守社会规则，缺乏目光对视，缺乏共同关注，对陌生人无恐惧、羞涩表现，与亲人缺乏依恋关系或依恋延迟，语言发育延迟或缺乏语言，刻板重复模仿语言，缺乏交流性语言，缺乏肢体语言。

2. 异常兴趣行为　重复刻板行为或动作，拒绝探索新事物，着迷于单调重复的事物，多动、来回奔走、攀爬，转圈，排列积木、玩具或其他物品，喜欢车轮、风扇、空调或其他圆形物品，喜欢固定电视节目如天气预报、新闻、电视广告，重复听某一故事或歌曲。

3. 感知觉异常　对某些声音特别恐惧或喜好，对某些视觉图像的恐惧或过度痴迷，喜欢用特殊方式注视某些物品，触觉防御或迟钝，喜欢长时间旋转摇晃而不觉头晕等。

4. 认知缺陷　智力低下、智力发展不平衡，多动注意缺陷。

（五）孤独症常用的治疗方法

1. 应用行为分析　是目前孤独症康复训练的主流方式，对孤独症儿童进行行为分析，有效运用强化，从而减少问题行为的出现，促进儿童的适应行为，如增加社会化行为，减少攻击，冲动及不良的行为。

2. 图片交换沟通交流系统　帮助孤独症儿童使用图片来表达自己的意愿和想法，使其通过图片促进孤独症儿童有意义的交流，并提高交流主动性，有助于他们学习和使用语言沟通方式。通过图片沟通的训练增进了沟通的意愿与动机，在沟通的过程中，可以发展口语能力。

3. 音乐治疗　音乐治疗是一个系统的干预过程，在这个过程中，治疗师利用音乐体验的各种形式，以及在治疗过程中发展起来的，作为治疗的动力的治疗关系，帮助被治疗者达到健康的目的。孤独症儿童对音乐感知能力较强，同时音乐可同时刺激多重器官，如人的听觉，视觉，触觉，运动觉，平衡并能加强儿童的整体协调能力，对病儿的心理记忆，对语言的获得都是重要的，开启孤独症病儿封闭的内心使其情感能与外界交流。

4. 结构化教学 是一种系统教学法,利用病儿的感知觉特点和行为模式,有组织有步骤进行,一般事先设计好结构,按照一种相对固定的模式,把教学空间、设备、时间安排、交往方式、教学手段等方面做系统安排,使教学的各种因素有机地结合成一体,帮助病儿进行学习。

5. 地板时光(floor time) 学术语是"基于发展、个别差异和人际关系的模式(developmental, individual differences, relationship-based model, DIR)",由美国著名儿童精神病学家 Stanley Greenspan 所创,是一种系统的、以发展为取向、以家庭环境和人际互动为主的孤独症干预和治疗模式。地板时光的核心是跟随儿童的带领或利用儿童与生俱来的兴趣带领其进入共享世界,强调儿童的情感体验和想象力培养,强调人际关系的互动、个人活力和大量而密集的运动游戏干预。

6. 社交故事(social story) 社交故事是按照一定的标准来描述某一场景、某项技巧或某个概念。在写或讲故事的过程中都以孤独症儿童的角度出发,利用在社交场合中可见的迹象线索,透过孤独症儿童的眼睛看世界,为他们耐心描述我们视为理所当然的事物。

二、主要功能障碍

(一)社会交往障碍

1. 婴儿期 大多数儿童没有明显的表现。由于孤独症的诊断很少会在 2 岁前做出,所以,婴儿期的表现大多是依靠孤独症儿童的父母的回忆。有的儿童往往很安静,并不闹人。缺乏与养育者亲密的眼神交流,很少与父母有目光交流。即使母亲抱起时也比较僵硬,不会将身体贴近妈妈,缺少兴奋、喜悦的表情;有的儿童不喜欢任何干扰,例如换尿布、洗澡等;有的喜欢闪闪发光、闪烁或者旋转的物品产生强烈的兴趣;有的孤独症儿童不会用手指自己感兴趣的东西给养育者看,或者养育者指东西给孤独症儿童看,他也不看。

2. 幼儿期 孤独症儿童不能用手指向物品,需要东西时拉大人的手去到物品所在的地方,该逗笑时不笑,不该笑的时候却笑。自己一个人乱跑,不听指令。很少有模仿动作,但常见延迟模仿。

3. 儿童期 缺乏对周围环境的感知和反应,对周围的事物都漠不关心。孤独症儿童不会与其他同龄儿童玩耍,缺乏交流技巧。不懂得察言观色。不会进行假想游戏。

(二)语言交流障碍

语言障碍是孤独症儿童的重要特征,但并不是必要特征。在新版的美国精神障碍诊断与统计手册的诊断标准中不再把语言障碍作为诊断孤独症的必需条件。

1. 言语发育迟缓和异常 是非常普遍的现象,有的儿童没有任何语言,或有一些听不懂的语言或发音;有的儿童有交流语言,但过于简单;有的儿童只能重复别人的说过词语。

2. 音调和声音控制的异常 孤独症儿童会出现语调古怪,或者在抑扬顿挫方面不恰当。他们的声音可能带有一种古怪的、机械的、机器人式的特征。

3. 语言理解和理解非语言沟通方面。

(三)狭隘的兴趣和刻板重复行为

1. 孤独症儿童大多数不喜欢玩具,对活动不感兴趣,而是对某一种或某些物品、活动表现出超乎寻常的兴趣。例如,绳子、瓶盖、车轮子等圆形物品,转圈跑等。

2. 刻板重复行为 孤独症儿童总会有一些狭隘或固定的兴趣和刻板重复的行为,不同的孤独症儿童表现不尽相同，而且同一个孤独症儿童的某个固定兴趣和刻板行为可能会维持很长时间，也可能随着年龄的增大而发生变化。刻板行为有：经常看自己的手；经常看旋转的物品或灯光；直线来回跑动；反复开关门或抽屉；按照某种方式排列物品；反复看同一个电视广告；坚持走固定路线；对数字、文字感兴趣等。

（四）感知觉异常

1．听觉　孤独症儿童可能会对于某种声音特别敏感，会出现尖叫、捂耳、躲避、发脾气，甚至抗拒出现在某个场所。

2．视觉　孤独症儿童对某些视觉刺激有特殊的偏好。有些孤独症儿童有很好的视觉认知记忆能力。

3．触觉　有的孤独症儿童触觉敏感，排斥他人的触碰或拥抱；有的孤独症儿童对某种质地的物品有着特殊的偏好，如：喜欢摸家长的头发、光滑的墙壁等。

4．痛觉　有的孤独症儿童对痛觉非常迟钝，即使摔得很重也不觉得痛。

5．味觉和嗅觉　孤独症儿童存在偏食、挑食的现象，严重的支持一种或少数几种食物。而味觉迟钝的儿童，即使给吃很难吃的食物或药物也不觉得难吃。

6．本体觉　孤独症儿童可以长时间转圈也不觉得头晕，有的喜欢摇晃身体。

三、康复与护理评定、评估

（一）神经心理学检查

全面的神经心理学评估包括：智力、社会适应能力、社交能力、认知能力和心理教育水平等。

1．0～6小儿神经心理检查　该量表共包括五方面功能：大运动、精细动作、适应能力、语言、社会交往。根据小儿每项功能检查得出的实际发育月龄（智龄），计算出发育商（DQ），并以图线表示出。可以清楚地看出小儿发育商与正常发育商的差距。

2．心理教育评估　自闭症儿童心理教育评估——第3版（PEP-3）是为自闭症儿童的心理发育水平提供准确判断的标准评估工具。可以协助设计低功能自闭症儿童教学训练相配套的评估工具。

3．社会适应能力　孤独症儿童的社会适应能力可采用左启华等标化的《婴幼儿-初中生社会适应能力评定量表》进行评价。该量表可以辅助确立正确的诊断，还可以为有效干预提供依据。

4．智力测验　是对智力水平进行量化测试的一种心理诊断工具。

（1）图片词汇测验（peabody picture vocabulary test，PPVT）：主要测试语言表达能力和理解能力。

（2）韦氏儿童智力量表和韦氏学前儿童智力量表：主要用来判别儿童智力低下、临床智力诊断、神经心理评估以及安置特殊儿童提供依据等。韦氏儿童智力测试对测试儿童需要一定的配合能力，对于不能听指令、难以配合、语言能力较差的孤独症儿，测试具有一定的操作局限性。

（二）护理评估

详见本章第三节。

四、康复护理措施

(一)康复护理原则

早期发现、早期治疗。做好行为管理,提高生活自理能力。

(二)康复护理目标

1. 短期目标 根据每名儿童的特点,选择适合该儿童的训练方法,做好行为管理,提高安坐、模仿等学习能力,逐渐提高运动、精细、认知及日常生活自理能力。

2. 长期目标 通过康复训练及康复护理手段,促进孤独症儿童全面发育,最终达到重返家庭,融入社会的目标。

(三)康复护理措施

1. 安全护理 由于孤独症喜欢攀爬,完全没有道路意识,缺乏对危险意识的惧怕。安全问题就更加突出。家长必须认识到这一点,尽可能地将可能发生的危险考虑到,做好适当的预防措施。

2. 行为塑造 孤独症儿童在开始进行康复训练时,儿童会呈现各种问题:不听指令,抗拒,躲避,发脾气,打人等。这些问题是孤独症儿童的表现,处理这些问题也是训练的组成部分。是开始进行系统康复训练的基础。

3. 生活自理能力的训练 生活自理能力是人们从小就在家庭、学校、社会生活中学到的最基本的生存技能。生活自理能力是指与年龄相适应的自我照顾、应付日常生活挑战的技能,包括个人生活技能(如吃饭穿衣、个人卫生、疾病预防);家庭、学校生活技能(如整理物品、清洁);社区技能(如安全、交通)等多个方面。正常儿童能够在日常生活中对家人的观察模仿自然地习得这些技能,而孤独症谱系障碍的儿童由于缺乏观察模仿的能力,导致习得的困难。但孤独症谱系障碍儿童由于自身疾病的影响及家长在训练中的忽略,导致他们的生活自理能力与同龄儿童差距极大,大部分孤独症谱系障碍儿童需要家长的完全或部分辅助。

(1)运用结构化教学方法:结构化教学便是 TEACCH 课程中其中一个重要部分,源自美国北卡罗来纳大学(The University of North Carolina),是一种教导新技能、新知识的教学策略,也是组织环境的工具。最主要的是善用儿童学习的特点——视觉辨别及记忆优于听觉辨别及记忆,有组织、有系统地安排学习环境、学习材料及学习程序。根据孤独症儿童评估结果,选择适合于儿童的提示方法如实物、图片、相片、数字、文字、符号这些可视性媒介,来标明学习的内容及步骤,帮助儿童理解环境的要求和教师、家长的要求。例如,脱套头上衣训练,脱套头上衣不是一个单一的动作,它是一个复杂技能,是由一连串的动作串联在一起完成的。我们需要将这一连串的动作分解成独立的步骤,单一的行为进行练习。借助自理流程图的分步骤将该病儿脱套头上衣的动作修订为 3 步:①一只手固定上举,另一只手把衣袖推出;②重复步骤推出另一边衣袖;③拉领口过头至衣服被拉出。再将每一步制作成图片来提示儿童如何完成。

(2)运用应用行为分析方法:应用行为分析是运用行为假设原理改变特定行为,同时评估这些改变是否对行为的实际运用有益的过程。这里的每个词都有详细的解释,应用:改变后的行为要具有社会意义。行为:可以观察测量的外显活动或反应。分析:分析行为问题产生的原因和评价行为干预方案的效果。所以他是一门致力于理解和改善人类行为的科学。这个行为要具有社会意义和可观察测量。核心原理称为 ABC 原理。在 ABC 原理里，A 代表的是前提事件，也就是行为发生的前因，可以是环境因素、可以是指令、事件等。B 代表的是个体行为的表现，包括好的行为也包括问题行为，是可以观察到的且具有社会意义的。C 代表的是随行为反应而来的后果，他可以增加或减少行为未来发生的频次。我们将此原理应用于孤独症儿童生活自理能力的训练中。例如，脱套头上衣训练，首先护士对儿童说"脱衣服"，创造一个环境前因，然后教导儿童完成这个行为动作，结果得到他喜欢的食物，反复练习，直到习得技能。

（3）偏食的问题：偏食的问题是很多孤独症儿童存在的问题。引起偏食的原因有很多，有些是父母在喂养过程中造成的，也有是因为孤独症儿童的味觉、嗅觉或触觉敏感所造成的。处理这个问题时要分析孤独症儿童偏食的原因，是否有替代的食物。纠正偏食的过程中要平静进行，采用渐进式的方法，直到儿童可以接受为止。

4. 健康宣教

（1）孤独症儿童的家长在自己的孩子被诊断孤独症以后，都不得不经历一个痛苦的态度上的转变过程。作为孤独症儿童家长，要尽快面对这件事情，重新给儿童和自己进行规划，而不是陷入沮丧和痛苦之中。取得家人在情感上的支持，家庭的团结是成功应对抚养一个孤独症儿童所带来的压力的一个重要因素。

（2）尽量带孤独症儿童外出：把儿童带到大庭广众之下，可能会出现很多的问题。他们大多数从外观上没有残疾的迹象，但是他们的行为很怪异，会引来周围人的不理解和异样的眼光。家长需要调整自己的心态，积极应对出现的各种问题，尽早开始教会儿童在公众场合下的恰当行为。

（3）培养生活自理能力的重要性：孤独症儿童的家长关注点往往是在儿童的语言能力和认知能力上，往往忽略了生活自理能力的训练，总是认为随着儿童年龄的增长，生活自理能力就会逐渐提高。殊不知生活自理能力是儿童回归家庭、回归社会的重要能力。

（4）将习得的技能在日常生活中泛化：泛化是指在训练情景之外，所有相关的刺激出现时都出现这个行为。例如，孤独症儿童经过一段时间的训练后，当老师对其说"你好"时，儿童在课堂上可以回应"你好"。但当回到家中，或和其他小伙伴一起玩耍时，不能回应家长或其他小伙伴，仍然会不理不睬。因此当孤独症儿童习得一个技能，但是因为这个技能只在特定的环境或特定的人才会使用，所以功能性不强。也有很多家长发现，孤独症儿童的问题行为纠正后，但是在家庭中依然没有改善。这些都是由于期望行为习得后，没有做好期望行为的泛化所导致的。下面指导家长几个方法，配合教师完成生活中的泛化。

1）积极主动与老师进行课后沟通：了解儿童在课上的学习内容，行为塑造的一些方法等。这样便于家长在家庭中完成的训练内容和行为塑造的方法与教师保持一致。

2）对孤独症儿童行为问题进行矫正时，家庭中的成员，不管任何人，任何时候都要高度地保持一致，实施统一的标准。否则问题行为的矫正就会失败。

3）选择合适的强化物：当孤独症儿童出现期望行为时，家长没有给予及时的强化，或者强化物的选择出现问题。这样就导致儿童在家中的期望行为并不能稳定地出现。每一个人都是不同的个体，强化物对某个儿童是，但对另外一个儿童就不是，家长要在生活中观察儿童最喜欢什么物品，也许是食物，也许是瓶子盖或小石子，将儿童最喜欢的物品作为强化物。当儿童出现期望的行为时强化物的给予要及时并且一致。

五、社区护理

孤独症患病率、致残率高，早诊断、早干预可以使多数孤独症儿童获得不同程度改善，相当一部分的儿童可以在成年后拥有独立生活、学习乃至工作的能力，少部分的儿童还可以为社会做出重要贡献。因此，世界各国都将孤独症早期诊断和早期干预作为孤独症防治的重点工作。对于孤独症儿童，发现儿童的早期征象，越早开始治疗，儿童获得改善的机会就会明显高于在较大年龄才开始干预的，可以起到事半功倍的效果。孤独症早期征象有：

1. 到 6 个月大，儿童还没有出现大笑或其他热情、愉快的表情。

2. 到 9 个月大，儿童对声音、微笑或其他面部表情仍没有互动式的分享。

3. 到 12 个月还不会咿呀学语。

4. 到 12 个月还不会做手势，譬如用手指指物、给他人展示东西、伸手够东西、招手等。

5. 到 16 个月还没有语言。

6. 到 24 个月还不能说出两个单词组成的有意义的词组（不包括模仿或重复的语言）。

7. 在任何年龄出现言语、咿呀学语、社交能力方面的退化。

8. 排除听力障碍，儿童对自己的名字无反应。

9. 对物品兴趣大于对人的兴趣。

10. 不会用手指指向自己想要物品，或不能用手"指示"向他人展示物品或引起他人注意。

11. 与人没有目光交流或只有很少的目光对视。

12. 特殊的兴趣、爱好：如喜欢玩车轮子，喜欢圆形物品，喜欢将玩具排成一排，喜欢走固定路线，喜欢某种特殊的气味等。

> **知识拓展**
>
> #### ABC 量表和儿童孤独症评定量表
>
> 1. ABC 量表　孤独症行为量表（autism behavior checklist，简称 ABC）由 Krug 于 1978 年编制，是国内外应用较为普遍的孤独症筛查量表，由父母或共同生活两周以上的人填写，操作简单方便。筛查划界分为 57 分，诊断划界分为 67 分。
>
> 2. 儿童孤独症评定量表　儿童孤独症评定量表（childhood autism rating scale，CARS）由 E.Schopler 等编制（1980 年），是一个由专业人员操作的评定量表，根据父母和病史记录提供的信息，现场行为观察等进行评价。结果评定：总分低于 30 分表示非孤独症；30～35 分，并且高于 3 分的项目少于 5 项，评定为轻中度孤独症；总分大于 36 分，并且至少有 5 项评分高于 3 分，评定为重度孤独症。

（张　弘）

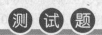

一、名词解释

孤独症

二、填空题

孤独症的临床表现有（　　）、（　　）、（　　）、（　　）。

三、简答题

孤独症早期识别的征象有哪些？（答出5点即可）

第七节　脊髓损伤

学习目标

识记：熟悉脊髓损伤流行病学、临床表现；脊髓损伤病人的主要功能障碍及康复评定。

理解：脊髓损伤病人康复护理原则与目标；熟悉脊髓损伤病人出院随访。

运用：脊髓损伤及康复护理概念；脊髓损伤病人主要并发症及康复护理措施；脊髓损伤健康教育。

导入案例与思考

王先生，34岁，病人15d前于晚上21∶00不慎从2m高处单杠上摔落，头部着地，当即感到四肢麻木，四肢感觉运动功能丧失，无意识模糊，无胸闷、气短等不适，第二天在全麻下行"颈前路C_5椎体次全切、颈髓减压、C_4～C_6融合固定术。术后病人呼吸无力，行气管切开术，并收入重症监护室，予以抗凝、营养神经等治疗，7d后左上肢可见有轻微旋后动作，余肌力未见明显改善。病人精神、饮食、睡眠稍差，小便留置尿管，大便需借助开塞露。

(1) 该病人可能的诊断是什么？

(2) 护士在接诊后，针对病人病情首先应采取哪些护理措施？

(3) 护士在护理过程中应注意什么？

一、概述

脊髓损伤（spinal cord injury，SCI）指由各种原因导致椎管内神经结构（包括脊髓和神经根）及其功能的损害，出现损伤水平及以下脊髓功能（运动、感觉、反射等）障碍。

脊髓损伤是脊柱损伤严重的并发症。根据致病因素分两大类：创伤性脊髓损伤及非创伤性（病理性）脊髓损伤。非创伤性脊髓损伤主要是因脊柱、脊髓的病变（肿瘤、结核、畸形等）所引起，约占脊髓损伤的30%，创伤性脊柱脊髓损伤（traumatic spinal cord injury）指由各种外力导致脊柱脊髓复合损伤，这是一种可导致终生严重残疾的非致死性损伤。

北京市的调查结果显示2002年SCI发病率为60/10万，发病率明显高于发达国家和地区，与北京市20世纪80年代末调查的年发病率6.8/10万相比，更是有了惊人的增长。调查研究显示男女比例为3.6∶1，年龄为（42.5±12.4）岁。我国SCI原因主要是高处坠落、砸伤、交通事故等。

脊髓损伤可因病损的部位和程度不同而临床表现亦不相同，但常有以下几点相同的表现：

1. 感觉障碍 在病损水平以下表现为感觉消失或减退（痛温觉，触压觉及本体感觉的减退、消失或异常）。

2. 运动障碍 在脊髓病损水平以下表现为随意运动消失或肌力减退。在发病初期，表现为弛缓性瘫痪，随后部分病人可逐渐转变为痉挛性瘫痪（肌力减退/消失、肌张力增加/降低、反射的消失、减退或亢进）。

3. 反射障碍 在发生脊髓病损后，病损水平以下的反射可消失或减弱，后期可出现亢进和病理反射（排汗功能障碍，直立性低血压及自主神经反射亢进）。

4. 括约肌功能障碍 可因脊髓病损水平及程度的不同，表现为不同程度的膀胱功能障碍（尿潴留、尿失禁或排尿功能障碍）。

5. 根据损伤严重程度分类 据美国脊髓损伤协会残损分级分为 A、B、C、D、E 五个等级。脊髓损伤后，神经系统检查及残损分级参考《脊髓损伤神经学分类国际标准》。

A＝完全损伤。鞍区 $S_4 \sim S_5$ 无任何感觉或运动功能保留。

B＝不完全感觉损伤。损伤平面以下包括鞍区 $S_4 \sim S_5$ 无运动但有感觉功能保留。

C＝不完全运动损伤。损伤平面以下有运动功能保留，且大部分关键肌群的肌力小于3级。

D＝不完全运动损伤。损伤平面以下有运动功能保留，且大部分关键肌肌力大于或等于3级。

E＝正常。感觉和运动功能均正常。

二、主要功能障碍

脊髓损伤因损伤部位、损伤程度不同，引起的功能障碍也不同。

躯体功能障碍

主要为脊髓损伤平面以下的感觉障碍、运动障碍、括约肌功能障碍，从而导致病人一系列生活能力和社会活动的障碍。

1. 截瘫（paraplegia） 脊髓胸段、腰段、骶段椎管内脊髓损伤后，造成运动和感觉功能的损害或丧失（损伤平面在 T_1 或以下的病人），造成躯干和下肢部分或完全的运动/感觉功能障碍。截瘫时，上肢功能不受累，但是根据具体的损伤水平，躯干、下肢及盆腔脏器可能受累。

2. 四肢瘫（tetraplegia） 指颈段椎管内的脊髓神经组织受损而造成颈段以下运动和感觉的损害和丧失（损伤平面在 T_1 以上的病人）。引起双上肢、双下肢和躯干的部分或完全的运动/感觉功能障碍，即功能受损涉及四肢。

3. 多系统的并发症 包括呼吸系统、泌尿系统、自主神经系统的并发症，运动系统并发症（关节挛缩、骨质疏松、异位骨化、痉挛等），心血管系统并发症（直立性低血压、深静脉血栓等），消化系统并发症（应激性溃疡、便秘等）、生殖系统（性功能障碍）并发症等。

4. 心理障碍 脊髓损伤后心理阶段分期包括无知期、震惊期、否认期、抑郁期、反对独立期和适应期等六个不同心理阶段。不同阶段出现的心理、精神行为以及躯体障碍各异，诊断时应根据具体症状而定。

三、康复与护理评定、评估

（一）一般状况

1. 基本情况 了解发病时间、损伤部位、皮肤、全身营养、跌倒风险、ADL情况等。

2. 体格检查　生命体征、各脏器功能、感觉运动功能、括约肌功能、伴随症状和体征。

3. 辅助检查

（1）X线检查：常规摄脊柱正侧位、必要时照斜位。X线片基本可确定骨折部位及类型。

（2）CT检查：有利于判定移位骨折块侵犯椎管程度和发现突入椎管的骨块或椎间盘。

（3）MRI（磁共振）检查：对判定脊髓损伤状况极有价值。影像检查显示脊柱损伤和/或脊髓异常改变。

（4）SEP（体感诱发电位）：是测定躯体感觉系统（以脊髓后索为主）的传导功能的检测法。对判定脊髓损伤程度有一定帮助。

（5）颈静脉加压试验和脊髓造影颈静脉加压试验：对判定脊髓受伤和受压有一定参考意义。

4. 实验室检查　血常规、生化指标、血气分析等。

（二）功能障碍评定

脊髓损伤程度的诊断即完全性损伤与不完全性损伤的诊断有重要的临床意义。是制订治疗方案和判断病人预后的重要依据。

1. 不完全性损伤　神经损伤平面以下，包括最低骶髓节段（$S_4 \sim S_5$）保留任何感觉和/或运动功能（即存在骶残留）。

2. 完全性损伤　系指脊髓骶节段感觉、运动功能完全消失，最低骶髓节段（$S_4 \sim S_5$）感觉和运动功能丧失（即没有骶残留）。完全性脊髓损伤应在脊髓休克结束后确定，脊髓损伤48h后仍表现为脊髓休克，检查确认鞍区无感觉和运动功能，可诊断完全性脊髓损伤。

3. 脊髓中央性损伤　在颈髓损伤时多见。表现上肢运动丧失，但下肢运动功能存在或上肢运动功能丧失明显比下肢严重。损伤平面的腱反射消失而损伤平面以下的腱反射亢进。

脊髓损伤水平：脊髓损伤水平的高低反映脊髓损伤的严重性，是确定病人的康复目标、选择康复治疗方法、护理方案和评价疗效的主要依据。

（三）康复护理评估

1. 评定小组　应由主管医师或康复科医师主持，护士、PT、OT、ST师及心理治疗师组成，以病人为中心，对病人的临床资料和康复评价内容进行讨论，确定康复目标和制订康复计划，并由主管医师或康复医师开出康复处方。护士主要起着协调和联系的作用。

2. 评定

（1）采用各种方法判断病人残疾程度及恢复的可能程度：包括肌肉、骨骼、神经的各种功能障碍，在康复护理前对病人的一般情况、关节活动度、日常生活动作（activities of daily living，ADL）等进行评估，是制订康复目标和康复计划的依据，确定脊髓损伤病人具体的康复目标主要是依据其脊髓损伤的程度。

（2）ADL的评定：采用改良巴氏指数评定量表。

3. 康复护理原则与目标

（1）康复护理原则：早期应进行急救、制动固定、手术及药物治疗，防止脊髓二次损伤为原则；恢复期以康复治疗为中心，加强姿势控制、进行平衡、转移及移动能力的训练，防止并发症，提高日常生活活动能力为原则。

（2）康复护理目标：最终恢复独立自理生活能力、回归社会、回归家庭。

1）短期目标：脊髓损伤后，早期应进行急救、妥善固定、手术及药物治疗，保持呼吸道清洁及畅通、使病情稳定,改善病人肢体活动,防止脊髓二次损伤及并发症的发生。

2)长期目标:通过康复治疗和康复护理手段,最大限度调动脊髓损伤病人的积极性和主动性,调动残存功能,代偿已丧失的功能,提高病人生活活动(ADL)能力,改善生存质量。重新回归家庭和社会。

3)脊髓损伤病人因损伤水平、损伤程度不同,康复目标不同:完全性脊髓损伤,脊髓损伤水平确定后康复目标基本确定(表2-7-1)。

表 2-7-1　脊髓损伤康复基本目标

脊髓损伤水平	基本康复目标	需用支具、轮椅种类
C_5	桌上动作自立,其他依靠帮助	电动轮椅、平地可用手动轮椅
C_6	ADL 部分自立,需中等量帮助	手动电动轮椅,可用多种自助具
C_7	ADL 基本自立,移乘轮椅活动	手动轮椅,残疾人专用汽车
$C_8 \sim T_4$	ADL 自立,轮椅活动支具站立	同上,骨盆长支具,双拐
$T_5 \sim T_8$	同上,可应用支具治疗性步行	同上
$T_9 \sim T_{12}$	同上,长下肢支具治疗性步行	轮椅,长下肢支具,双拐
L_1	同上,家庭内支具功能性步行	同上
L_2	同上,社区内支具功能性步行	同上
L_3	同上,肘拐社区内支具功能性步行	短下肢支具,洛夫斯特德拐
L_4	同上,可驾驶汽车,可不需轮椅	同上
$L_5 \sim S_1$	无拐足托功能步行及驾驶汽车	足托或短下肢支具

注:ADL,即日常生活动作,包括进食、洗漱、打字、翻书、穿脱衣服等

四、康复护理措施

脊髓损伤是一种严重创伤,其病情严重,并发症较多,脊髓损伤病人的死亡往往不是脊髓损伤直接引起的,而是脊髓损伤并发症所致。护理人员应对病人进行全面评估,严密观察病人病情变化,对病人进行全面护理。

(一)一般护理

1. 病情观察　观察病人呼吸情况、注意是否有发热、颤抖;观察双下肢皮肤颜色、温觉、触觉、肢端动脉搏动情况,注意双下肢有无肿胀;观察有无阵发性高血压、出汗、头痛、沉重感、皮肤潮红、脉搏缓慢、起鸡皮疙瘩、鼻塞、胸闷、恶心、呕吐等,排尿、排便是否通畅。

2. 心理护理　脊髓损伤病人突然面对残疾,都会引发各种压力,造成焦虑、抑郁等情绪,严重者常导致坠楼、自杀等事件的发生。应及时对脊髓损伤病人进行心理干预,减少对其身心及家庭的负担。其心理阶段分期包括无知期、震惊期、否认期、抑郁期、反对独立期和适应期等六个不同的心理阶段。不同阶段出现的心理、精神行为,以及躯体障碍各异,诊断时应根据具体症状而定。

(1)无知期:此期病人还不知道病情的严重性,对脊髓损伤尚不了解,护理人员应主动向病人及家属讲解有关疾病的知识,使其了解脊髓损伤的治疗与康复护理。

(2)震惊、否认期:病人肢体功能突然丧失伴大小便障碍。因而悲观失望,因此护理人员应及时发现病人的情绪变化,主动与其交谈,及时了解病人的心理变化,在护理过程中关

心及注意病人每一个动作，及时给予具有针对性的心理疏导，评估病人的心理状态和需求，找出他们最迫切希望解决的问题，改善其消极应对方式，使病人减轻痛苦，使他们重新认知、重建理性观念，改善情绪障碍。

（3）抑郁、反对独立期：经过手术与治疗，瘫痪已成现实，此期医护人员应根据病人的个体情况指导病人进行日常生活活动能力的训练。通过与病人的沟通交流，观察病人的心理反应，给予热情的服务，高度的同情心，详细了解分析病人抑郁发生的生理、心理和社会因素，用自己的语言、表情、行为、娴熟的护理操作技术去感化病人的不良情绪，及时调整病人的心态，消除诱因，鼓励病人勇敢面对现实，树立起战胜疾病的信心，鼓励他们积极参加各种功能训练和职业训练。

（4）适应期：此期病人重新树立信心，面对疾病、社会挑战，护理人员应向病人做好心理疏导的同时，向家属及病人讲解病情，介绍疾病的有关知识、预后及转归，鼓励家属帮助病人积极面对困难，帮助家属分析认识疾病康复的现实性，给予病人心理、身体方面的关怀。让病人对未来充满希望，纠正消极情绪，改善自身异常行为，使其向更为合适、理性的方向发展，自我指导训练、应对技巧训练，发挥病人残存功能和有利条件，重新实现自我价值。

（二）围手术期康复护理

1. 术前护理

（1）术前评估：包括病人的一般情况、营养状况、有无过敏史，生化指标及影响检查等，护理人员应了解病人对诊断、治疗计划以及恢复期的理解，应根据病人心理状况进行术前宣教，使病人减少焦虑，使其易于接受手术。

（2）术前准备

1）呼吸道准备：术前训练有效咳嗽，如颈椎前路手术应先练习推拉气管经前路手术，在术前1周进行气管推移训练。

2）胃肠道准备：遵医嘱术前给予清洁灌肠。

3）留置尿管：术前给予留置导尿管，排空膀胱。

4）手术区皮肤准备：手术区域备皮并清洁皮肤。

5）其他准备：包括备血、医疗设备、术中体位训练等。

（3）术后护理

1）病人搬运及体位：病人由手术室返回病区向床上搬运时，通常采用平抬法，动作一致，将病人平移到床上。搬动病人时保持手术部位处于直线状态，注意保持各导管勿脱落。搬至病床上后，如为颈椎病人颈部围领固定，保持颈椎自然中立位。指导病人去枕平卧，颈部两侧放置沙袋，保持头颈平稳。协助病人定时轴向翻身，保持头、颈、躯干在一条直线上，防止内固定松动。侧卧时身体与床成45°，并在肩、背、臀、双下肢垫软枕，使病人舒适。

2）保持呼吸道通畅：颈椎术后可能出现血肿和植骨块滑动压迫气管引起喉头水肿，也可因术中牵拉气管或刺激气管引起呼吸道分泌物增多，均可引起呼吸困难。应严密观察呼吸情况，发现异常，及时报告医生，进行紧急处理。

3）术后病情观察：应严密观察呼吸情况，发现异常，及时报告医生，进行紧急处理。

（三）各种并发症的预防及处理

1. 呼吸系统护理　呼吸道梗阻和感染是脊髓损伤病人早期死亡的主要原因之一，是颈脊髓损伤后，位于脑干、延髓网状结构的呼吸中枢向下传导束丧失主要功能，呼吸的自主节律和深度不能自主控制导致呼吸功能障碍，受伤后又因长期卧床和疼痛使咳嗽和排痰受到抑制、气体交换量减少、致使血氧饱和度降低，缺氧加重。随着病情加重，影响气体交换，如痰液阻塞气道，可窒息死亡。

（1）注意病人呼吸情况：如有呼吸困难、口唇青紫、憋气或发热、咳嗽、痰液黏稠或脓痰，应立即处理保持呼吸道通畅，及时有效给予吸痰，按时听诊病人的呼吸音，听诊发现痰鸣音，可作为最佳的吸痰指征。根据病人实际情况决定吸痰次数，吸痰前后充分给予纯氧吸入1～2min，吸痰时间控制在10～15s。

（2）定时变换体位：协助病人翻身，鼓励病人深呼吸和咳嗽，翻身时，给予叩背10～20次，消除呼吸道分泌物，减少坠积性肺炎的发生。

（3）痰液不易排出时：遵医嘱给予药物治疗，雾化吸入，消除肺部炎症，提高病人机体抗病能力。

（4）使用排痰机排痰：1次/d，20min/次。

（5）呼吸功能训练：鼓励病人上肢主动活动，或给予简易呼吸器训练，2次/d，15min/次，以利于胸部被动活动，促使痰液排出（图2-7-1）。

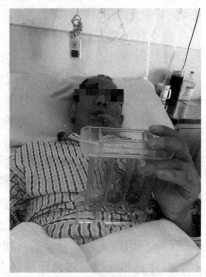

图2-7-1　呼吸训练

（6）缩唇训练：嘱病人闭嘴经鼻呼吸，缩唇呼气，鼓腮缩唇呈吹口哨状，缓缓将气体呼出，吸呼气时间比为2∶4。

（7）吹气球训练：在护理人员的指导下，一般3次/d，15～20min/次。循序渐进。最后当病人试图保持良好的膈肌活动度时，给病人上腹部增加一定的重量，如放置2kg左右沙袋，通过压力作用进行训练，2次/d，15min/次。

（8）腹式呼吸训练：让病人髋、膝关节轻度屈膝，全身处于舒适状态，操作者将右手放在肋下上腹部，吸气时腹部膨隆，右手随之抬起，呼气时可见腹部塌陷，右手随之向前下方给予压力，帮助膈肌回复。吸气呼气时间比为2∶4。指导病人行腹式呼吸时应注意把握病人的呼吸节律，顺应病人的呼吸节律进行呼吸指导是非常重要的。训练时间2次/d，每次15min，本项操作多数由康复专业训练师完成。

2.泌尿系统的护理与神经源性膀胱的护理　详见本章第八节。

3.压疮的护理　详见第十章第六节。

第19届世界造口治疗师学术会议上提出压疮的最新概念为"压力性皮肤损伤"。可使用各种方法减轻身体受压部位的压力。

（1）根据Braden评分量表：评估导致压疮的危险因素，根据个体差异制订护理计划。

（2）定时轴向翻身：卧位时每2h变换体位1次，建立翻身卡，坐位时每15～30min除压15s，交接班时注意检查皮肤。

（3）保持床单位清洁平整无渣滓、无皱褶，保持会阴部位清洁，根据病人情况选择合适的翻身靠垫、支撑棉垫或使用气垫床减轻局部压力。

（4）给予高蛋白、高纤维素饮食，维持足够的营养。

（5）指导病人及家属：使其掌握皮肤护理方法，明确易发生压疮的部位，养成自我检查皮肤的习惯，经常查看皮肤有无压痕，使用小镜子的反光检查皮肤情况。

4. 直立性低血压的预防及护理 收缩压降低 20mmHg，舒张压降低 10mmHg，出现相应临床症状，包括：头昏、头晕、视物模糊、乏力、恶心、认识功能障碍、心悸、眩晕、四肢冷、心悸、呼吸困难、共济失调、发音含糊甚至昏厥。

直立性低血压的预防和治疗首选为非药物治疗，必要时可应用药物，非药物预防治疗措施包括以下几点：

（1）全面评估：病人入院后进行全面评估，监测观察生命体征变化，注意血压和心率的情况，遵医嘱给予合理补液，根据血压情况调节输液速度和浓度，观察病人双下肢有无肿胀。

（2）站床训练和斜床站立训练：定期变换体位对刺激血管收缩反应有重要作用，定期逐步抬高床头的训练可缓解直立性低血压。如无不良反应可以每天将病人床头升高 15°，直至正常坐位 90° 循序渐进训练，达到良好的防治效果。斜床站立训练也是防治直立性低血压的有效手段。在病人刚开始训练时，斜床站立的角度应该在 15°～30° 之间，当病人适应后，不会出现头晕症状时在此基础上增加 5°～10°，每天训练 1 次或 2 次，每次 20～30min，康复期病人开始使用轮椅后，直立性低血压可逐渐适应。斜床站立训练。

（3）应用腹带和高质量的长腿弹力袜：腹带的标准：腹带型号可根据病人的腹围体重选择。要注意防止腹带过紧影响病人呼吸，腹带过松影响治疗效果。弹力袜长度必须是长至大腿上部，可通过对腹部和大腿的加压减少体位改变时血液在下肢和腹部的灌注，从而改善低血压症状。

（4）功能性电刺激：对于预防和治疗脊髓损伤早期直立性低血压是非常有效的，运动疗法中的坐位训练也可有效预防和治疗直立性低血压。

（5）增强病人的体质，注意饮食营养和良好的睡眠。

当上述方法不能有效预防及缓解直立性低血压症状，就应采取药物治疗。平均血压低于 70mmHg 者，则应考虑应用药物治疗。药物治疗的最终目标是增加外周血管阻力或者有效循环血量。目前被临床上证明有一定效果的药物有麻黄碱、氟氢可的松、麦角胺、可乐定、盐酸米多君片等。

注意事项：药物治疗后不应停止其他防治措施和训练活动，由于直立性低血压随着受伤时间的推移可逐步缓解，因此不应长期应用药物治疗。部分病人随着伤后时间的推移、肌张力的增加、神经功能的部分恢复，可以通过斜床站立训练以及坐位训练而逐渐适应。

5. 预防深静脉血栓护理 深静脉血栓形成（deep venous thrombosis，DVT）是脊髓损伤伴截瘫病人的严重并发症之一。常发生于脊髓损伤早期卧床期间或手术后的卧床期间，其主要原因由于长期卧床导致静脉内血液淤滞，血液高凝状态，静脉壁损伤，严重时引起肺栓塞。护理措施如下。观察双下肢色泽、皮温、是否肿胀，测量腿围。

（1）护理人员应经常观察病人双下肢是否有肿胀、疼痛，皮肤颜色是否正常。一般给予取平卧位，抬高双下肢 15°～30° 避免仅在膝下垫枕，导致腘窝血管受压进而影响静脉回流。

（2）注意下肢保暖，防止冷刺激引起静脉痉挛，血液淤积；避免在下肢进行静脉穿刺，避免在同一静脉多次穿刺，护士及家属应经常被动按摩病人下肢腿部肌肉，协助被动活动。

（3）根据病人的体型协助病人穿分级弹力袜，可通过外部压力的作用增加血流速度和促进血液回流。护理人员向病人讲述使用弹力袜的意义，并教会病人及家属使用方法。

（4）气压泵治疗仪起到物理按摩，预防 DVT 的作用。2 次 /d，20min/ 次，其能加速下肢静脉血流速度，改善静脉淤血状态，并通过周围性加压减压的机械作用产生搏动性的血流回流，改善血液循环，防止血栓形成。

6. 自主反射障碍（autonomic dysreflexia, AD）　常发生于颈部脊髓损伤的病人，主要表现为高血压、头痛、眼花、心动过缓、出汗、面色潮红等症状，发生时必须急症处理，最常见的是尿潴留和便秘。主要处理措施如下。

（1）预防自主反射障碍：避免长期留置尿管，以免形成膀胱挛缩，尽早开始正规的排尿、排便训练；处理好嵌甲、压疮、痉挛；穿着宽松的内裤、鞋袜，及时调整矫形器；日常诊疗、护理操作要求动作轻柔，减少刺激。

（2）经常巡视病房：当病人发生自主反射障碍时，应立即采取直立位，遵医嘱降低血压，首先检查膀胱问题，如是否有导尿管阻塞或扭曲，如果病人没有留置导尿管，可遵医嘱留置导尿，使尿液慢慢引出，如排出过快可导致痉挛，导致血压再次升高，然后再检查直肠问题，如果直肠内有大便，需手工立即清除。除上述原因外，还应检查皮肤问题，检查是否有伤口、淤血或溃疡等问题。在整个处理过程应密切监测血压的变化。

（3）待病情缓解后，向病人及家属讲解 AD 的注意事项：保持导尿管通畅，或规律排空膀胱，平时养成规律排便的习惯，外出时防止外伤，避免过度刺激。

7. 水肿　由于循环障碍，致血流缓慢，导致组织水肿。也是脊髓损伤病人的常见并发症，脊髓损伤发生截瘫或四肢瘫时，肢体肌肉收缩减少或消失，导致血液循环缓慢，滞留于组织间隙的液体增多而致水肿。主要护理措施如下：

（1）关节活动度的训练，每天至少 2 次 /d，每次 10～15min。

（2）抬高下肢，每天至少 2 次 /d，每次 10～15min。

（3）穿型号适宜的弹力袜，可促进血液回流，预防或消除肢体水肿。

8. 脊髓损伤后损伤部位疼痛　60%～80% 的脊髓损伤病人因疼痛而影响 ADL 和康复训练。脊髓损伤后疼痛有两种情况：一种是机械性疼痛，与骨折局部异常有关；另一种是脊髓本身，即中枢性疼痛，在脊髓损伤病人中占 11%～94%。疼痛可分持续麻木痛、自发间断痛、持续反复发作，根据病人疼痛的表现采取适当的护理措施。

（1）密切观察病人疼痛部位及性质：保持脊柱稳定，搬运病人时保持脊柱的生理弯曲，避免刺激病人，保证良好的休息环境，使病人情绪稳定。

（2）安慰、体贴病人：与病人交谈或听音乐，分散病人注意力，使病人放松，帮助病人缓解疼痛。

（3）遵医嘱给予缓解疼痛的药物治疗，或中医针灸疗法解除病人疼痛。

9. 胃肠功能紊乱护理　脊髓损伤后丧失了自主控制排便功能，肠道括约肌功能失常，表现为失禁或便秘等，严重影响病人生活质量。主要护理要点如下：

（1）护理人员定时观察病人有无腹胀，肠鸣音是否正常，应早期介入饮食管理，给予高钙、高粗纤维、高营养食物，增加水分和蔬菜水果摄入，以促进肠蠕动。

（2）保持正常排便，使病人养成定时排便习惯，促进排便反射的建立，一般 1 次 /2～3d，并鼓励病人做简单的床上活动，以促进血液循环，3d 以上未排便者，可使用开塞露润滑直肠及粪便，以协助排便。

（3）给予适度腹部按摩，一般于餐后 30～45min 为宜，已诱发排便。

（4）采用人工排便，护理人员戴上手套将粪便从直肠掏出。

（5）对顽固性便秘者，必要时给予灌肠，使粪便排出，以减轻病人痛苦。

（四）脊髓损伤体位护理

1．仰卧位　头部枕于枕头上，枕头的高度可与一侧肩的宽度相等（或稍高一点），将头两侧固定，肩胛部、上肢、膝部、踝下垫枕，用毛巾卷将腕关节保持在40°背伸位。

2．侧卧位　上侧的上肢保持伸展位，下肢屈曲位，肢体下垫枕，背部用长枕靠住，以支撑背部，保持侧卧位。行颅骨牵引时，保持40°～60°侧卧。

3．俯卧位　背部、骶尾部、大转子、坐骨结节皮肤压疮时可采用，将病人头放在有孔的床上，保证正常呼吸，胸部垫上枕头，双侧上肢在身体两侧自然摆放，大腿和脚踝垫上枕头。

（五）轮椅转移技术

1．脊髓损伤轮椅的选择　在轮椅使用前，对病人进行健康评估，根据功能障碍类型与程度选择轮椅，能适应受损的部位及感觉，保持坐位的舒适性。一般 C_7 水平或更低的完全性脊髓损伤病人可使用手动轮椅，C_4、C_5 以上可选择电动轮椅。

2．轮椅移乘方法

（1）双人借助：轮椅与床平行，一位介助者在病人后面将病人两肩内收，另一位介助者将病人两前臂拿到胸前固定，再把病人双下肢抱起，两位介助者同时将病人抱起，将病人放于床上。

（2）单人介助：病人双手上肢放在介助者肩上，下颌放在介助者一侧肩上，介助者双腿夹住病人膝部，双手抓住病人裤上皮带、提起，将病人转移到轮椅（轮椅与床形成30°夹角）。

3．使用轮椅移乘前一定要先刹闸，确保病人安全。

（六）脊髓损伤单人介助排痰方法

护士两手放在病人双肋下缘（上腹部），在病人咳嗽时，护士借助身体重量均匀向上推压胸部，所需压力酌情而定，要以不使病人脊柱活动或造成骨折处疼痛，同时又要能把痰排出为宜。排痰时根据病人咳嗽发出的声音估计施力大小。注意避免用力过猛，不可只挤压腹部，因为脊髓损伤急性期的病人可能有肠麻痹或其他尚未了解到的内脏损伤。

（七）斜床站立训练

详见第十章第五节。

（八）肌力训练

为了使病人用健肢进行有效的代偿，应进行必要的增强肌力训练，可采用徒手阻抗运动，3级肌力可进行主动运动训练。

（九）日常生活活动训练

充分发挥上肢残存功能肌肉的作用，完成如进食、梳头、刷牙、洗脸、更衣等动作训练。

（十）坐位平衡训练

一般先练习静态平衡，让病人坐在床沿，双手放在同侧大腿上，康复治疗人员，帮病人找到平衡点，鼓励病人保持平衡，静态平衡能保持15～30min后可过渡到动态平衡的训练。轮椅上坐位平衡训练要求各不相同，坐位时应防止脊柱前后凸。

（十一）步行训练

平衡杠内训练，包括站立训练、平衡训练、力量和控制力训练，平衡杠内步行训练一般为摆至步训练，四点步训练等；拐杖步行训练包括从轮椅到拐杖的转移动作、侧方移动、后方移动等；在训练过程注意保护，保证安全。

（十二）健康教育

1. 入院时健康教育 向病人及家属讲解脊髓损伤的基本知识,包括基本概念、转归及预后,预防二次损伤及早期康复的意义,早期预防各种并发症的教育,告知病人脊髓损伤康复护理越早越好。做好饮食相关指导。

2. 住院期间的健康教育

（1）围手术期的健康教育:向病人讲解手术目的及术后注意事项。

（2）术前正确体位的摆放:压力性损伤的防治包括定时翻身,减压;注意加强营养,保持皮肤清洁,避免皮肤烫伤、外伤、擦伤。管理好集尿器,控制饮水量,注意清除座椅上的异物。对长时间坐轮椅的病人定时进行臀部减压,病人用双手支撑轮椅扶手15s,以减轻局部压力。若发生压疮后原则上保守治疗,如果长期不愈,应采用手术治疗。

（3）预防各种并发症的安全教育:包括肺部感染、泌尿系感染、直立性低血压、深静脉血栓、颈椎损伤引起自主神经过反射的原因及处理、水肿、告知病人痉挛的处理。预防废用综合征,保持抗痉挛体位,防止关节变形、强直、肌肉萎缩。

（4）康复训练时的健康教育:向病人讲解康复训练的重要性,让病人参与到康复训练过程中,安排病人训练作息,按康复目标制订训练计划,帮助病人进行日常生活动作的训练包括饮食辅助器具的使用、更衣、刷牙、梳头、洗漱的训练等。

（5）住院时的安全教育:使用轮椅前,对病人及家属进行健康宣教,告知坐轮椅过程中可发生压疮、晕厥、跌倒及自主反射功能障碍,强调发生原因及预防措施,保证安全使用轮椅。

（6）心理健康教育:脊髓损伤后由于躯体功能障碍、生活无法自理,由于病痛长期折磨,产生诸多心理问题,护理人员因与病人进行有效沟通,对病人训练中的进步给予鼓励,让病人感受到安慰以增强其康复信心。

3. 出院时的健康教育 帮助病人制订出院后的康复训练计划,告知病人出院后继续坚持康复训练,再次强调预防并发症的重要性,向病人讲解出院带药的使用方法,如出现问题及时与院方联系,并告知联系方式以及定期来院复诊。

4. 家属的健康教育 教会家属基本的康复训练方法,如 ADL 指导、关节活动度的训练指导等,让家属参与到病人整个康复训练过程中,提高病人训练的积极性,向家属讲解预防并发症的基本知识、安全及意外指导。

五、社区康复

病人出院后定期进行随访,随访内容包括饮食护理、心理护理、留置尿管的护理、间歇导尿的注意事项、排便的护理、并发症的观察、康复训练指导等。

> **知识拓展**
>
> 脊髓损伤传统治疗仅限于脊柱骨折脱位的复位固定、解除脊髓压迫、对症及康复治疗,疗效较差。近年来随着神经病理生理及神经发育学研究的不断深入,神经组织或非神经组织移植逐渐应用于脊髓损伤并取得了肯定的成绩。干细胞具有自我更新能力,植入受损部位后,其释放的营养因子能促进神经元的再生,且再生轴突能快速穿越移植

物与宿主组织的边界,重建轴突的连续性。关于干细胞及营养因子在损伤脊髓修复方面的研究虽已取得较大进展,但仍存在对神经再生的不利因素,如髓鞘相关抑制分子和胶质瘢痕形成,免疫排斥等。

（夏艳萍）

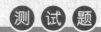

一、名词解释

脊髓损伤

二、填空题

脊髓损伤常见并发症为（　　）、（　　）、（　　）、（　　）、（　　）、（　　）、便秘、压疮、深静脉血栓、截瘫神经痛等。

三、判断题

脊髓损伤的康复开始的时间应为伤后1个月开始。（　　）

四、简答题

简述深静脉血栓的原因及护理措施。

第八节　神经源性膀胱

学习目标

识记:神经源性膀胱的分类;神经源性膀胱的病理生理及致病因素。

理解:神经源性膀胱的定义及临床表现。

运用:神经源性膀胱治疗原则、目标;各种保守治疗的适应证及具体护理方法;健康教育内容有利于帮助病人提高对治疗方案的依从性。

导入案例与思考

病人,男性,70岁,诊断:神经源性膀胱、颈4脊髓损伤。病人20年前因车祸致颈4脊髓损伤,术后四肢感觉、运动功能障碍,排尿困难伴漏尿,给予留置尿管后反复泌尿系感染,行影像尿动力学检查结果提示:膀胱逼尿肌过度活动,膀胱容量280ml。给予病人卫喜康(通用名:琥珀酸索利钠新片)5mg 口服每日1次,配合间歇导尿,服药期间病人无漏尿,每日导尿4～5次,每次尿量350～400ml,出院后半年随访,病人未发生泌尿系感染。

（1）此例病人反复泌尿系感染与哪些因素有关？

（2）通过间歇导尿后,病人泌尿系感染得到控制的原因有哪几方面？

一、概述

神经源性膀胱（neurogenic bladder，NB）是由于神经调控出现紊乱而导致的下尿路功能障碍，通常需在患有神经病变的前提下才能诊断。根据神经病变的程度及部位的不同，神经源性膀胱有不同的临床表现。此外，神经源性膀胱可引起多种长期并发症，最严重的是上尿路损害、肾功能衰竭。神经源性膀胱的临床表现和长期并发症往往不相关，因此早期诊断、并且对出现后继发症的风险进行早期评估与预防具有非常重要的意义。

二、主要功能障碍

1. ICS 将下尿路功能障碍分为储尿期和排尿期两部分描述，并基于尿动力学结果针对病人储尿期和排尿期的功能提出一个分类系统（表 2-8-1），该分类可以较好反映膀胱尿道的功能及临床症状。

表 2-8-1 ICS 下尿路功能障碍分类

储尿期	排尿期
膀胱功能	膀胱功能
逼尿肌活动性	逼尿肌收缩性
正常或稳定	正常
逼尿肌过度活动	逼尿肌收缩力低下
特发性	逼尿肌无收缩
神经源性	
膀胱感觉	尿道功能
正常	正常
增强或过度敏感	尿道梗阻
减弱或感觉低下	尿道过度活动
缺失	机械梗阻
非特异性	
膀胱容量	
正常	
高	
低	
顺应性	
正常	
高	
低	
尿道功能	
正常	
功能不全	

2. Madersbacher 根据神经损伤部位、充盈以及排尿阶段膀胱逼尿肌和尿道外括约肌的功能状态，提出了一个分类图（图 2-8-1）描述了多种神经源性膀胱的类型，是对下尿路病理生理改变的直观描述与总结。

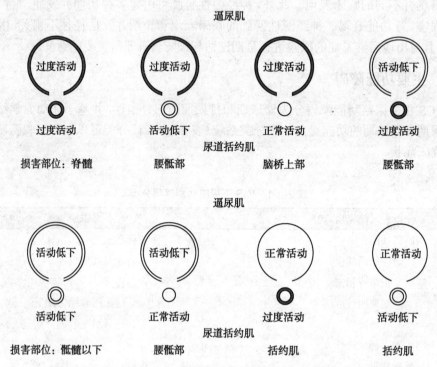

图 2-8-1　Madersbacher 典型神经病变所致下尿路功能障碍类型图

3. 廖利民在既往下尿路功能障碍分类方法的基础之上，提出了一种包含上尿路功能状态的神经源性膀胱病人全尿路功能障碍的新分类方法（表 2-8-2），其中对肾盂输尿管积水扩张提出了新的分类标准。此分类方法可为评估、描述、记录上尿路及下尿路的病理生理变化、制订治疗方案提供全面、科学及客观的基础。

对膀胱输尿管反流的分级参照国际反流分级标准：Ⅰ级：反流至不扩张的输尿管；Ⅱ级：反流至不扩张的肾盂肾盏；Ⅲ级：输尿管、肾盂肾盏轻中度扩张，杯口变钝；Ⅳ级：中度输尿管迂曲和肾盂肾盏扩张；Ⅴ级：输尿管、肾盂肾盏重度扩张，乳头消失，输尿管迂曲。但是许多神经源性膀胱病人并无膀胱输尿管反流存在，却经常出现肾盂肾盏积水扩张和输尿管迂曲扩张，廖利民依据静脉肾盂造影或泌尿系核磁水成像（MRU）检查，新提出了肾盂输尿管积水扩张分度标准：1 度：肾盂肾盏轻度扩张、输尿管无扩张；2 度：肾盂肾盏中度扩张、杯口变钝，输尿管轻度扩张；3 度：肾盂肾盏中度扩张和输尿管中度扩张迂曲；4 度：肾盂肾盏重度扩张、乳头消失，输尿管重度扩张迂曲。上述肾盂输尿管积水扩张经常源自膀胱壁增厚导致的壁段输尿管狭窄梗阻。此方法最后对病人肾功能的损害程度也进行了分类。

表 2-8-2 廖氏神经源性膀胱病人全尿路功能障碍分类方法

下尿路功能		上尿路功能
储尿期	排尿期	
膀胱功能	膀胱功能	膀胱输尿管反流
逼尿肌活动性	逼尿肌收缩性	无
正常	正常	有：单侧(左、右)，双侧
过度活动	收缩力低下	程度分级
	无收缩	Ⅰ
膀胱感觉		Ⅱ
正常	尿道功能	Ⅲ
增加或过敏	正常	Ⅳ
减退或感觉低下	梗阻	Ⅴ
缺失	功能性梗阻(尿道过度活动)	
	逼尿肌-尿道外括约肌协同失调	肾盂输尿管积水扩张
逼尿肌漏尿点压力	逼尿肌-膀胱颈协同失调	无
≥40cmH$_2$O	括约肌过度活动	有：单侧(左、右)，双侧
<40cmH$_2$O	括约肌松弛障碍	程度分度
	机械梗阻	1
膀胱容量		2
正常(300～500ml)		3
增大(>500ml)		4
减小(<300ml)		
安全膀胱容量		膀胱壁段输尿管梗阻
		无
膀胱顺应性		梗阻：单侧(左、右)，双侧
正常(20～40ml/cmH$_2$O)		
增高(>40ml/cmH$_2$O)		肾功能
降低(<20ml/cmH$_2$O)		正常：
		GFR≥50ml/min，左肾、右肾
尿道功能		肾功能不全：
正常		GFR<50ml/min，左肾、右肾
括约肌无收缩		代偿期：
功能不全		GFR，左、右肾；血肌酐<132.6μmol/L
膀胱颈(内括约肌)		失代偿期：
外括约肌		GFR，左、右肾；血肌酐≥132.6μmol/L

三、康复与护理评定、评估

(一)症状评估

1.泌尿生殖系统症状

(1)下尿路症状(LUTS)：症状开始出现的时间非常重要,可为分析与神经系统疾病的因果关系提供依据。LUTS 包括储尿期症状、排尿期症状和排尿后症状。储尿期症状包括尿急、尿频、夜尿、尿失禁、遗尿等；排尿期症状包括排尿困难、膀胱排空不全、尿潴留、尿痛等；排尿后症状包括尿后滴沥等。上述症状推荐以排尿日记形式加以记录。

（2）膀胱感觉异常：如有无异常的膀胱充盈感及尿意等。

（3）泌尿系管理方式的调查：如腹压排尿、叩击排尿、挤压排尿、自行漏尿、间歇导尿、长期留置尿管、留置膀胱造瘘管等。

（4）性功能障碍症状：生殖器有无缺损；生殖器区域敏感性；男性注意是否存在勃起功能障碍、性高潮异常、射精异常等，女性注意是否存在性欲减退、性交困难等。

（5）其他：如腰痛、盆底疼痛、血尿、脓尿等。

2. 肠道症状 频繁排便、便秘或大便失禁；直肠感觉异常、里急后重感；排便习惯改变等。

3. 神经系统症状 包括神经系统原发病起始期、进展期及治疗后的症状，包括肢体感觉运动障碍、肢体痉挛、自主神经反射亢进、精神症状及理解力等。

4. 其他症状 如发热，以及血压增高等自主神经功能障碍症状。

（二）专科评估

1. 无创评估

（1）排尿日记：是一项半客观的检查项目，记录 2～3d 以上以得到可靠的结果，此项检查具有无创性和可重复性。

（2）残余尿测定：建议在排尿之后即刻通过超声、膀胱容量测定仪及导尿等方法进行残余尿测量，对于神经源性膀胱病人的下尿路功能状态初步判断、治疗策划及随访具有重要价值。便携式膀胱容量测定仪因使用简单、无创、可重复多次监测、应积极推广。

（3）自由尿流率：一般在有创的尿动力学检查前进行，并重复测定 2、3 次以得到更加可靠的结果。检查中注意相关体位以获得更可靠的结果。尿流率检查时可能的异常表现包括低尿流率、低排尿量、间断排尿、排尿踌躇、尿流曲线形态非钟形和残余尿增多。

2. 有创评估

（1）尿动力学检查：能对下尿路功能状态进行客观定量的评估，是揭示神经源性膀胱病人下尿路功能障碍的病理生理基础的唯一方法，是证实神经源性膀胱病人尿路功能障碍及其病理生理改变的"金标准"。

1）充盈期膀胱压力 - 容积测定（cystometrogram，CMG）：此项检查是模拟生理状态下的膀胱在充盈和储尿期的压力 - 容积变化、并以曲线的形式记录下来，能准确记录充盈期膀胱的感觉、膀胱顺应性、逼尿肌稳定性、膀胱容量等指标。

2）漏尿点压测定

①逼尿肌漏尿点压（detrusor leak point pressure，DLPP）测定：DLPP 是指在无逼尿肌自主收缩及腹压增高的前提下，膀胱充盈过程中出现漏尿时的最小逼尿肌压力，可用来预测上尿路损害危险，当 DLPP≥40cmH$_2$O 时上尿路发生继发性损害的风险显著增加。在无逼尿肌自主收缩及腹压改变的前提下，灌注过程中逼尿肌压达到 40cmH$_2$O 时的膀胱容量称为相对安全膀胱容量。严重的膀胱输尿管反流可缓冲膀胱压力，这种情况下，若反流出现在逼尿肌压力达到 40cmH$_2$O 之前，则相对安全膀胱容量为开始出现反流时的膀胱容量。因此将 DLPP≥40cmH$_2$O 作为上尿路损害的危险因素，其在神经源性膀胱的处理中具有重要意义。

②腹压漏尿点压（abdominal leak point pressure，ALPP）测定：ALPP 指腹压增加至出现

漏尿时的膀胱腔内压力，主要反映尿道括约肌对抗腹压增加的能力，该指标在部分由于尿道括约肌去神经支配所致的压力性尿失禁病人中具有意义，对于其他神经源性膀胱病人中的临床应用价值有限。

3）压力-流率测定（pressure flow study）：该检查反映了逼尿肌与尿道括约肌的功能及协同状况，是两者在排尿过程中的共同作用的结果，主要用来确定病人是否存在膀胱出口梗阻（BOO），特别是有无机械性或解剖性因素所致的BOO。

4）肌电图（EMG）检查：用以记录尿道外括约肌、尿道旁横纹肌、肛门括约肌或盆底横纹肌的肌电活动，间接评估上述肌肉的功能状态。

5）尿道压力测定：此项检查主要用以测定储尿期尿道控制尿液的能力，反映的是尿道括约肌的状态，以及尿道有无瘢痕狭窄等。

6）影像尿动力学检查（video urodynamics，VUDS）：此项检查是将充盈期膀胱测压、压力-流率测定等尿动力学检查与X线或B型超声等影像学检查相结合，结合的形式可以是完全同步或非同步两种。影像尿动力检查，特别是结合X线的影像尿动力检查是目前诊断逼尿肌-尿道外括约肌协同失调（DESD）、逼尿肌-膀胱颈协同失调（DBND），判断膀胱输尿管反流（VUR）和漏尿点压力等神经源性膀胱病人尿路病理生理改变最准确的方法。

（2）神经电生理检查：是对神经系统物理检查的延伸，目前已有专门针对下尿路和盆底感觉和运动功能的神经通路的电生理学检查，对神经源性膀胱病人的膀胱和盆底功能障碍进行评估，为治疗方案的制订和病人的预后判断提供参考。

四、康复护理

（一）康复护理原则

1. 神经源性膀胱的治疗原则及其护理

（1）选择合理的膀胱排空方式以保护上尿路。

（2）做好尿失禁病人的护理提高其生活质量。

（3）间歇导尿病人教会自家清洁间歇导尿以便病人管理好自己的膀胱。

（4）根据治疗方案做好相关的术前准备和术后护理。

（5）做好相关的健康指导帮助病人尽早回归家庭、社会。

2. 护理目标　与治疗目标相一致。

（1）保护上尿路功能。

（2）恢复（或部分恢复）下尿路功能。

（3）改善尿失禁。

（4）提高病人生命生活质量。

其中，首要目标仍然是保护肾脏功能、使病人能够长期生存；次要目标是提高病人生活质量。

（二）康复护理措施

1. 行为训练

（1）指导病人进行行为训练，包括定时排尿和提示性排尿。

1）对于认知或运动障碍导致尿失禁的病人及膀胱大容量感觉减退的病人（例如糖尿病周围神经病变导致的糖尿病性膀胱）首选定时排尿的训练方法。

2）对于认知功能良好,但高度依赖他人协助的病人,首选提示性排尿的训练方法。

3）行为训练应参照排尿日记、液体摄入量、膀胱容量、残余尿量以及尿动力学检查结果等指标制订。

（2）行为训练方法

1）训练开始前,先记录排尿日记（表 2-8-3）,以便了解病人排尿习惯,尿量一定要用量杯测量,漏尿严重者可以采用一小时尿垫试验记录尿量,记录 3d 后,可开始膀胱训练。

2）请于日间开始训练。

3）刚开始指导病人每 2h 排尿一次,并告诉病人请勿于指定排尿时间前排尿,除非膀胱完全充盈 200～300ml。

4）当排尿时间初步达标,可慢慢延长排尿之间的间隔时间。例如,每周延长 30min,希望慢慢达到 3～4 个小时才排尿一次。

5）最初或许有困难,可能只能延长 2～3min 的忍耐时间,但只要坚持下去,慢慢会延长排尿时间。

6）在排尿时将膀胱完全排空:使用舒服的姿势,必要时排尿 2 次或 3 次,每次间隔 1min,直至膀胱完全排空。

（3）控制尿急的方法:对于合并尿急的病人应指导病人学会控制尿急的方法。

1）告诉病人尿急时慢慢停下来,在情况允许下坐下来,缓慢的深呼吸、镇定并放松身体、重复的收缩骨盆底肌肉 5、6 次,以降低尿急感,抑制膀胱逼尿肌收缩并避免漏尿,坐下时双腿盘绕或蹲下或用力坐在椅上都可以给会阴带来压力,减少漏尿。

2）教会病人作一些分散注意力的事情,如由 100 倒数、哼歌或看电视。当尿急感觉减低后,若能力许可,请尝试等候数分钟,甚至等候至下次排尿时间,否则只能如常排尿。

3）告诉病人请勿匆匆跑去排尿,应慢慢步行到洗手间,以避免膀胱再受刺激。

2. 盆底肌训练

（1）对于尿道张力低下导致的压力性尿失禁可选用盆底肌功能训练

1）Kegel 训练方法:Kegel 训练最初由 Amold Kegel 于 1948 年提出,它指病人有意识地对以肛提肌为主的盆底肌肉进行自主性收缩以加强控尿的能力。Kegel 指导病人用力收缩盆底肌来预防及治疗产后尿失禁。对其动作要领要详细说明并加以指导,否则有约 50% 的病人不能做出正确的训练动作。

2）推荐使用 PFMT（pelvic floor muscle training）一词代替传统的 Kegel 训练,其定义是"由专业人员指导的重复自主收缩盆底肌肉训练的治疗"。PFMT 已被提倡为预防及治疗尿失禁的手段。以"训练（training）"一词来替代"练习（exercises）"是为了强调治疗方案中不断重复的重要性,此疗法的目的在于改善盆底肌功能。

（2）盆底肌训练的原则

1）训练方法要正确:在训练中要辅助病人正确识别盆底肌肉的部位,从而进行有效的盆底肌收缩训练,盆底肌收缩同时必须放松腹部和大腿的肌肉,避免臀大肌及腹肌的收缩。

2）持久性:即使症状已经改善,仍需持之以恒,并进行"场景反射"训练,当有咳嗽、打喷嚏或大笑之前,能形成主动有力的收缩盆底肌肉的条件反射。

3）合理掌握训练节奏:不要过度锻炼。在训练时要注意盆底肌肉收缩时间,不能过长,否则会导致盆底肌肉疲劳。

表2-8-3　24h排尿日记

姓名：　　　　　　日期：

排尿 时间（时：分）	尿量 （ml）	尿急 （0~5分）	排尿 （ml）	备注	饮水 时间、类型和数量
早上6：00					饮水50ml
7：15	40	3	5		早餐饮水及其他300ml
8：00	40	3			
8：40	100	2			
9：50	50	5			
10：30	40	4	5		
10：50	60	4			
11：45	50	5		更换尿垫1张，重60g	
中午12：00					
12：40	40	3	10		中午吃稀饭400ml
13：45	30	2	10		
14：30	50	3	10		饮水40ml
15：40	50	3			
16：40	40	3	30		
17：10	30	3			
17：50	50	3			
下午18：00					
18：20	50	3			晚上吃稀饭300ml
18：50	40	2	10	更换尿垫1张，重80g	
19：30	30	2			
20：40	50	4			
21：50	40	3	10		
23：15	40	3	10		
午夜24：00					
1：40	30	2			
2：50	50	2	5		
3：55	50	3			
4：50	60	2	2		
5：16	60	2			

全天液体摄入总量：1090ml　　　全天排尿总量：820ml　　　夜尿次数：2

全天导尿总量：　　　ml　　　全天排尿次数：18

尿失禁次数：5　　　导尿次数：

全天平均排尿量：60.5ml　　　全天更换尿垫：2张

4) 病人盆底肌肉肌力恢复到 4 级以上时,可以练习增加不同程度的腹部压力情况下腹部肌肉和盆底肌肉协调收缩运动。循序渐进的肌肉训练或连同其他物理治疗辅助训练,例如生物反馈、阴道锥、盆底电刺激,可以帮助恢复和加强盆底肌。

3. 盆底电刺激 盆底电刺激的目的是促进盆底肌肉的反射性收缩,教育病人如何正确收缩盆底肌肉并提高病人治疗的依从性。对于盆底肌及尿道括约肌不完全去神经化的病人,使用经阴道或肛门电极进行盆底电刺激,能够改善尿失禁,同时抑制逼尿肌不稳定收缩。盆底电刺激结合生物反馈治疗可以在增加盆底肌肉觉醒性的同时使肌肉被动收缩。

4. 生物反馈 生物反馈是一种评价和治疗盆底功能障碍高级训练方法。生物反馈作为盆底肌肉康复训练的一部分,可以让病人了解盆底肌肉的生理状态。生物反馈的形式包括视觉、触觉、听觉和语言。由于去神经病变可能导致感觉障碍,因此医生和病人可能无法感觉到肌肉活动,应用 EMG 生物反馈指导训练盆底肌,能够加强肌肉收缩后放松的效率和盆底肌张力,巩固盆底肌训练的效果。

5. 药物治疗中的疗效及副作用观察 抗胆碱能药物是治疗神经源性逼尿肌过度活动的一线药物,该类药物同时有抗毒蕈碱作用。控制神经源性逼尿肌过度活动所需抗胆碱能药物剂量较控制特发性逼尿肌过度活动要大。该类药物在减少神经源性逼尿肌过度活动的同时,也会降低逼尿肌收缩力导致残余尿量增加,因此部分病人需要加用间歇导尿。其副作用还包括口干、便秘等。其临床代表药物有托特罗定、奥昔布宁、盐酸曲司氯铵、盐酸丙哌维林,对治疗神经源性逼尿肌过度活动具有长期疗效。根据病人的疗效可独立使用也可联合用药。使用中除观察其副作用外应重点观察其疗效:包括排尿次数、每次排尿量、漏尿量是否减少,配合间歇导尿的病人应注意观察其膀胱容量是否有增加等。最好使用排尿日记记录、观察其疗效。

6. 间歇导尿

(1) 间歇导尿:间歇导尿(IC)是膀胱训练的一种重要方式,膀胱间歇性充盈与排空,有助于膀胱反射的恢复,是协助膀胱排空的金标准。长期的间歇导尿包括无菌间歇导尿和清洁间歇导尿(CIC);也包括自家间歇导尿和他人(家属或护理者)完成的间歇导尿;自家清洁间歇导尿(SCIC)更有助于病人回归社会。

(2) 间歇导尿适应证:逼尿肌活动性低下或收缩力减弱的病人或逼尿肌过度活动(DO)被控制后存在排空障碍的病人。CIC 对于神经源性膀胱病人近期和远期的安全性已经得以证实,无菌间歇导尿有助于减少泌尿系感染和菌尿的发生,多适用于住院病人;清洁间歇导尿因其经济易行等优点更适合于非住院病人;SCIC 更有利于保护病人隐私。

(3) 导尿次数:针对不同病人的膀胱安全容量(安全容量是指膀胱在储尿过程中其膀胱内压力低于 40cmH₂O 时的膀胱容量)制订具体的导尿次数。一般情况(如膀胱安全容量为 400～500ml),每日导尿 4～6 次,每次导尿的量在 400ml 左右。

(4) 教授间歇导尿的具体操作方法:间歇导尿是每间隔 4～6h,将尿管从尿道口或腹壁造口处插入膀胱内将尿液完全放出,放完尿液后立即拔出尿管。等待 4～6h 后再以相同的方法插入尿管放出尿液,然后拔出尿管,如此反复进行,排出尿液,理想的间歇导尿应以膀胱安全容量为基础来制订导尿的频率。

(5) 指导病人制订合理的饮水量以配合间歇导尿

1) 通常保持每日饮水量 1 500～2 000ml,应均匀饮水,约每小时 100～150ml,包含三餐中的摄水量。尽量日间饮用,睡前 3h 请勿饮水。

2）避免短时间内大量饮水,以防止膀胱过度膨胀,此点尤为重要。

（6）指导病人选择适合自己的导尿管:理想的间歇导尿管应具备:操作简单、易用——即开即用、组织相容性好、全程润滑、抛光小孔,不损伤尿道黏膜,减少尿路感染和结石发生的风险、独立包装,卫生易携带、可以选择尺寸、安全环保无害、无菌、软硬度合适。以下介绍几种不同材质的间歇导尿管:

1）目前,已有许多种类的尿管用于间歇导尿,这些尿管可由橡胶、乳胶、塑料或硅胶等制成。①乳胶橡胶导尿管:因易引发乳胶过敏及表面摩擦力较大而导致潜在不适,尚未得以普遍推广,该导管很容易因矿物沉淀而迅速结壳。此外,乳胶过敏反应还易导致尿道炎和尿道狭窄。②硅胶导尿管:硅胶是最具生物相容性的合成材料之一,可减少毒副反应和组织炎症,其本身毒性较低。硅胶导尿管耐用,膀胱引流效果较好。③ PVC（聚氯乙烯）导尿管:相对较便宜,具有较大内径,因此,排尿性能良好。接触体温材料略有软化,但 PVC 质地稍硬,有时会造成病人不适。另外,PVC 导尿管还含有邻苯二甲酸盐。④ PU（聚氨酯）导尿管:比 PVC 导尿管质地稍硬或基本相同,安全环保,适宜间导病人。

2）选择适当粗细的导尿管,选择尺寸能足以自由引流但又能最大限度降低创伤风险的导管,推荐使用 12Fr～14Fr 的导管（女性可以选用 14Fr～16Fr）,婴幼儿可选用更细的导管（6Fr～8Fr）,行膀胱冲洗时需选择号较大的导尿管尤其是行肠道膀胱扩大术后的病人因其肠黏液易堵塞尿管。

（7）帮助病人找到自己达到膀胱安全容量时的感觉:以方便自行管理好膀胱,既可以减少尿失禁,又能有效防止膀胱过度膨胀,避免感染。选用便携式膀胱容量测定仪来监测病人的膀胱容量。刚开始时,可以每 2～3h 监测一次,检测是否达到病人的安全容量。如果未达到,可延长等待时间;如果达到,则可让病人体会此时的感觉。最初可能有些困难,经过一段时间体验即可掌握。这个方法既可以监测病人膀胱容量,也可以帮助病人调整饮水量。

（8）间歇导尿的注意要点

1）无菌导尿:应按照标准导尿术进行消毒,清洁间歇导尿应先清洗双手,女性清洗会阴、男性清洁尿道外口及冠状沟。

2）充分润滑尿道:使用润滑剂或者亲水涂层导尿管,能够有效地减少泌尿系感染,降低尿道损伤,减轻尿道疼痛感。

3）轻柔操作:缓慢插入导尿管,避免损伤尿道黏膜。

4）完全引流尿液后,轻微按压耻骨上区,同时缓慢拔出导尿管,尿管完全拔出前夹闭尿管末端,完全拔出尿管,防止尿液反流。

5）导尿频率:根据尿动力学检查确定的安全膀胱容量来决定每次导尿量及导尿间隔时间;通常平均每日 4～6 次,成人每次导尿量的推荐值为 400ml 左右,既要避免因尿量过多导致的膀胱过度膨胀,也要减少因尿量过少导致的导尿频次增加;安全膀胱容量过小者应采取药物及外科治疗扩大膀胱容量,为实施间歇导尿创造条件。导尿培训期推荐采用便携式超声膀胱容量测定仪监测膀胱容量,依据其容量决定是否导尿。

6）适当控制饮水:选择间歇导尿的病人必须适当控制饮水量,使每日尿量控制在 2 000ml 左右即可。

7）必须加强病人及陪护对于 IC 的教育与训练,使其掌握并长期坚持间歇导尿。

8）随访：对于间歇导尿的病人每年至少应随访一次，随访内容包括体检、实验室检查、泌尿系 B 超及尿动力学检查。

7. 留置导尿和膀胱造瘘　留置导尿和膀胱造瘘对于神经源性膀胱病人而言，在原发神经系统疾病的急性期，短期留置导尿是安全的；但长期留置导尿或膀胱造瘘均可有较多并发症。长期留置尿管者菌尿（10^5 个 /ml）比例可高达 100%，多种细菌寄生，并有耐药菌存在。

（1）女性病人可选择长期留置尿管，不推荐男性病人长期留置尿管、但可选择性使用膀胱造瘘方法。

（2）对长期留置导尿或膀胱造瘘的病人每年至少随访一次，随访内容包括尿动力检查、肾功能检测、全尿路影像学检查。

（3）成人留置导尿推荐使用 12Fr～16Fr，儿童 8Fr～10Fr，全硅胶或硅化处理的尿管更好。

（4）无菌导尿技术有助于保持闭合引流系统的无菌状态，水囊注水 5～10ml 固定尿管、减少球囊对膀胱颈的压迫并延长其被尿沉渣堵塞的时间。

（5）导尿管应定期更换，硅胶导尿管应为首选，2～4 周更换一次，而（硅胶涂层）乳胶导尿管每 1～2 周需更换一次，造瘘管可 1 个月更换一次。

（6）每天早晚男性清洁尿道口及冠状沟，注意清洗包皮垢，女性清洁会阴部；造瘘口的护理按伤口换药处理。

（7）血尿、脓尿情况下无论是否抗反流尿袋均须每天更换，维持引流袋始终处于低于膀胱的水平；不要将引流袋放置在地板上。

（8）确保导尿管和引流管无缠绕。

（9）定期放空引流袋，每位病人有独立的收集容器。避免引流口接触收集容器。

（10）以下病人应选择留置尿管

1）低压性膀胱输尿管反流。

2）严重的双肾积水。

3）伴有膀胱输尿管反流的急性重症肾盂肾炎。

4）病人上肢运动障碍，无法接受第三方或无陪护协助间歇导尿者。

5）长期卧床的老弱病人。

（11）以下病人严禁夹闭尿管

1）低压性膀胱输尿管反流。

2）严重的双肾积水。

3）伴有膀胱输尿管反流的急性重症肾盂肾炎。

8. 扳机点排尿

（1）通过叩击耻骨上膀胱区、挤压阴茎、牵拉阴毛、摩擦大腿内侧、刺激肛门等刺激，诱发逼尿肌收缩和尿道括约肌松弛排尿。扳机点排尿的本质是刺激诱发骶反射排尿，其前提是具备完整的骶神经反射弧。扳机点排尿并不是一种安全的排尿模式，仅适用于少数骶上脊髓损伤的病人，方案实施前需要运用尿动力学测定来确定膀胱功能状况，并在尿动力检查指导下长期随访，以确保上尿路安全。

（2）以下病人可选择反射性排尿

1）尿动力学证实这种方式可能是安全的：尿道压力低、逼尿肌 - 括约肌协同失调不明显、排尿期膀胱压力低等。

2）病情稳定并且能够管理这种反射性排尿诱发的尿失禁的病人。

3）无自主反射障碍的病人。

4）对于合并有尿道括约肌痉挛、膀胱颈梗阻的病人，采用反射性排尿前需经药物治疗（如 α 受体阻滞药）或外科手术处理（如经尿道电切术、A 型肉毒毒素注射术等）。对于那些已经接受尿道括约肌切开术、α- 受体阻滞药治疗、A 型肉毒毒素括约肌注射的病人可以有条件的选择反射性排尿，但必须长期严密随访，以确保上尿路的安全性。

9. 挤压排尿

（1）Crede 手法排尿：适合手法辅助排尿的病人群有限，只适用于骶下神经病变病人，故应严格遵守指征，慎重选择，除外已有膀胱输尿管反流的病例。应在尿动力学检查结果允许（尿道压力较低）的前提下才能施行，并严密随访观察上尿路安全状态。Crede 手法排尿法：先触摸胀大的膀胱，将双手置于耻骨联合上方膀胱顶部，缓慢由轻到重向膀胱体部挤压，将尿液挤出。

（2）Valsalva 排尿：指排尿时通过 Valsalva 动作（屏气、收紧腹肌等）增加腹压将尿液挤出。适宜人群同 Crede 手法排尿，应严格遵守指征慎重选择；同样要在尿动力学检查结果允许（尿道压力较低）的前提下才能施行，并严密观察上尿路安全状态。

（3）严禁选择挤压排尿：膀胱内高压、前列腺反流、膀胱输尿管反流及合并有疝气、直肠生殖器脱垂、痔疮以及尿道病变（尿道狭窄）和复发性尿路感染者严禁选择挤压排尿。

（4）盆底松弛、流出道阻力降低（如使用 α 受体阻滞药治疗、尿道括约肌切开术、A 型肉毒毒素括约肌注射）的病人，该方法可能加重尿失禁症状。

10. 外部集尿器的使用　外用集尿器在处理男性神经源性尿失禁病人中有一定作用，但要选择合适的集尿器，对病人进行宣教，并要求病人积极配合。

（1）外用集尿器仅适合男性病人，女性病人可以选择尿垫、尿片。以下病人可选用外部集尿器：

1）行括约肌切断术后的病人。

2）膀胱容量小、尿道压力低的病人。

（2）指导病人选择适合自己的外部集尿器

外部集尿器有尿套、保鲜袋、尿壶等，病人应根据自身阴茎的情况选择，保鲜袋、尿壶在使用中无法固定仅适合卧床病人。

1）尿套的优点：①可用于各种原因引起的阴茎无明显萎缩男性失禁病人；②避免尿液渗漏，保持会阴局部清洁干燥，减少并发症；③避免长期留置导尿管，减少尿路感染；④为小便失禁的男性病人排尿带来方便；⑤让使用者感觉更为舒服并可以防止压疮的发生（有弹性保证了阴茎的血液循环）；⑥成本低，也方便进行一次性使用，避免造成医源性交叉感染。

2）禁忌人群：①严重的阴茎萎缩；②对尿套或粘贴材料皮肤过敏；③尿潴留或尿道功能异常。

3）尿套有不同的直径尺寸：选择尿套时必须选择合适的尺寸，不恰当的尺寸意味着可存在漏尿风险。如果没有与阴茎直径匹配的尺寸，那么请选择小一号的尿套。请使用测量尺测量。当阴茎处于自然状态时，测量阴茎最宽的部分。尿套及测量尺示意图（图 2-8-2）。

（3）指导病人做好外部集尿器的护理，防止并发症的发生

1）保持良好的卫生习惯，应每天更换清洗外用集尿器。

2）维持膀胱内低压，从而减少并发症。

3）保证低压排尿和低残余尿，防止膀胱和上尿路损害。

4）选择适当大小的阴茎套，避免压迫尿道。

（4）关于纸尿裤、纸尿片的选择：女性病人和一些不愿使用其他方法控制尿失禁的病人，可以选择纸尿裤或纸尿片（图2-8-3A～图2-8-3C）。

11. 肠道膀胱扩大手术病人的护理

（1）肠道膀胱扩大术的适应证：严重逼尿肌过度活动（DO）、逼尿肌严重纤维化或膀胱挛缩、膀胱顺应性极差、合并膀胱输尿管反流或壁段输尿管狭窄的病人。

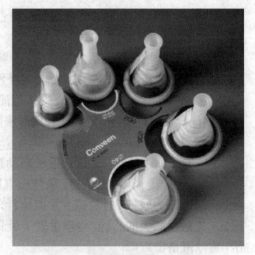

图2-8-2 尿套及测量尺示意图

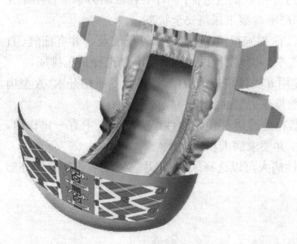

图2-8-3A 活动纸尿裤

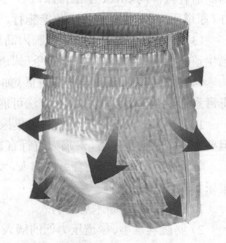

图2-8-3B 成人尿裤

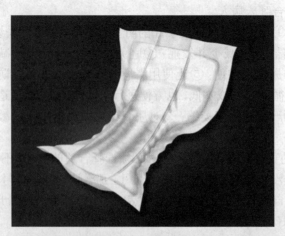

图2-8-3C 成人尿片

（2）选择材料：从手术的难易程度、术后并发症以及疗效上来说，选用回肠更适合作为膀胱扩大的材料。

（3）充分的肠道准备是术前准备的关键：神经源性膀胱病人不仅具有排尿问题，通常还伴有顽固性便秘等肠道问题。由于手术需要利用肠段来重建膀胱，因此肠道准备尤为重要。以下是通过对300例左右神经源性膀胱病人行膀胱扩大术病人进行有效的肠道准备的情况，可供借鉴。

1）术前4d进食软食，同时口服番泻叶等缓泻剂，同时口服甲硝唑、黄连素、氟哌酸等药物。

2）术前3d进食半流食，当晚行大量不保留灌肠一次，静脉给予适当补充液体。

3）术前2d进食流食，当晚行清洁灌肠至清水样，静脉给予适当补充液体。

4）术前1d给予日间禁食不禁水，晚间12点开始禁水，当晚行清洁灌肠至清水样，静脉给予适当补充液体。

5）术晨再次给予清洁灌肠至清水样，并准备好术中用抗生素。

需要特别注意的是：肠道准备期间，要保证补充足够的能量与液体，避免因禁食过度导致术中出现低血压。充分的肠道准备为术中肠道吻合创造了一个清洁环境，减少了腹腔感染、肠瘘等并发症的发生率。

（4）肠道膀胱扩大术后各管道的护理是术后护理的关键

1）保持引流管通畅：是防止发生吻合口瘘的关键措施之一。尤其是膀胱内引流管（膀胱造瘘管和留置尿管）通常是预防膀胱吻合口漏尿的关键，因此，术后应密切观察各引流管是否通畅、引流液的颜色、性质和量，伤口有无渗液、渗出液的颜色和量，是否有尿液外渗的发生等客观指标。

2）尿量：是手术后肾功能恢复的主要标志之一，因此，应准确观察并记录术后尿量，进行膀胱冲洗后要注意减掉冲洗液的量。观察尿量的同时要注意观察其颜色，手术当天尿液中可能会有血凝块形成，要防止血凝块堵塞尿管或膀胱造瘘管而出现的尿量减少的假象。保持尿管和膀胱造瘘管引流通畅。防止引流管扭曲，定时挤压，保持引流通畅是重要的护理措施之一。

3）有效的胃肠减压：是肠道功能恢复的保障，保持胃肠减压畅通，做好相关护理促进肠道功能的恢复。

4）术后膀胱冲洗的时机：肠黏液往往是导致尿管或膀胱造瘘管堵塞的主要原因，一旦管道堵塞，膀胱过度膨胀就易导致膀胱吻合口瘘，出现尿外渗。因此，应及时清除肠黏液。根据肠黏液分泌的多少决定膀胱冲洗的次数，以不堵管为宜。双J管未拔除前行膀胱冲洗时压力要小，避免肠黏液反流到肾脏，引起发热或急性肾盂肾炎。

5）开始间歇导尿的时机选择：术后间歇导尿开始时间应在膀胱造瘘和双J管拔除并行尿动力学检查后进行。间歇导尿的次数应根据病人的膀胱安全容量和饮水量制订。间歇导尿是肠道膀胱扩大术后最安全的膀胱排空方式，若病人本人可以掌握这种导尿技术，将会更好地回归社会，自我护理，独立生活。

（5）肠道并发症的预防：术后为预防肠粘连或肠梗阻的发生应鼓励病人早期活动，做好病人饮食指导，避免因进食不当而引起肠梗阻的发生。

（6）强调随访的重要性：由于该类病人必须终身自家间歇导尿，因此必须对病人进行终生随访。随访的内容包括：自我导尿的情况，每天几次，每次尿量多少，插管是否顺利，有无肠黏液堵管，是否进行膀胱冲洗，导尿期间有无发热，是否进行了治疗，有无腰痛等伴随症状，随访的时间；每3个月应监测尿常规、尿培养及肾功；6～12个月应行影像尿动力学检查及MRI水成像，以后可以1～2年随访一次。

五、社区康复

（一）家庭康复

神经源性膀胱病人的排尿问题可能伴随病人终身，其健康教育关系到各种治疗方案实施，如何指导病人接受正确的膀胱管理理念是健康教育的重点。

1. 首先应让神经源性膀胱病人了解治疗的目的是保护上尿路，保护肾功能。

2. 向神经源性膀胱病人讲解有哪些治疗手段和护理手段。

3. 向病人讲解各种治疗方法的适应证。

4. 指导病人如何根据尿动力学选择安全的排尿方式。

5. 指导病人如何监测膀胱容量。

6. 指导病人如何选择适合自己的间歇导尿管。

7. 指导间歇导尿的病人学会如何控制饮水量来配合间歇导尿，并能按照指导的内容和方法去做。

（1）自助导尿次数按病人病情而定，一般每日4～6次，每次相隔4～6h（早上起床时、午餐前、晚饭前及睡前），夜间有需要时可再导尿一次。

（2）指导病人切勿等尿急才排放尿液，一定按医护人员提供的安全容量排放尿液。

（3）请勿放弃或自行更改导尿次数（因膀胱过度膨胀会导致泌尿系感染），请先咨询护士或医生。

（4）一般情况，每次自行小便和导尿的总容量应少于400ml，避免遗尿及泌尿系感染。

（5）针对神经源性膀胱病人，最好应先行尿动力学检查确定其安全容量，在其安全容量范围内进行导尿，也就是每次导尿量不要超过其膀胱的安全容量，以利于保护上尿路。可使用便携式膀胱容量测定仪测定膀胱容积，进而确定导尿时机。

（6）选择合适的导尿管及型号。

（7）保持大便畅通，可令小便较容易排放。

（8）保持每日进水量1 500～2 000ml，尽量日间饮水，睡前3h请勿饮水，上床睡觉前必须导尿。

（9）如在插管过程中遇到梗阻导致插管困难，可暂停10～30s，深呼吸或暖水浴有助于放松，将身体放松后，把导尿管拉出一寸，然后慢慢再试。

（10）若不能取出尿管，可能是尿道痉挛所致，待5～10min后再试，切勿强行拉出。如不成功，应及时就诊。

（11）请保持个人卫生清洁，如每日沐浴。

（12）遇下列情况，应及时就诊。

1）血尿。

2）不能成功插入或拔出导尿管。

3）插入导尿管时疼痛剧烈及难以忍受。

4）尿量明显减少。

5）泌尿系感染。

（二）社会康复及并发症

1. 神经源性膀胱可能出现以下并发症

（1）尿路感染：神经源性尿失禁和神经源性膀胱因神经系统受损病人均有不同程度的感觉障碍，尤其是脊髓损伤后其感觉障碍更为突出，泌尿系感染的症状和体征也有所不同，常表现为肌肉痉挛加重、出现自主神经反射亢进、高热、血尿、尿液恶臭和尿液混浊，尿常规检查异常（白细胞增加、有脓细胞）等，严重者可危及生命；

（2）尿路结石：病人出现血尿，腰腹痛，尿常规检查异常，超声检查发现结石（图2-8-4）。

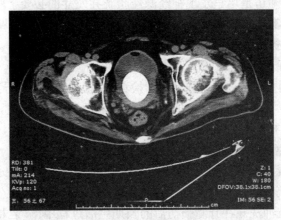

图2-8-4 膀胱结石

（3）膀胱输尿管反流：膀胱变形、输尿管弯曲、肾脏积水扩张（图2-8-5）。

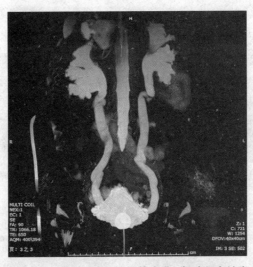

图2-8-5 膀胱变形、输尿管弯曲、肾脏积水扩张

（4）肾功能衰竭：脊髓损伤后，排尿问题处理不及时、不正确将会导致急性或慢性肾功能衰竭；膀胱输尿管反流；膀胱变形、输尿管弯曲、肾脏积水扩张（图2-8-5）。

2．预防并发症的措施

（1）在没有确定下尿路病理生理状态的情况下，严禁采用错误的排尿方法，如挤压腹部排尿，也不能通过叩击腹部或挤压、牵拉尿道强行排尿，这样的排尿方式很容易引起肾积水和肾功能衰竭，从而危及生。

（2）避免长期留置导尿管，脊髓损伤病人病情稳定后应尽早开始间歇导尿，对于必须留置尿管的病人做好留置尿管的护理。

（3）对选择膀胱造瘘的病人应做好造瘘管的护理。

（4）指导病人做好自家清洁间歇导尿。

（5）定期行影像尿道尿管动力学检查，并根据检查结果选择安全的排尿方法。

3．随访 定期的随访是尽早发现神经源性膀胱并发症的必要手段，无论是采用保守治疗或手术治疗的病人都必须定期随访，以便实时了解病人膀胱及尿路情况，及时调整治疗方案，保护上尿路，保护病人的生命安全。

（1）每3个月进行一次泌尿系统超声检查、肾功能检查。

（2）每6～12个月复查一次影像尿动力学检查，其检查结果是指导正确排尿的重要依据。

（3）定期检查尿常规和尿培养，若出现发热、尿液混浊、有臭味时，应立即检查尿液。

（4）化验检查有白细胞、细菌生长时，无发热则无需使用抗生素，可口服一些清热利尿药，增加饮水量，密切观察体温和进行尿液检测。

（5）若出现尿液混浊、臭味，尿液化验有白细胞，尿培养有细菌生长，体温低于38℃，可遵医嘱口服抗生素治疗；若体温高于38℃，应遵医嘱给予静脉输入抗生素治疗，同时留置尿管引流，并可进行膀胱冲洗。在脊髓损伤后的长期生活过程中，一旦检查发现问题，应尽早进行治疗。

（6）做好会阴部皮肤护理，避免发生压疮、失禁性皮炎等皮肤问题。

知识拓展

神经源性膀胱的治疗目标与原则

神经源性膀胱治疗的首要目标是保护肾脏功能、使病人能够长期生存，次要目标是提高病人生存质量，A级推荐；治疗计划应遵循从无创到有创的循序渐进原则，结合病人综合情况制订适合病人自身的个体化治疗方案，A级推荐；治疗的黄金法则是确保逼尿肌压力在储尿期和排尿期都保持在低压、安全范围内，A级推荐；神经源性膀胱病人治疗后应定期、终生随访，病情进展时应及时调整治疗及随访方案，A级推荐。

（高丽娟）

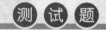

测试题

一、名词解释

神经源性膀胱

二、填空题

1．输尿管、肾盂肾盏轻中度扩张，杯口变钝，为膀胱输尿管反流第（ ）级表现。

2. 以下病人严禁选择挤压排尿：（　　）、（　　）、（　　）及合并有（　　）、（　　）、痔疮以及尿道病变（尿道狭窄）和复发性尿路感染者。

三、判断题

低压性膀胱输尿管反流的病人，留置尿管时应定期夹闭尿管。（　　）

四、简答题

简述间歇导尿适应证。

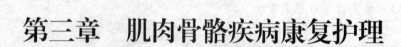

第三章　肌肉骨骼疾病康复护理

第一节　骨　折

学习目标

识记：骨折的定义，分类，愈合过程及愈合的判定标准。

理解：骨折后导致的功能障碍和评估。

运用：常见骨折的康复护理措施。

导入案例与思考

　　70岁的王先生，不慎摔倒致左髋部着地，即感疼痛活动受限，于急诊拍X线诊断为左股骨颈骨折。既往患糖尿病20年，自行胰岛素治疗，高血压病史10年，服硝苯地平控释片治疗。曾反复肺部感染，咳痰无力。化验：白细胞计数升高。现为择期手术收入院。

　　（1）康复护理考虑的重点是预防什么？

　　（2）如何制订一个康复护理计划？

一、概述

（一）骨折定义

骨折（fracture）是指骨或骨小梁的完整性和连续性发生断离。

（二）骨折的分类

1. 根据骨折处与外界是否相通分为闭合性骨折和开放性骨折。

2. 按骨折的程度及形态分为不完全性骨折和完全性骨折。不完全性骨折是指骨质的连续性部分中断，包括裂缝骨折和青枝骨折。完全性骨折是指骨质的连续性完全中断，包括横断骨折、斜形骨折、螺旋形骨折、粉碎性骨折、嵌插骨折、压缩骨折。

3. 按骨折处的稳定性分为稳定性骨折和不稳定性骨折。

4. 按骨折后时间长短分为新鲜骨折（1～2周内）和陈旧骨折（2～3周后）。

（三）骨折临床表现分为

一般表现有疼痛、压痛、肿胀、瘀斑及功能障碍。专有体征包括：①畸形，指由于骨折段的移位使肢体发生缩短、成角、弯曲等形态改变;②反常活动,指在肢体没有关节的部位出现不正常的假关节样活动;③骨擦音和骨擦感,指骨折端相互摩擦而产生的骨擦音和骨擦感。

二、主要功能障碍

(一)疼痛和压痛

骨折处压痛明显,疼痛随肢体活动而加剧。固定后疼痛可减轻。叩击肢体远端,骨折部位可有明显的疼痛感。

(二)畸形

畸形是由于骨折段的移位使肢体发生缩短、成角、弯曲等形态改变。

(三)关节粘连僵硬

受伤肢体长时间固定,缺乏功能锻炼,关节囊和周围肌肉挛缩,使关节内外发生纤维粘连,造成关节僵硬。

(四)肌肉萎缩

与骨折后长期肢体制动缺乏有效的功能锻炼有关。

(五)潜在并发症

潜在并发症包括周围血管功能障碍、周围神经损伤、骨筋膜室综合征等。

三、康复与护理评定及评估

(一)临床评估

1. 全身及局部情况　生命体征、精神心理状况的评估,局部疼痛、皮肤颜色、肢体肿胀、感觉等方面的评估。

2. 关节活动度受累关节,非受累关节。

3. 肌力受累关节周边肌肉。

4. 肢体长度及周径。

5. 日常生活活动能力及劳动能力。

(二)影像学评估

1. X 线摄片是骨折的常规检查,需包括正、侧位和邻近关节,有时还需加摄特定位置及健侧相应部位做对比。

2. CT 目前三维 CT 成像技术日渐成熟,在临床上也已广泛应用,它对了解骨折的类型、移位情况、复位固定和骨折愈合情况等均有重要价值。

3. MRI 能通过损伤部位的信号高低判定是新鲜骨折还是陈旧性骨折及骨折愈合情况。

四、常见并发症

(一)早期并发症

1. 休克创伤性或失血性休克　如多发性骨折、骨盆骨折、股骨干骨折、肱骨骨折等。

2. 血管损伤　如肱骨髁上骨折可损伤肱动脉;股骨下 1/3 或胫骨上 1/3 骨折可损伤腘动脉;锁骨骨折可损伤锁骨下动脉。

3. 神经损伤　骨折致尺神经或正中神经损伤;腓骨颈骨折致腓总神经损伤。

4. 内脏损伤　骨盆骨折可致直肠、膀胱或尿道损伤;肋骨骨折可致血、气胸或肝、脾破裂；颅骨骨折可致脑损伤等。

5. 骨筋膜室综合征 四肢骨筋膜室内肌肉和神经组织因急性严重缺血而发生的一系列病理改变。多见于前臂骨折和小腿骨折。其病因为引起骨筋膜室内压力增高的因素包括内部因素和外部因素，内部因素为骨折的血肿和组织血肿，使室内内容物体积增加，外部因素为包扎过紧，局部压迫，使室内容积减少。骨筋膜室综合征的预防和护理：对疑有骨筋膜室综合征的病人切忌患肢抬高，以免加重缺血。对急性创伤和骨折外固定者，加强患肢远端皮肤颜色、温度、动脉搏动和毛细血管充盈时间的观察，并重视病人主诉。一旦确诊，积极切开减压，同时防止失水、酸中毒、高钾血症、肾功能衰竭、心律不齐、休克等严重并发症，必要时应截肢以挽救生命。

6. 脂肪栓塞综合征 成人多见，多发生于粗大的骨干骨折，如股骨干骨折处髓腔内血肿张力过大，骨髓被破坏，脂肪进入破裂的静脉窦内，可以发生脂肪栓塞。若为肺脂肪栓塞综合征，病人表现为呼吸困难、发绀、心率加快、血压降低等。若为脑脂肪栓塞，病人表现为意识障碍、烦躁、谵妄、抽搐等。

（二）晚期并发症

1. 急性肺炎 主要发生于因骨折长期卧床不起的病人，以老年体弱和伴有慢性病者多见，有时危及病人生命。

2. 压疮 骨突处受压时局部血流循环障碍，易形成压疮。

3. 下肢静脉血栓形成 多见于骨盆骨折或下肢骨折病人。

4. 感染 开放性骨折时，骨折端与外界相通，存在感染的风险，严重者可发生化脓性骨髓炎。

5. 缺血性骨坏死 骨折端的血液供应破坏，导致该骨折端缺血坏死。

6. 缺血性肌痉挛 缺血性肌痉挛是骨折最严重的并发症之一，是骨筋膜综合征的严重后果。

7. 急性骨萎缩 损伤导致关节附近的骨出现骨质疏松、萎缩，又称反射性交感神经性骨营养不良。

8. 关节僵硬。

9. 损伤性骨化。

10. 创伤性关节炎。

五、骨折康复护理措施

（一）急救

首先抢救生命，防止继续损伤和感染，及时转送医院，开放性骨折应尽早实施清创，并使用抗生素和TAT。

（二）心理护理

尽一切可能与病人沟通，耐性倾听，了解病人的需要，重视病人主诉，及时疏导病人焦虑紧张情绪。

（三）病情观察

首先观察肢体远端的感觉、运动及血液循环情况及生命征变化如颅脑、胸、腹部症状和体征。观察患肢肌群和关节的形态与功能状况，定期X线复查。

（四）一般护理

做好卧床期间的相关护理，多饮水，供给富含营养的易消化食物，注意保持肢体功能位置，根据病情进行理疗，指导合理的功能锻炼。

（五）手术前、后的护理

执行外科围手术期一般护理和骨科一般护理：术前严格备皮，术后做好伤口护理，注意防止意外损伤。手术后注意密切观察患肢远端的感觉、运动及血液循环情况，尽早发现周围神经、血管功能障碍。

（六）指导合理的功能锻炼

1. 骨折愈合早期（骨折后 1~2 周）措施　疼痛的处理：PRICE 治疗方案。肌力训练，关节活动度训练，正常活动和呼吸训练，物理因子疗法：超短波疗法、低频磁疗、超声波等。

2. 骨折愈合中期（骨折后 3~8 周）措施　关节活动度训练，肌力训练，物理因子疗法：红外线、蜡疗、紫外线、音频电疗、超声波等，改善日常生活活动能力训练及工作能力训练。

3. 骨折愈合后期（骨折后 8~12 周）措施　肌力训练，关节活动度训练，负重练习及步态训练，日常生活活动能力及工作能力训练。

六、骨科康复护理技术

（一）小夹板固定

1. 概述　骨折复位后选用不同的材料如柳木块、纸板，根据病人的肢体形态加以塑形，制成适合各部位的夹板，并用系带固定，以固定垫配合保持骨折复位时的位置，这种方法称为夹板固定技术。

2. 操作方法　选择相应规格的预制夹板，准备软质固定垫，夹板外梱扎的布带松紧应适度，应注意观察患肢远端的感觉、运动及血液循环情况，抬高患肢，对门诊病人及时进行健康教育。

3. 注意事项　如有患肢远端肿胀、疼痛、青紫、麻木、活动障碍、脉搏减弱或消失等随时复诊。应根据病情告诉病人复诊日期。固定后 2 周内应及时做 X 线检查。指导病人做好患肢的功能锻炼。

（二）石膏绷带固定

1. 概述　天然生石膏经加热脱水成为熟石膏。当熟石膏遇水分时可重新结晶硬化，利用此特性达到固定骨折、制动肢体的目的。

2. 操作方法　配合医生进行石膏绷带包扎：清洗患肢皮肤，如有伤口应提前换药。用棉织套、棉花或棉纸衬垫以包裹患肢将要固定的区域，在骨隆突处适当垫厚，以免引起压疮。协助维持病人肢体于功能位或固定所需体位。准备好石膏绷带备用。协助包扎时应注意：自远而近包扎；松紧均匀，并随手将其按抚妥帖；用手掌托扶石膏型；应露出远端指（趾）；最后将石膏型边缘修齐，注明包扎日期；有伤口的区域应事先开窗；10~20min 内垫妥肢体，避免肢体活动而使石膏型折裂。

3. 注意事项　抬高患肢，48h 内注意观察患肢远端的感觉、运动及血液循环情况，保持石膏型清洁，避免受潮，经常检查有无松脱或断裂，指导病人功能锻炼，拆除石膏后用温水清洗皮肤，指导病人继续进行功能锻炼。

（三）牵引

1. 概述　牵引是骨科治疗中应用较广的治疗方法，是利用适当的持续牵引和对抗牵引达到整复和维持复位。

2. 操作方法　做好牵引术的配合工作，清洗患肢皮肤，准备好各种牵引装置，摆好病人体位，协助医生进行牵引术。

3. 注意事项　设置对抗牵引，保持有效牵引，应注意观察患肢远端的感觉运动及血液循环情况，骨牵引时应注意预防牵引针孔处感染，做好皮肤护理，指导病人功能锻炼。

七、社区康复

首先骨折初期教育病人及时就诊。骨折固定期要适时进行健康宣教工作。康复期应指导病人做好患肢的功能锻炼。社区护理中教育人们遵守交通规则，加强生产、生活环境安全保护措施，预防骨折的发生。

八、常见骨折及康复要点

（一）锁骨骨折

1. 病因　间接与直接暴力均可引起锁骨骨折，但间接暴力较多。

2. 临床表现　主要表现为局部肿胀、皮下淤血、压痛或有畸形，畸形处可触到移位的骨折断端，如骨折移位并有重叠，肩峰与胸骨柄间距离变短。伤侧肢体功能受限，肩部下垂，上臂贴胸不敢活动，并用健手托扶患肘，以缓解因胸锁乳突肌牵拉引起的疼痛。触诊时骨折部位压痛，可触及骨擦音及锁骨的异常活动。幼儿青枝骨折畸形多不明显，且常不能自诉疼痛部位，但其头多向患侧偏斜、颌部转向健侧，此特点有助于临床诊断。有时直接暴力引起的骨折，可刺破胸膜发生气胸，或损伤锁骨下血管和神经，出现相应症状和体征。

3. 检查　本病的辅助检查方法主要是影像学检查，锁骨骨折常发生在中段。多为横断骨折或斜形骨折，内侧断端因受胸锁乳突肌的牵拉常向上后移位，外侧端受上肢的重力作用向内、下移位，形成凸面向上的成角、错位、缩短畸形。

（1）X线检查：疑有锁骨骨折时需摄X线片确定诊断。一般中1/3锁骨骨折拍摄前后位及向头倾斜45°斜位像。拍摄范围应包括锁骨全长，肱骨上1/3、肩胛带及上肺野，必要时需另拍摄胸片。前后位像可显示锁骨骨折的上下移位，45°斜位像可观察骨折的前后移位。

婴幼儿常出现锁骨无移位骨折与青枝骨折，有时在原始X线片上难以明确诊断，可于伤后5～10d再复查拍片，常可发现有骨痂形成。

外1/3锁骨骨折中，一般可通过前后位及向头倾斜40°位X线像做出诊断。锁骨外端关节面骨折，常规X线像有时难以做出诊断，常需摄断层X线像或行CT检查。

锁骨内1/3前后位X线像与纵隔及椎体相重叠，不易显示出骨折。拍摄向头倾斜40°～45°X线像，有助于发现骨折线。在检查时，不能满足于X线正位片未见骨折而诊断为软组织损伤，需仔细检查是否有锁骨内端骨折或局部骨折征象，以便作出正确的诊断。

（2）CT检查：多用于复杂的桡骨骨折，如波及关节面及肩峰的骨折。尤其对关节面的骨折优于X线检查。

4. 诊断　病人有上肢外展跌倒或局部被暴力直接打击等外伤史，伤后肩部出现疼痛，上肢不敢活动。X线片可确诊，并显示骨折移位及粉碎情况。

5．治疗 视骨折类型、移位程度酌情选择相应的治疗。青枝骨折多为儿童，对无移位者以"8"字绷带固定即可，对有成角畸形者，复位后仍以"8"字绷带维持对位。对有再移位倾向的较大儿童，则以"8"字石膏绷带为宜。成年人无移位的骨折，以"8"字石膏绷带固定6～8周，并注意对石膏的塑形以防发生移位。成人有移位的骨折，均应在局部麻醉下先行手法复位，之后再施以"8"字石膏固定，其操作要领如下：病人端坐，双手叉腰挺胸、仰首及双肩后伸。术者立于病人后方，双手持住病人双肩前外侧处（或双肘外侧）朝后上方用力，使其仰伸挺胸，同时用膝前部抵于病人下胸段后方形成支点，如此可使骨折获得较理想的复位。在此基础上再行"8"字石膏绷带固定。为避免腋部血管及神经受压，在缠绕石膏绷带的全过程中，助手应在蹲位状态下用双手中指、示指呈交叉状置于病人双侧腋窝处。石膏绷带通过助手双手中指、示指缠绕，并持续至石膏绷带成形为止。在一般情况下，锁骨骨折并不要求完全达到解剖对位，只要不是非常严重的移位，骨折愈合后均可获得良好的功能。

手术治疗指征包括：开放骨折；合并血管、神经损伤的骨折；有喙锁韧带断裂的锁骨外端或外 1/3 移位骨折；骨折不连接。内固定方法可视骨折的类型和部位等不同，选择"8"字钢丝、克氏针或钢板螺钉固定。

（二）肱骨外科颈骨折

多见于老年人，常因间接暴力所致，临床上将其分为外展型和内收型两类。

外展型多属稳定型，可用三角巾悬吊固定 4 周，限制肩关节外展肌力训练。

内收型复位后用三角巾制动 4～6 周，限制肩关节内收肌力训练。早期做握拳及腕、肘关节屈伸训练，固定去除后积极进行肩关节及肩胛带的各个方向活动度练习及肌力练习。

（三）肱骨干骨折

肱骨干中、下 1/3 交界处后外侧有一桡神经沟，桡神经紧贴沟内走行，此处骨折容易损伤桡神经。因常伤及肱骨滋养动脉，肱骨中段骨折不愈合率较高。

复位固定后，患肢悬吊于胸前，肘屈曲 90°，前臂稍旋前，尽早进行指、掌、腕关节主动运动，并进行上臂肌群的主动等长收缩练习，禁止做上臂旋转运动。固定 2～3 周后，在上臂扶持下行肩、肘关节的主动和被动运动，增加关节活动度。解除外固定后，全面进行肩、肘关节的活动度及肌力练习。

（四）肱骨髁上骨折

常发生于儿童，为关节囊外骨折，由于骨折的暴力与损伤机制不同，分伸直型和屈曲型，以伸直型为最常见，约占 95%。功能预后一般较好，但常易合并神经、血管损伤及肘内翻畸形。

骨科处理后 3～4d 即可进行站立位的肩部摆动练习和指、掌、腕的主动运动，1 周后增加肩主动屈伸及外展练习，并逐步增大运动幅度。

（五）尺桡骨骨折

治疗较为复杂，预后差，常引起肘屈伸和前臂旋转功能障碍。

复位固定后早期，练习肩和手部活动。用力握拳，充分屈伸手指，减少前臂肌群的粘连，上臂和前臂肌肉作等长收缩练习，站立位前臂用三角巾悬吊胸前，做肩前、后、左、右摆动和水平方向的画圈运动。

（六）桡骨远端骨折

常见类型有 Colles 骨折和 Smith 骨折，前者较多见，骨折远端向背侧移位；后者，骨折远端向掌侧移位。

复位固定后即指导病人进行用力握拳、充分伸展五指等手指、掌指关节的主动屈伸运动和前臂肌群的等长收缩练习，全面活动肩、肘关节。2周后，开始腕关节屈伸和桡侧偏斜活动及前臂旋转活动的练习。先轻度活动，若无不适，再逐渐增加活动范围和强度。解除外固定后，充分练习腕关节的屈伸、尺侧偏斜和桡侧偏斜以及前臂旋转的活动度和肌力练习。

（七）髋关节脱位

临床表现：外伤史，巨大暴力。后腹膜出血。大腿上端外侧大血肿。可合并腹部脏器损伤。X线检查，必要时行CT检查。治疗主要手术治疗。

（八）股骨颈骨折

股骨颈骨折多见于老年人，骨折不愈合率高，且有可能发生股骨头缺血坏死及塌陷的不良后果。股骨颈骨折解剖概要颈干角110°～140°，前倾角12°～15°。股骨头血供来自：①股骨头圆韧带内的小凹动脉；②旋股内侧动脉的分支——骺外侧动脉；③股骨干滋养动脉升支；④旋股外侧动脉。

1. 分型

Garden分型：Ⅰ型，不完全骨折，无移位。Ⅱ型，完全骨折，无移位。Ⅲ型，完全骨折，部分移位。Ⅳ型，完全骨折，完全移位。

骨折部位分型：头下型，发生股骨头坏死机会大；经颈型；基底型。

X线表现分型：内收骨折，Pauwells角大于50°，骨折面接触少，不稳定。外展骨折，Pauwells角小于30°，骨折面接触多，较稳定。

2. 临床表现　髋部外伤史，髋部疼痛，活动受限，屈曲，短缩，外旋畸形。

3. 治疗

（1）保守治疗：患肢牵引，穿校正鞋。主要应用于全身状况差不能耐受手术者，长期卧床的并发症：压疮、肺部感染、泌尿系感染、静脉血栓等，力学不稳定致骨折畸形愈合、髋内翻、下肢外旋短缩畸形，长期牵引可致膝关节僵硬。

（2）手术治疗：包括闭合复位空心钉内固定和髋关节置换术。

1）股骨颈骨折空心钉内固定的适应证：头下型的GardenⅠ、Ⅱ型，基底型，骨质较好，55岁以内的股骨颈骨折，骨扫描提示股骨头有血运，病人配合治疗。该治疗大大增加愈合率，没有报道增加股骨头坏死率，仍有较高的中远期坏死率。

2）髋关节置换术适应证：70岁以上头下型GardenⅣ型，部分Ⅱ、Ⅲ型，55岁以上部分GardenⅢ、Ⅳ型，骨质疏松者。其优点：消除了骨折不愈合和股骨头坏死的可能，可以早期下地活动，减少了长期卧床的常见并发症。

4. 康复　加压螺纹钉内固定手术者，原则上术后第1d做患肢各肌群的等长收缩练习，第2～3d即可下床活动，并允许患肢负重。1周以后进行髋部肌群的等张练习、髋及膝关节的屈伸运动，动作轻柔，幅度逐步增多，避免引起疼痛。3～4周后可完全恢复原有的社会生活。对于有轻度移位的股骨颈骨折，为减少股骨头坏死的可能性，应给予患侧股骨头8～12周的不负重休息，可扶双拐早期下地不负重行走。做牵引治疗的病人，早期床上练习与内固定者相同，但负重要晚，伤后4周解除牵引，开始练习在床边坐，患肢不负重步行，伤后3个月逐步增加患肢内收、外展、直腿抬高等肌力及关节活动度练习，逐步开始负重练习。

（九）股骨粗隆间骨折

粗隆间处于股骨干与股骨颈的交界处，是承受剪力最大的部位；且为骨质疏松好发部位。

分为 Evans 型及 AO 型。临床表现为髋部外伤史,髋部疼痛,活动受限,短缩,外旋畸形。

治疗为手术治疗:闭合复位 DHS 内固定术和闭合复位 PFN 内固定术。

(十)股骨干骨折

儿童期可出现青枝骨折。股骨干骨折可分为上 1/3、中 1/3 骨折和 1/3 骨折。部位由于所附着的肌肉起止点的牵拉而出现典型的移位。

临床表现:外伤史,大腿肿胀、皮下瘀斑。局部出现成角、短缩、旋转等畸形。注意检查肢体血运与感觉。失血性休克表现及 X 线检查。临床以手术治疗为主。

股骨干骨折内固定术后,第 1d 即可开始肌肉等长练习及踝、足部运动,术后第 3d,疼痛反应减轻后,开始床上足跟滑动练习以屈伸髋、膝关节,并给予髌骨松动技术,膝下垫枕增加膝屈曲姿势体位下做主动伸膝练习,可逐步增加垫枕的高度。术后 5~6d 可扶双拐或助行器患肢不负重行走,术后 2~3 周内逐渐负重,根据病人的耐受程度而定。术后 2 个月左右可进展至单手杖完全负重行走。

(十一)髌骨骨折

髌骨是人体最大的籽骨,参与构成伸膝装置,并与股骨髌面形成髌股关节。病因以直接暴力和股四头肌强烈收缩导致。临床表现:外伤史,膝前方肿胀,压痛,膝关节活动障碍及 X 线检查。

(十二)胫骨平台骨折

胫骨平台骨折分为:单纯胫骨外髁劈裂骨折。外髁劈裂合并平台塌陷骨折。单纯平台中央塌陷骨折。内侧平台骨折,可表现为单纯胫骨内髁劈裂骨折或内侧平台塌陷骨折。胫骨内、外髁骨折。胫骨平台骨折同时有胫骨干骺端或胫骨干骨折。治疗原则应尽量使关节面解剖复位,恢复关节面的完整。

(十三)胫腓骨干骨折

胫骨和股骨一样,是承重的重要骨骼。胫骨的营养血管从中上 1/3 交界处进入骨内,因此下 1/3 段骨折愈合较慢,容易发生延迟愈合或不愈合。以青壮年和儿童居多,多由直接暴力引起,常合并神经、血管损伤,临床上应注意观察足背动脉搏动及足背、足趾的感觉和运动情况。

治疗胫腓骨骨干骨折治疗目的是矫正成角、旋转畸形,恢复胫骨上、下关节的平行关系,恢复肢体长度。不稳定的胫腓骨干双骨折在以下情况时,采用切开复位内固定:如手法复位失败;严重粉碎性骨折或双段骨折;污染不重,受伤时间较短的开放性骨折。

康复锻炼:骨折部接近踝关节时,更易后遗踝关节功能障碍。胫腓骨中下段血液供应差,骨折愈合慢,固定期较长,功能影响也大。术后当天开始足、踝、髋的主动活动度练习,股四头肌、胫前肌、腓肠肌的等长练习。膝关节保持中立位,防止旋转。术后 3~5d,可带外固定物做直腿抬高练习和屈膝位主动伸膝练习,术后 1 周,增加踝屈伸和内、外翻抗阻练习,并可增大踝屈伸活动度的功能牵引,同时开始下肢部分负重的站立和步行练习。早期负重可促使骨痂生长,较快地恢复行走功能。

(十四)踝部骨折

多因间接暴力造成,是最常见的关节内骨折,易引起顽固性踝关节功能障碍,在关节面不平整和复位欠佳时,极易发生踝关节创伤性关节炎,这就要求良好的复位固定和及时的康复治疗。

1. 踝关节解剖 胫腓骨远端组成踝穴并与距骨构成关节内侧副韧带外侧副韧下胫腓韧带，又称胫腓横韧带。分型 AO 分型：A 型——韧带联合平面以下腓骨骨折；B 型——韧带联合平面腓骨骨折；C 型——韧带联合平面以上腓骨骨折。根据骨折部位分型：单踝骨折（内踝或外踝骨折）、双踝骨折（内踝及外踝骨折）与三踝骨折（内踝、外踝及后踝骨折）。

2. 临床表现与检查 外伤史、疼痛、肿胀、压痛、活动受限及 X 线检查（除正侧位片外应加摄内旋 15° 的踝穴位）。

3. 治疗 AO 的观点认为单独的 A 型和单独无移位的 B 型骨折，未波及内踝结构，如踝穴保持稳定，可采用非手术治疗方法。而骨折有移位时主张切开复位内固定。

4. 康复 锻炼与胫腓骨下段骨折大致相同，但要专门指导跖趾关节屈曲和踝内翻得静力收缩练习，以预防这些肌肉萎缩而引起扁平足。

（十五）跟骨骨折

跟骨是足骨中最大的骨，以松质骨为主。由跟骨结节与跟骨后关节突的连线与跟骨前 - 后关节突连接形成的夹角称为跟骨结节关节角（Bohler 角），正常时约为 40°。

病因：高处坠落，足跟着地。临床表现：外伤史、足跟部肿胀、疼痛、足底扁平及 X 线检查。跟骨骨折治疗以手术治疗为主。

（十六）脊柱

纯稳定性骨折：让病人仰卧木板床上，骨折部位垫高约 10cm 的软垫，3～5d 后开始仰卧位躯干肌肌力训练，训练中避免脊柱前屈和旋转。2 周后让病人做仰卧位腰部过伸和翻身练习，翻身时，腰部保持伸展位，躯干同时翻转，避免脊柱扭转。6 周后可起床活动，并进行脊柱后伸、侧弯和旋转练习，避免脊柱前屈的动作。待骨折愈合后加强脊柱活动度和腰背肌肌力训练。护理中，搬动病人时应保持动作一致，平抬平放，避免脊柱屈曲扭转，并密切观察病人生命体征及肢体的感觉和运动功能，及时发现有无合并脊髓损伤或马尾神经损伤。

单纯不稳定性骨折：多需行手术内固定，术后即可行躯干肌等长收缩练习，术后约 1 周开始起床活动（需根据手术方式及手术医生的意见而定）。骨折愈合后，逐步增加关节活动度练习和腰背肌肌力训练。

脊柱骨折合并脊髓损伤，伤后应及时手术，消除脊髓致压物，彻底减压，给予牢固的内固定。

知识拓展

快优康复

概念：针对有手术适应证的病人，通过合理安排临床流程和康复方案，使病人在接受手术治疗和术后康复的全过程中，享受有序、高效、高质量的诊疗和护理，接受快速而优质的手术和术后康复。

快优康复包含内容：健康宣教和沟通、营养支持、心理评估、睡眠管理、血栓防控、疼痛管理、管道管理、康复训练、骨质疏松的预防。

（田靖晓）

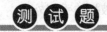

一、名词解释

1. 骨折的定义

2. 骨折专有体征

二、简答题

什么是快优康复？包含哪些内容？

第二节 手 外 伤

学习目标

识记：手外伤的概念、主要功能障碍；手外伤的临床表现、分类。

理解：手外伤术后护理要点；手外伤的康复护理措施和指导。

运用：为不同类型手外伤病人制订康复护理计划。

导入案例与思考

病人，女性，22 岁，左手被机器割伤，有多个皮肤裂口，未损伤骨骼及肌腱，小指、环指末节部分缺损。在门诊清创缝合，残端修整。拆线 3 个月后于门诊复查，见手部仍有肿胀，指间关节、掌指关节僵硬，手指难以握拳，其功能丧失严重。追问病史，受伤后手部瘢痕多，手指有缺损，严重影响手的美观。病人将手长时间置于衣袋、手套之中，并且不经常使用。

对该病人进行评估并制订康复方案。

一、概述

手是重要的劳动器官，由于长期暴露在外，与外界接触频繁，极易发生损伤，其发生率占创伤总数的 1/3 以上。手的康复不仅局限于对伤残的愈合和功能锻炼，还包括预防伤残的护理措施，从受伤到手术，从组织愈合到功能恢复，从职业训练到重返社会们都需要康复护理。应从病人整体出发制订康复护理计划，消除或减轻功能障碍，帮助病人尽可能恢复生活和劳动能力。

（一）手外伤的定义

手外伤多为复合性损伤，常伤及骨、关节、肌腱、韧带、神经、血管和皮肤等多种组织，且常伴有上肢其他部分的损伤。通常手部功能的恢复主要取决于两个关键因素，即关节活动度和肌力。因此，康复护理指导应从这两个方面入手。

（二）手外伤的分类

依据不同的标准可将手外伤分为很多不同的类型，较为常见的方法是将手外伤分为开放性和闭合性损伤两大类。

1. 开放性损伤　是指存在皮肤破损的手部外伤。

2. 闭合性损伤　是指没有发生皮肤损伤的手部外伤，对于闭合性损伤，大多数病人容易忽略其严重性。

（三）手外伤的临床表现

1. 手的开放性损伤　包括刺伤、切割伤、撕裂伤、挤压伤、爆炸伤和烧伤。可引起毁形、缺损及功能障碍或丧失。

2. 手的屈肌损伤　呈伸直位畸形，屈曲功能障碍。手的伸肌损伤呈屈曲位畸形、伸直障碍，伸肌中央束断裂，近指间关节"纽扣"样畸形，侧束联合腱断裂，远指间关节呈槌状指畸形。

3. 手的神经损伤　其支配区的感觉丧失及主动运动丧失可分别呈垂腕、猿手或爪状手等畸形。

4. 手的血管损伤　可引起回流障碍，或缺血坏死，或呈福尔克曼（Volkmann）肌挛缩。

5. 手的骨关节损伤　可因其骨折脱位而引起疼痛、肿胀，各种畸形及异常活动。

（四）处理原则

1. 损伤的程度。

2. 彻底清创。

3. 预防感染。

4. 尽可能恢复手部解剖的连续性。

5. 闭合伤口。

6. 制动和包扎。

7. 早期进行功能锻炼。

（五）术前护理要点

1. 现场急救　手外伤病人多为开放性损伤、失血过多容易导致失血性休克。具体措施如下：

（1）患肢加压包扎。

（2）评估病人生命体征。

（3）抬高患肢，不仅能减轻病人疼痛，也可达到止血的目的。

（4）大血管损伤病人可在上臂扎止血带止血，并记录时间，每隔 1h 放松止血带 5～10min。

2. 保护患肢　在等待手术的过程中要保护患肢，避免造成二次损伤。具体措施如下：

（1）患肢制动。

（2）病人卧床休息。

（六）术后护理要点

1. 减轻肢体肿胀，手部创伤会引起组织液回流障碍，引起患肢肿胀及疼痛。

2. 适当抬高患肢，以促进静脉血液回流，减轻患肢肿胀和疼痛。

3. 评估病人肿胀情况及敷料松紧程度，当发现患肢包扎过紧所致肿胀明显伴血液循环障碍时，应及时通知医生调整绷带或石膏的松紧度。

4. 出血及末梢血液循环的评估是手术成功的重要指标

（1）认真评估患肢的渗血情况：术后抬高患肢，注意患肢保暖，促进静脉回流，减少出血。及时更换被渗血污染的敷料，保持敷料清洁干燥，以防细菌滋生引起感染。

（2）密切观察患指的皮肤及皮瓣的颜色、温度、毛细血管反应、指动脉搏动情况及指腹张力：如出现皮肤苍白或青紫、指端寒冷、指腹塌陷或肿胀、毛细血管充盈时间延长或缩短、指动脉搏动减弱等，提示血供不足或消失或静脉回流受阻，是发生血管危象的表现，应及时通知医生，及时处理。

二、主要功能障碍

（一）运动功能

手外伤后可出现各种并发症，如水肿、粘连、瘢痕、挛缩、慢性疼痛、肩手综合征等，导致肌肉萎缩、无力、关节僵硬、运动功能障碍。

（二）感觉障碍

部分伤及周围神经，出现感知功能障碍。

（三）心理障碍

病人有自卑感，不能适应社会。

（四）日常生活能力降低

运动、感觉、心理障碍均导致日常生活活动能力降低。职业能力和社会能力下降。

三、康复护理评定、评估

（一）外观和解剖

通过观察手部皮肤的营养状况、色泽、纹理、有无瘢痕、伤口、红肿以及手指有无畸形。

1. 休息位　在正常情况下，手在自然静止状态为半握拳姿势，为手的休息位。手的休息位是腕关节背伸 10°～15°，并有轻度尺偏。

2. 功能位　功能位是手进行劳动时最常使用和最大限度发挥其功能的姿势，为腕背伸 20°～25°，拇指处于对掌位，掌指及指间关节微屈。其他手指略为分开，掌指关节及近侧指间关节半屈曲，远侧指间关节微屈曲。手在这个位置上能根据不同需要迅速做出不同动作，如握物、挟持等。

3. 保护位　是为了保护或维持手部功能而设的体位。如虎口挛缩畸形在手术松解后，需要将拇指放在内收，对掌位，其余四指伸直固定。

通过触诊，可以感觉皮肤温度、弹性、软组织质地、判断手指血液循环情况。

（二）运动功能

1. 肌力评定　通过徒手肌力检查、握力器检查手和上肢肌肉的肌力、握力。

2. 关节活动度测定　通过关节活动度测量了解关节在主动运动和被动运动的角度。可用量角器测量。进行关节被动活动范围（PROM）和主动活动范围（AROM）的等级评定。优：指关节总活动范围为 200°～260°；良：指关节总活动范围为 130°～200°；中：指关节总活动范围为 100°～130°；差：指关节总活动范围为 <100°。

3. 灵巧性测定　评定的基本原则是令受试者拾起指定物品并放于指定地方，记录完成操作时间。

（三）感觉功能

1. Tinel 征　了解神经恢复后轴索生长速度。

2. 手和上肢的各种感觉功能包括　浅感觉有痛觉、触觉、温度觉；深感觉有震动感、位置感、运动感；复合感觉有两点辨别觉、质地、形状、粗糙、光滑、轻重感。评定标准：深感觉、浅感觉完全消失为 S0；有深感觉、浅感觉消失为 S1；深感觉和浅感觉部分消失为 S2，深感觉和浅感觉部分消失并有感觉过敏为 S2+；有深感觉和浅感觉为 S3；感觉正常为 S。

四、康复护理措施

手外伤的康复包括手运动和感觉功能的康复，运动功能主要是肌力、关节活动度的康复。其中手的感觉功能的康复是手神经外伤后特有的康复内容。因上肢创伤或疾病导致手功能恢复缓慢的常见原因有肿胀、疼痛、过敏、关节僵硬、肌力下降等原因。若在早期就给予预防和处理，可使功能障碍下降到最低程度。

护理目标：减少导致手功能恢复缓慢的原因；防止肌腱手术后粘连，不使关节活动受限；通过感觉训练，重建失去的感觉，加强代偿能力。

护理措施如下：

（一）控制肿胀、减轻疼痛

1. 抬高患肢，手必须高于肘部平面，有利于降低血管压力，卧床时用枕头垫高患手，行走时用肩肘吊带或支具固定患肢。

2. 前臂和手部肌肉有节奏地收缩和放松，利用"肌肉泵"的作用来促进静脉回流，减轻肿胀。

3. 利用红外线照射、中药浸浴、水疗等方法加强患肢血液循环，增强血管通透性，减轻组织水肿。

4. 可采用弹力带缠绕或压力手套向心按摩，促进静脉回流。

5. 冷疗：适用于闭合性损伤。可用冰袋局部冰敷患处，每次 20～30min，若需长时间使用，每次至少间隔 30～60min。可有效消肿止痛，缓解痉挛。需注意的是，对皮肤感觉丧失及血液循环不良的病人禁用。

6. 镇痛药的应用：医护人员根据疼痛管理制度、流程、评估体系，针对病人的疼痛评估结果，制订多元化、个体化的镇痛方案。将病人 24h 疼痛频率控制在≤3 次，24h 内需要解救药物≤3 次，最终将疼痛程度降低到最小甚至消失。

（1）最大限度镇痛，包括术后镇痛、无镇痛空白期、持续镇痛、避免或迅速制止突发疼痛。

（2）最小的不良反应，无难以耐受的副作用。

（3）最佳的躯体和心理功能，不但安静时病人疼痛评分≤4 分，还应达到运动时镇痛，使病人尽早开展康复训练。

（4）降低术后并发症，消除病人对手术的恐惧及焦虑情绪。

7. 对顽固性疼痛也可使用药物与局部封闭治疗进行缓解。

（二）感觉功能训练

手外伤病人常伴有感觉减退、感觉缺失和感觉过敏等症状。应及时进行有效的感觉再训练，它能使病人的手在功能恢复中发挥最大潜能，是整体康复程序中一个重要组成部分。感觉训练包括感觉缺失训练、感觉减退训练和脱敏训练，感觉缺失和感觉减退刺激是由重到轻，而脱敏训练是由轻到重。

1. 感觉缺失或感觉减退的训练方法

（1）训练前的感觉评估：通过评估确定感觉缺失或减退的区域，必要时可以画出体表标记。

（2）保护觉训练：包括针刺觉、深压觉、冷热觉，训练目的：提高病人的代偿能力。方法：首先用针刺或冷、热、深压刺激被训练区，让病人去体会每一种感觉的特点，然后，让病人按闭眼→睁眼→闭眼的过程反复训练。再通过训练，使病人重新建立感觉信息处理系统，恢复原有的保护觉。

（3）定位觉的训练：当保护觉恢复时，即可开始进行定位觉训练。方法：用指尖或橡皮头敲击病人掌侧，让病人用健侧手指出敲击部位，回答不正确时让病人睁眼学习，如此反复进行。

（4）形状觉的训练：当定位觉恢复后进行形状觉的训练，形状觉训练方法与定位觉类似，让病人闭眼触摸不同大小、形状的木块进行描述、比较，回答不正确时睁眼再感觉一次。

（5）织物觉的训练：让病人闭眼触摸和感受不同的织物如毛皮、丝织品、羊毛、塑料等物品，如能正确说出感觉训练可逐步结束。

2. 感觉过敏的训练方法

（1）首先用棉花摩擦敏感区，每天 5 次，每次 1～2min，直至病人耐受为止。

（2）用旋涡水 15～30min，开始慢速，然后逐步加快，使病人逐渐适应水的旋动。

（3）按摩：涂油后，做唤醒按摩 10min。

（4）让病人触摸不同的物品，如碎粒、黄沙、米粒、圆珠、抓豆等练习。

（5）震动：使用功能小的电动振动器振动敏感区域皮肤，以巩固病人的脱敏。

（6）叩击：如用铅笔端或其他稍硬物件叩击敏感区以增加耐受力，若病人能耐受叩击等动作，脱敏训练可逐步结束。

3. 手部感觉丧失病人的安全护理

（1）避免接触热、冷和锐器物品。

（2）避免使用小把柄的工具。

（3）抓握物品不宜过大用力。

（4）避免长时间使用患手。

（5）使用工具的部位经常更换，预防某一部位的皮肤有过多的压力。

（6）经常检查手部皮肤有无受压征象，如红、肿、热等情况。

（7）感觉缺损区皮肤破溃，应及时处理伤口，避免组织进一步损伤。

（8）良好的皮肤护理，保持无感觉区皮肤的柔软性及弹性，避免继发性损伤。

（三）手部软组织功能训练

1. 指导病人进行伸腕、屈腕、桡偏和尺偏等练习。

2. 指导病人屈曲 90°位并固定肘关节进行前臂旋前和旋后练习。

3. 指导病人进行掌指关节和各指间关节的屈曲和伸展练习。

4. 拇指的内收和外展、对指和对掌练习。

5. 手工艺活动练习，如握小球、拾物、捏橡皮泥、鞋子、叠纸、绘画练习握力和捏力及进行简单的家务劳动。捡拾豆子或珠子、黏土塑形、和面、捏饺子、木刻、拼图、刺绣、手工艺、串珠子游戏、编织、弹琴、书法练习、打字等。可以改善手眼协调性，增加手的灵巧性等。

6. 利手交换练习，如健侧手写字、进食、洗衣、单手拧毛巾等，以提高 ADL 的能力。

（四）手部骨折和关节损伤的康复护理

在进行石膏夹板固定后，嘱病人进行手部肌肉的等长收缩或屈伸未被固定的邻近腕和手指关节,接触固定后开始在无痛范围内缓慢活动患指,逐渐加大力度,到后期进行抗阻练习。

(五)手部周围神经损伤修复术后的康复护理

1. 正中神经损伤　腕关节屈曲固定位 3 周,随后逐渐伸展腕关节至正常位 4～6 周。

2. 尺神经损伤　用视觉代偿保护手尺侧缘皮肤感觉丧失区。

3. 桡神经的损伤　使用腕关节固定夹板,维持腕关节伸直、拇指外展位,预防伸肌过伸位,协助手的抓握及松弛动作。

4. 周围神经损伤的自我功能锻炼可参照手部软组织损伤的练习指导。

5. 手腕部肌肉的自我牵拉

(1)增加屈腕:双手手背相贴放于胸前,手指向下,肘关节向下运动,腕关节向上运动进行压掌练习,以牵拉伸腕肌群;也可以在站立位下将患侧前臂掌侧放在桌上,手伸出桌沿,健侧手放在其手背缓慢向下在无痛方位内施加力量,以达到牵拉目的。

(2)增加伸腕:双手手掌相贴放于胸前,手指向下,肘关节向上,腕关节向下运动;也可在站立位下将患侧手掌放于桌上,健侧手放在其手背,前臂缓慢用力向前运动,以达到牵拉的目的。

(3)增加桡侧、尺侧偏斜:增加桡侧偏时,患侧前臂旋前放在桌子上,手掌向下,健侧手放在患侧手背,患手尺侧向上行抗阻牵拉。

(4)增加掌指关节屈伸:增加屈曲:患侧手握拳,健侧手放在其上,手掌放在掌指关节处,将近端指关节向掌侧缓慢屈曲。增加伸直:患侧四指并拢,健侧四指放在其手指掌侧,拇指放在前侧将手掌缓慢向上抬起至最大范围,也可进行手指交叉指屈肌牵拉练习。

(5)增加指间关节屈伸:增加屈曲时,患侧手屈曲指间关节,健侧手放在其上,缓慢向下压至最大范围。增加伸直时,患侧手指伸直,检测拇指放在患侧手背面,其余四指握住患侧手掌面缓慢用力向上抬起患侧手掌。

(六)支具的使用指导

1. 伸腕及伸指的支具　一般用于桡神经损伤发生伸肌腱功能障碍的病人。拇指由弹力钢丝协助伸展,其他手指由橡皮筋或弹簧和弹力钢丝吊起,训练手的屈曲和伸展功能,也可以使用伸指支具被动牵拉伸肌,或采用分指支具被动伸直四指并防止指蹼瘢痕粘连。

2. 指关节的屈曲支具　利用低温热塑板材矫形器的特点制作能帮助手指屈曲的支具,以矫正指关节的屈曲功能。

3. 弹力运动支具　为防止指关节僵硬、变形,常采用弹力运动支具帮助活动。一般用橡皮筋和弹簧作为动力,如动态屈指矫形支具。

支具的使用注意事项如下:

(1)注意检查皮肤有无受压及血运情况。

(2)避免高温环境,超过 40℃矫形器易变形。

(3)尽量避免日光直射。

(4)不用放于电视机等可能产热的电器旁。

(5)不可用有机溶剂清洗。

(6)可用清水、肥皂水、洗涤剂或牙膏清洗。

(7)不可自行修改,定期找医生、治疗师检查支具的弹力和性能。

（七）心理护理

在创伤早期应多鼓励病人，尽量满足病人的心理和日常生活上需求，以缓解病人情绪的紧张，调动病人的积极性，配合各项治疗；恢复期要以坦诚、热情的态度，帮助病人分析病情，使病人了解治疗的目的，解释康复治疗及自我功能训练的重要性，鼓励病人要有耐心、信心，避免厌烦的情绪，梳理战胜疾病的信心、积极参与康复训练。

五、社区康复

1. 鼓励病人完成力所能及的家务活动，利用利手交换练习，提高 ADL 能力。
2. 注意保护患手，避免烫伤、刮伤、冻伤等损伤。
3. 鼓励病人进行一些手工活动，如编织、剪纸、插花、写大字等，训练灵活性、协调性。
4. 保持乐观、积极的心态，主动参加各种社会活动。
5. 注意规律饮食及作息，避免辛辣刺激、戒烟、戒酒，预防骨质疏松。

（杨　威）

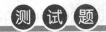

一、名词解释

手的功能位

二、选择题

1. Allen 试验是用于检查手的（　　　）

 A. 感觉情况   B. 供血情况

 C. 运动情况   D. 发汗情况

 E. 皮温情况

2. 手外伤后创口出血，在转送途中，首先采用的止血方法是（　　　）

 A. 手压法   B. 患肢抬高

 C. 缚止血带   D. 局部加压包扎

 E. 钳夹止血

三、简答题

简述手外伤的处理原则。

第三节　截肢术后

学习目标

识记：截肢术后残端护理。

理解：截肢术后常见并发症。

运用：弹性绷带的使用。

导入案例与思考

病人，女，69 岁，半年前因车祸致左下肢毁损伤，在北京某医院性左小腿截肢术、残肢植皮术。术后病人残肢长约 12cm，残端皮肤瘢痕及软组织水肿。膝关节活动伸直 0°、屈膝 41°，为安装假肢入院。

（1）如何制订截肢病人康复护理计划？

（2）截肢后康复训练包括哪些内容？

（3）病人的康复目标是什么？

一、概述

截肢是指将没有生命和功能或因局部疾病严重威胁生命的肢体截除的手术，其中包括截骨和关节离断两种。其目的是挽救病人的生命，并通过安装假肢及残肢训练代偿失去的肢体的功能。

截肢是一种较常见的残疾，根据我国 2006 年第二次全国残疾人抽样调查数据推算，我国各类残疾人总数为 8 296 万，肢体残疾 2 412 万人，占 29.07%，其中截肢人数 226 万人。我国截肢者中上肢截肢者男女比例 3.5∶1，下肢截肢者男女比例 4.9∶1，就截肢部位来讲下肢截肢占截肢者中的 85%，截肢年龄高峰为 18～24 岁。截肢病人可通过安装假肢及康复训练，提高生活自理能力，达到回归社会及家庭的要求。

常见的截肢原因：①外伤性截肢；②血管性疾病：如血栓闭塞性脉管炎、阻塞性动脉硬化；③糖尿病性截肢：糖尿病足引起的溃疡、感染、坏死；④先天性畸形、肢体无功能；⑤肿瘤截肢：骨肿瘤；⑥感染性截肢：如气性坏疽；⑦神经性疾病截肢：如脊髓拴系综合征引起的下肢久治不愈的骨髓炎。其中外伤性截肢占截肢原因的首位。

二、主要功能障碍

截肢后肢体的正常解剖结构部分缺如，缺如部分的生理功能随之丧失。缺如越多生理功能丧失越多，功能障碍就越严重。

（一）日常生活能力减退

1. 上肢截肢　上肢的功能主要通过手来完成日常生活活动和劳动，一个拇指的缺如使手的功能丧失 40%，当前臂截肢时手的功能全部丧失，只留有肩关节和肘关节的协同下进行按压和提物功能。

2. 下肢截肢　下肢截肢后的功能障碍主要是站立行走、跑跳功能。截肢位置越高，功能影响也越大。当单独足趾截肢对站立及步行干扰较小，对快速行走及跑步跳跃影响明显。踝部截肢后对站立及行走均产生较大影响。大腿截肢、髋离断病人站立行走功能障碍更为严重。

（二）运功能减退

运动功能障碍主要表现为下肢截肢病人。主要表现在跑、跳跃及平衡能力。

（三）关节功能障碍

1. 下肢截肢　小腿截肢病人可因长时间坐轮椅导致膝关节屈膝畸形。大腿截肢病人因体位长期摆放不正确,导致髋关节外展及屈髋畸形。

2.上肢截肢　前臂及上臂截肢病人可导致曲肘及肩关节外展畸形。

(四)心理障碍

心理障碍是指人的内心、思想、精神和感情等心理活动发生障碍。截肢病人由于肢体失去正常外形导致的残疾,病人日常生活活动能力与工作学习受到严重影响,病人会产生抵触、绝望、无助等一系列心理问题。

(五)感觉障碍

1.幻肢痛和幻肢觉　有些截肢病人术后自觉已切除的患肢仍存在,并有不同程度、不同性质的疼痛的幻觉,称为幻肢痛或幻肢觉。

2.残肢疼痛　残肢的疼痛原因较多,如术后早期残端愈合不良,局部的血肿感染等。晚期残端疼痛多与残端神经瘤形成有关。

三、康复与护理评估、评定

(一)戴假肢前评估、评定

1.病人一般状况评估

(1)病人的年龄、性别、身高、体重、职业、截肢日期及原因、截肢部位、截肢水平、伤口愈合情况。

(2)病人的心理状况及精神状态、家庭和经济状况、住院及假肢费用的来源等。

2.残肢状况评估　残肢状况对假肢的安装和戴假肢后的代偿功能有着直接的影响。病人在安装假肢前应获得理想的残肢,而临床诊疗中常会因各种原因使病人出现不良残肢,如:残端畸形、残肢痛、瘢痕、关节活动受限、屈曲畸形等,当病人出现不良残肢时应先给予矫正或修整,使之获得理想残肢后再安装假肢。

残肢的评定包括:

(1)残肢形状:残肢的外形应适合假肢的安装。

(2)残端皮肤:评估颜色、温度,有无瘢痕、粘连、溃疡、水肿、皮肤松弛、皱褶、感染、皮肤病等,残端皮肤直接会影响戴假肢。

(3)残肢肌力:必须具有足够的肌力带动假肢。

(4)残肢长度:残肢的长度对假肢的选择、安装和功能均有非常大的影响。

(5)疼痛:残肢痛、幻肢痛、神经痛。

(6)关节活动度:注意关节有无挛缩畸形及关节屈伸活动受限。

3.其他肢体的评估　其他肢体的状况直接影响截肢后的康复过程,如一侧肢体瘫痪将影响对侧肢体戴假肢后的功能训练及使用。

(二)戴临时假肢后的评定

临时假肢是在截肢术后,残肢定型尚未良好,为穿着训练制作的接受腔,也称之为训练用临时接受腔。一般分为手术后即装临时假肢和普通临时假肢。

1.接受腔适合程度的评定　临时假肢穿戴应用训练一段时间后,因萎缩接受腔变得松动,需要进行不断的调整。

2.假肢悬吊能力的评定　如果悬吊能力差,行走时假肢上下窜动,则影响其代偿功能。

3. 下肢假肢对线与步态的评定

（1）对线分三种，工作台对线、静止对线和动态对线。主要是评定假肢的膝关节是否稳定，当假肢侧站立时身体是否摇晃等。

（2）步态评定主要对大腿假肢及小腿假肢进行评定。

4. 穿戴临时假肢后残肢皮肤情况的评定　局部皮肤有无红肿、硬结、破溃，是否皮肤过敏及皮炎，残肢有无压迫疼痛等。

5. 假手功能评定　评定假手的开闭、协调性、灵活性，尤其是日常生活活动能力的评定。

（三）穿戴永久性假肢后的评定

穿戴永久性假肢后的评定与临时假肢大部分相同，上肢假肢评定重点是日常生活活动能力，下肢假肢评定重点为步态及行走能力评定。

（四）装配假肢后整体功能康复的评定

Ⅰ级：完全康复；仅略有不适感，能完全自理生活，恢复原工作和照常参加社会活动。

Ⅱ级：部分康复；仍有轻微功能障碍，生活能自理，但不能恢复原工作，需改换工种。

Ⅲ级：完全自理；生活能完全自理，但不能参加正常工作。

Ⅳ级：部分自理；生活仅能部分自理，相当部分需依赖他人。

Ⅴ级：仅外观、美容改善，功能无好转。

四、康复护理措施

（一）心理护理

1. 加强有效沟通　截肢病人面对自身终身残疾，对今后的生活、工作、家庭、婚姻等问题产生种种担忧并产生较强的自卑心理，因而对截肢病人要做好心理护理。让病人能正视自身残疾，接受现实。告知病人通过穿戴假肢及康复训练，可以达到或基本实现生活独立。也可通过康复功能的评估，进行再次职业选择。

2. 支持性心理护理

（1）根据病人的不同心理需求，在假肢的选择上，为病人提供参考。如有的病人对假肢的外观上考虑较多，有的对假肢的功能要求较高，应根据残肢的具体情况、假肢的原材料、工艺、技术条件、病人的经济承受能力等选择适合的假肢。

（2）与假肢装配部门一起指导病人正确戴假肢，尽早教会病人自行穿戴假肢，有利于病人自信心的建立，同时可帮助病人早日回归社会。

（二）生活及安全护理

1. 协助生活护理　病人截肢后生活自理能力下降，协助病人做好必要的生活护理的同时鼓励指导病人尽早进行自我护理，提高自我护理能力及生活自理能力。

2. 护理安全　指导下肢截肢病人正确使用支具，如拐杖、轮椅、助行器等。在支具使用过程中应注意病人安全，防止病人跌倒不良事件的发生。下肢截肢病人应放好床栏，尤其是双下肢截肢病人在翻身时更易发生坠床不良事件，因而应做好安全防护措施。

（三）康复护理及训练

1. 提高全身体能　截肢病人的全身训练越早越好，如有可能从手术前即应开始。全身情况包括体力、智力情况、站立、步行平衡能力，肌肉运动的协调能力等。

（1）应用大腿假肢者，需要比正常人多消耗 50% 以上的能量，应用双大腿假肢者比正常人多消耗60%以上的能量,体力差的截肢者难以安全的应用假肢,因此应加强体能训练。

(2)下肢截肢后若全身状态允许,可进行单健侧腿站立平衡训练和持枴训练,并指导病人正确使用拐杖。

(3)如上肢截肢者为利手,对病人进行利手交换训练,以便健手能完成利手的功能。

2. 残肢训练

(1)增强残端皮肤强度训练

1)增加残端皮肤韧性训练:每日拍打按摩残端,术后早期将残端放置在软垫上按压做承重练习,并逐渐增加软垫的硬度增加皮肤耐磨性。根据皮肤的情况采用不同的材料(如治疗泥、纱布、细砂和米粒等)对残端进行挤压、搓擦等训练。改善其皮肤的承重力和下肢对压力的适应能力。

2)从近心端到远心端对残肢肌肉进行按摩。

3)拆除伤口缝线后及早对残端瘢痕进行按摩。

4)残端辅助训练,残端皮肤应保持清洁、干燥,残肢每日用中性肥皂清洗,禁止用涂抹乙醇及护肤油,防止皮肤皲裂或软化。对残端可进行综合物理治疗,消除残端感觉过敏。

(2)软绷带包扎术:伤口拆线后常采用弹力绷带包扎法包扎残肢,保持残端良好的形态改善静脉回流,减轻肿胀,使残肢早日定型,预防并发症,保持残肢关节的活动范围和肌力,为装配义肢创造良好的残肢条件。穿戴假肢的病人,应终生使用弹性绷带,以免出现残端形态的改变。包扎时弹性绷带应呈"8"字形缠绕,由远心端向近心端缠绕,松紧适宜。大腿残肢应缠至骨盆部位,小腿残肢须缠绕到膝关节以上,上臂残肢应缠绕至胸廓,前臂残肢要缠绕至肘关节以上。

3. 维持与改善关节活动度训练　保持残肢正确体位膝下截肢者,残肢的膝关节应尽量处于伸直位,预防膝关节屈膝畸形。膝上截肢者髋关节应保持伸直位,且不要长时间外展以防髋关节出现屈髋外展畸形。对肘关节下截肢,静止时肘关节应保持在屈曲45°位。上臂截肢者避免长期肩关节外展,预防外展畸形

(1)肩胛、胸廓关节活动度训练:病人取坐位,康复人员一手固定截肢侧肩胛骨下角,另一手固定上臂残端(如肩关节离断者,可固定肩胛骨上缘),让病人主动完成肩胛骨向上方的移动(耸肩),向下移动(沉肩),肩胛骨向外移动(外展),肩胛骨向脊柱方向移动(内收),若有活动受限,护理人员应予以协助,达到关节正常活动范围。

(2)肩关节活动度训练:病人取坐位,双侧上肢外展、上举,尽量靠近头部,然后返回原位置,再从前方上举,上臂触及头部,返回原位置后,双侧同时完成向后伸动作,最后上肢自然下垂,做内、外的旋转运动。以上训练每天2次,每次5min。

(3)髋关节活动度训练:大腿截肢容易出现髋关节屈曲、外展、外旋位挛缩,训练中应加强髋关节伸肌、内收肌、内旋肌的肌力训练。病人取俯卧位,康复人员一手置于病人臀部,另一手固定大腿残端,利用双手向下和向上反方向用力扩大髋关节的活动范围。对髋关节出现挛缩的病人,除进行手法治疗外还需作持续被动牵拉训练。病人取俯卧位,用宽尼龙带将病人臀部固定在治疗台上,根据病人肌肉力量情况和耐受程度利用沙袋的重量进行牵拉。

(4)膝关节活动度训练:病人取仰卧位,护理人员双手拇指抵于膝关节近端,利用其余四指合力使膝关节被动伸展。

1）病人取俯卧位，在膝关节下方垫一软枕，康复人员一手固定臀部，另一手置于残肢远端向前下方施加外力，使膝关节尽量伸展，并在活动受限的角度维持外力，扩大活动角度。

2）病人取坐位，用宽尼龙带固定病人大腿于治疗台上，康复人员双手固定残端，嘱病人用力屈曲膝关节与护理人员相对抗做等长收缩，当病人感到疲劳时令其放松，护理人员迅速做膝关节被动伸展。

（5）肌力训练

下肢肌力训练：制动和不负重会使整个下肢肌肌力减弱，尤其是股四头肌、臀中肌萎缩较快，应着重训练股四头肌、臀大肌的肌力。

良好的肌力更易于控制假肢，而且可以防止残端肌肉萎缩。病人仰卧位，在训练床上置一矮凳，凳上放软枕，将患肢断端搁于软枕上，患肢用力，将臀部抬起，可增强臀大肌肌力。

1）病人取坐位：断端下方垫一软枕，病人双上肢上举，练习骨盆上抬及臀部离床的动作。

2）病人取侧卧位：断端大腿内侧置于矮凳上，向下用力，以支撑骨盆上抬及臀部离开床面，锻炼大腿内收肌群的肌力。

小腿截肢容易出现膝关节的屈曲挛缩，应加强伸肌肌力训练，预防膝关节屈膝畸形。

4. 疼痛护理

（1）幻肢痛幻肢觉

1）有文献报道，幻肢痛幻肢觉占截肢病人的 70% 以上，这种疼痛产生的时间在截肢早期及后期均可发生，其预防措施主要是加强心理干预。尽早让截肢病人在术后多触摸残端，接受截肢现实。

2）尽早装配临时假肢。截肢病人装配假肢时间越早，幻肢痛幻肢觉的发生率越低。

必要时配合药物及物理治疗等。

（2）残肢痛

1）早期可能与局部出血、感染、伤口敷料包扎过紧有关，一般术后伤口疼痛 5～7d 可缓解，当术后伤口出现异常疼痛时，警惕切口局部出血感染的发生。

2）截肢后期残肢痛主要由骨质增生、瘢痕形成及残端神经瘤生成有关。必要时需手术治疗。

（四）穿戴假肢后的训练

1. 戴临时假肢后的训练 临时假肢可以术后即装假肢，术后即装假肢能使伤口及时一期愈合，促使病人早期下地行走以及使病人能得到最大速度和最大限度的康复。

穿戴临时假肢方法的训练一般术后 3 周即可，其训练内容：

（1）站立位平衡训练：一般在平行杠内进行，首先练习双下肢站立平衡，再进行健肢站立位平衡训练，然后过渡到假肢侧单腿站立。

（2）迈步训练：先假肢侧迈步，后健肢迈步，训练由平行杠内逐渐到平行杠外，注意安全防止病人跌倒。步行训练：可用拐或步行器辅助，最后到独立步行，逐渐进行转弯、上下阶梯及过障碍物的训练。

2. 穿戴永久性假肢后的训练 一般训练已在戴临时性假肢时已完成，此阶段主要是加强假肢应用的训练，提高假肢的协调性与灵活性等。

（1）上肢假肢训练：在熟悉假肢控制系统的情况下训练假手在身体各部位的开闭、日常生活活动训练、利手交换练习。

（2）下肢假肢训练

1）异常步态的矫正：可对着正镜进行姿势矫正，尤其大腿截肢病人，步态的训练更为重要。

2）特殊路面的练习：病人安装假肢后不仅要在平地进行行走训练，还要在特殊路面进行训练，以改善协调能力、耐力和运动感觉。因要达到协调的步态，不仅要求力量，还要有良好的运动感觉，因而要在石子路、沙地等进行步行训练。同时训练时应加强病人灵活性训练、倒地后站起、搬物、对突然意外做出快速反应能力的训练等。

五、社区康复

截肢病人最终的康复目标是回归家庭与社会。病人安装正式假肢后经过康复与评定后可以正式回归家庭与社会。病人回归家庭与社会后应做好健康教育。

1. 保持残端良好形态　病人应坚持每日戴假肢，长时间不戴假肢时应加强残肢训练，残端弹力绷带包扎，防止肌肉萎缩或残肢肿胀、脂肪沉积等导致的穿戴假肢时残端与假肢接受腔不匹配，而引起不适。

2. 保持残肢皮肤的清洁

（1）每日用中性肥皂清洗并观察残肢有无皮肤破溃、红肿、角化、毛囊炎、溃疡、过敏、皮炎等，残端皮肤如有异常可暂时停止穿戴假肢。

（2）定期清洗残肢套，保持残肢套的清洁及完整。接受腔每天可用毛巾浸沾中性洗涤剂或水擦拭，再用酒精擦拭。注意接受腔有无裂缝，如有损坏要及时修理。

3. 保持适当的体重　现代假肢接受腔的形状、容量非常准确，一般体重增减超过 3kg 就会引起接受腔的过紧或过松，引起残端皮肤损伤，影响假肢的穿戴。病人安装正式假肢后应保持适当的体重，若体重变化较大应及时更换假肢接受腔。

4. 加强体能训练　下肢截肢穿戴假肢行走能量消耗比正常人大很多，因而日常应加强体能训练保证行走的体能需要。

5. 保障安全预防发生意外事件　穿戴下肢假肢时，尤其是大腿假肢者膝关节控制不良时容易发生跌倒，日常应加强安全意识，早期行走时可先介助拐杖，以避免跌倒等意外的发生。

6. 加强延续性护理定期随访　关注病人假肢穿戴使用情况，加强对残肢皮肤、肌力及关节活动度的健康指导保障病人正常穿戴、使用假肢。指导病人家属正确穿戴假肢，必要时给予病人及时的帮助。

7. 家庭设施改造　病人回归家庭与社会前，社会康复部门应结合病人及病人家庭情况给予指导必要时指导家属给予家庭设施进行改造。

8. 社会职业康复　根据病人情况，如需再就业者，职业康复部门可给予相应的职业培训及指导，使病人能真正回归社会，实现自身价值。

（孙海燕）

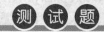

一、名词解释

截肢

二、填空题

1. 截肢病人常见并发症中较特殊的是（　　　）。

2. 穿戴临时假肢后残肢皮肤情况的评定局部皮肤有无（　　　）、（　　　）、（　　　），是否皮肤过敏及皮炎，残肢有无压迫疼痛等。

三、判断题

残端皮肤应保持清洁、干燥。残肢每日用中性肥皂清洗，可以涂抹酒精及护肤油防止皮肤皲裂或软化。（　　　）

第四节　人工髋、膝关节置换术后

学习目标

识记：人工髋、膝关节置换术后康复护理过程。

理解：人工髋、膝关节置换术后的康复与护理评价。

运用：人工髋、膝关节置换术后的康复护理知识，正确地指导病人术后进行康复训练。

导入案例与思考

病人，女，68岁，主诉摔伤后左髋关节疼痛伴功能障碍1d。自诉1d前走路时不慎摔伤，伤后左髋关节突然疼痛，不能行走。查体：左髋部及下肢无水肿，大腿内侧有较轻的淤血痕迹，髋关节外展，屈曲内收旋转活动均受限，左下肢较健侧肢体短缩约2cm，左下肢呈外旋位畸形，神经及血管查体无异常。

(1) 骨科护士在接诊后，针对病人的病情应配合医生采取哪些护理措施？

(2) 病人同意手术后，护士需要做哪些护理工作并注意什么问题？

(3) 病人在手术过程中，医生根据病情下达口头医嘱，护士应该如何执行口头医嘱？

一、概述

随着人工全髋关节置换术（total hip arthroplasty，THA）的广泛应用，术后康复日益受到重视，精湛的手术技术只有结合完美的术后康复治疗，才能获得最理想的效果。THR术后康复是很复杂的问题，它不但与疾病本身有关，也与手术操作技术、病人的信心、精神状态以及康复治疗配合程度密切相关。THR术后康复治疗的目的在于促进病人恢复体力，增强肌力，增大关节活动度，恢复日常生活动作的协调性。康复计划的制订必须遵循个体化、渐进性、全面性三大原则。

人工全膝关节置换术（total knee arthroplasty，TKA）的目的在于缓解关节疼痛，矫正关节畸形，改善患膝功能状态，从而提高病人的生活质量。术前、术后进行康复活动，可以最大限度地改善假体膝关节功能。围手术期的处理和术后康复活动是否得当直接影响手术效果的好坏，此点应引起者的充分重视并使病人充分理解与配合。

二、主要功能障碍

（一）疼痛

早期的疼痛多因为手术创伤引起，后期可因术后被动活动髋、膝关节使得部分挛缩的肌肉被伸展而出现疼痛，也可能因焦虑导致肌紧张和疼痛加剧。另外，局部肿胀、压迫、感染和血栓性静脉炎也会引起疼痛。TKA 病人可能比 THA 的疼痛更剧烈、时间更长。

（二）关节挛缩

多为屈曲挛缩，常因体位不当或未行早期关节活动使得关节不能有效伸展、长期处于屈曲状态所致，特别是术前既有关节挛缩者术后更易发生。

（三）感染

发生率为 3%～5%，发生感染的原因有以下几点：

1. 血源性感染：术前或术后存在身体其他部位的感染灶（牙龈炎、扁桃体炎）。
2. 术中污染，植入物未严格消毒、手术区污染等。
3. 术后伤口引流不畅，治疗护理时未按严格无菌操作原则。
4. 伤口脂肪液化。
5. 手术或麻醉可对人体免疫系统产生不良影响。

（四）神经损伤

THA 术后病人神经损伤的发生率为 0.08%～3.7%。表现为患肢感觉、行动障碍、膝及足背屈无力。其原因有：①手术中牵拉伤、电凝造成的灼伤、骨水泥骨化过程中的灼伤；②术中拉钩不当或术后血肿形成引起的压迫性损伤；③缺血、低血压、全身血容量减少使坐骨神经的血液供应减少，导致缺血性损伤。

TKA 术后病人腓总神经发生率为 0.3%～0.4%，表现为小腿外侧麻木，足背屈肌力下降。多发生于下肢过度牵拉或延长，其次，因局部石膏或血肿压迫或体位不当造成腓骨小头受压所致。

（五）深静脉血栓

由于术中出血、血液成分的改变使血液处于高凝状态，而术后卧床制动使血液速度减慢。若同时合并静脉壁损伤，促使凝血激酶的形成和血小板的聚集，导致容易形成术后深静脉血栓（deep vein thrombosis，DVT）。护理中，需密切观察病人术侧肢体有无肿胀、疼痛、血液循环障碍，以便尽早发现 DVT。据报道，人工膝关节置换术后 DVT 总发生率 47.1%，THA 术后 DVT 发生率为 40%。

三、康复护理评价

关节置换术后的康复护理评价主要包括疼痛、关节活动度、关节周围肌肉肌力、日常生活活动能力、焦虑与抑郁、生活质量等，可各自应用相关量表进行评估，也可采用髋关节、膝关节相关的特定综合评估量表。

（一）THA 术后髋关节功能评估

Harris 评分是目前国内外最为常用的评估标准，由美国 Harris 医生于 1969 年提出，内容包括疼痛、功能、关节活动度和畸形四个方面，主要强调功能和疼痛的重要性，满分 100 分，90～100 分为优，80～89 分为良，70～79 分为可，70 分以下为差（表 3-4-1）。

表 3-4-1　Harris 评分

疼痛（44）		
无	没有或可忽略	44
轻	偶尔疼痛或者意识不到的轻微疼痛，不影响活动	40
微	不影响活动，加剧活动后很少引起中等程度的疼痛，可能服用阿司匹林	30
中	疼痛可忍受，活动受到一些限制，但仍能正常工作，可能偶尔需要服用比阿司匹林药效更强的镇痛药物	20
著	经常发生严重疼痛，但能走动，活动严重受限，需要经常服用比阿司匹林药效更强的镇痛药物	10
重	因严重疼痛而致残，卧床不起	0
功能（47）		
日常活动	上楼	不需借助扶手	4
		需借助扶手	2
		其他方式上楼	1
		不能上楼	0
	转移	可以乘坐公共交通工具	1
	坐	可以舒适地在任何椅子上坐立 1h 以上	5
		可以舒适地在高位椅子上坐立半小时以上	3
		不能在任何高度的椅子上坐立	0
	穿鞋袜	可轻松完成	4
		有困难但能完成	2
		不能完成	0
步态	跛行	无	11
		轻度	8
		中度	5
		重	0
	行走支持	不需要	11
		长途行走时需要手杖	7
		大多数行走时需手杖	5
		需单拐	3
		双手杖	2
		双拐	0
		不能行走	0
	行走距离	无限制	11
		6 个街区，约 600m	8
		2～3 街区，200～300m	5
		只能在室内活动	2
		只能在床上活动	0

续表

关节活动度（5）		
屈伸	0°～45°	（ ）×1.0×0.05
	46°～90°	{[（ ）−45°]×0.6＋45}×0.05
	91°～110°	{[（ ）−90°]×0.3＋72}×0.05
	≥111°	78×0.05＝3.9
	任何角度	0	0
外展	0°～15°	（ ）×0.8×0.05
	16°～20°	{[（ ）−15°]×0.3＋12]}×0.05
	21°～45°	13.5×0.05＝0.675
内收	0°～15°	（ ）×0.2×0.05
	≥16°	3×0.2＝0.15
外旋	0°～15°	（ ）×0.4×0.05
	≥16°	6×0.05＝0.3
内旋	任何角度	0	0
肢体畸形（4）		
屈曲挛缩＜30° 内收畸形＜10° 内旋畸形＜10° 肢体不等长＜3.2cm		同时满足四个条件计4分，任一不满足计0分
总分：		

（二）TKA术后膝关节功能评估

KSS评分 美国膝关节学会评分标准是目前在北美使用最广泛的评分系统（表3-4-2）。

表3-4-2 KSS评分

临床评分 　　　　总分

项目		评分指标	分值	得分
疼痛（50）	平地行走	无痛	35	
		轻度或偶尔疼痛	30	
		中度疼痛	15	
		重度疼痛	0	
	爬楼梯	无痛	15	
		轻度或偶尔疼痛	10	
		中度疼痛	5	
		重度疼痛	0	
活动度（25）	每5°得1分		25	
稳定性（胫骨对股骨在任何方向上的位移）（25）	前后方向	小于5mm	10	
		5～10mm	5	
		大于10mm	0	
	内外方向	小于5mm	15	
		6～9mm	10	
		10～14mm	5	
		大于等于15mm	0	
得分合计				

续表

项目		评分指标	分值	得分
减分项目	屈曲畸形	小于5°	0	
		5°～10°	-2	
		11°～15°	-5	
		16°～15°	-10	
		大于20°	-15	
	过伸	无	0	
		小于10°	-5	
		10°～20°	-10	
		大于20°	-15	
	力线	内/外翻		
		5°～10°	0	
		每增加5°（-3分）		
	休息时疼痛	轻度疼痛	-5	
		中度疼痛	-10	
		重度疼痛	-15	

减分合计

临床评分总分：

85～100分　优　　70～84分　良　　60～69分　可　　<60分　差

功能评分　　总分：

	评分指标	分值	得分		评分指标	分值	得分		评分指标	分值	得分
行走	不受限	50		上下楼梯	正常上下楼梯	50		减分项目	单手杖	-5	
	大于2km	40			正常上楼梯，扶栏杆下楼	40			双手杖	-10	
	1～2km	30			上下楼时均需扶栏杆	30			扶拐或助行器	-20	
	小于1km	20			上楼需扶栏杆，不能下楼	15					
	仅限于屋内	10			不能上下楼	0					
	不能行走	0									

得分合计

四、康复护理原则与目标

（一）康复护理原则

康复护理方案必须遵循个体化、渐进性、全面性原则。

1. 关节置换术后康复是很复杂的问题，除需考虑到疾病本身，还应了解其手术方式、病人的精神状态以及对康复治疗的配合程度等因素，制订个体化的康复护理方案。

2. 术后康复训练的手段需根据病人的恢复情况逐渐增加，不同的阶段采取相应的康复护理技术，切忌操之过急。

3. 康复护理从术前开始介入，且需定期进行康复护理评估，了解病人的功能进展情况。

（二）康复目标

分短期目标与长期目标。

1. 短期目标　减轻疼痛,恢复病人体力,增强关节周围肌肉的肌力,增加关节活动度,改善关节稳定性。

2. 长期目标　改善平衡协调能力,恢复日常生活能力,避免非生理性活动模式及疲劳损伤,保护人工关节,延长其使用期。

五、康复护理措施

（一）人工全髋关节置换术

1. 术后当天晚上在术侧肢体外下方垫入适当厚度的软垫,使髋、膝关节稍屈曲,穿防旋鞋避免下肢外旋,并减轻疼痛。

2. 术后第 1d 撤除软垫,尽量伸直术侧下肢,以防髋部畸形。

3. 术后第 2d 即可开始功能锻炼,早期锻炼的主要目的是保持关节稳定性和肌肉的张力,防止出现关节僵硬和肌肉萎缩。具体方法:

(1) 关节主动屈伸练习,促进下肢血液回流,减少深部静脉血栓发生机会。

(2) 股四头肌、腘绳肌和臀大肌、臀中肌的等长收缩练习,保持肌肉张力。

(3) 深呼吸练习。

4. 术后第 3d 拔除引流管,拍摄 X 线片,判断假体的位置。如无特殊问题,开始下列练习:

(1) 髋、膝关节屈伸练习:并逐渐由起初的被动,向主动加辅助、到完全主动练习过渡。

(2) 髋关节旋转练习:包括伸直位和屈曲位两种练习。屈曲位练习时双手拉住床上支架,作上身左右摇摆,注意臀部不能离床。

(3) 髋关节伸直练习:屈曲对侧髋、膝关节,做术侧髋关节主动伸直动作,充分伸展屈髋肌及关节囊前部。

(4) 股四头肌的等张练习:上肢肌力练习,目的是恢复上肌力量,使病人术后能较好地使用拐杖。

在术后早期康复过程中,应注意:避免术侧髋关节置于外旋伸直位,为防止病人向对侧翻身,床头柜应放在手术侧;抬高对侧床脚,或保持术侧肢体的外展,或在双腿间置入三角垫,但须防止下肢外旋;术后早期进行关节的活动度锻炼,否则 6～8 周后关节囊血肿机化后就非常困难、如有术侧髋关节中度屈曲位不稳定,在坐位行髋关节旋转练习时,应避免上身向术侧倾斜。

5. 术后 1 周病人体力有所恢复,使用骨水泥型假体的病人已可以下地进行功能康复练习。因此,该阶段的主要目的是恢复关节的活动度,同时进一步提高肌力。康复锻炼必须在医生的直接指导下进行,结合术前髋关节病变程度、假体类型、手术过程和病人全身情况,有选择性地制订各自的康复计划。锻炼方法如下:

(1) 床上练习:锻炼屈髋肌力的最好办法是作髋关节半屈位的主动或主动抗阻力屈髋练习。术后早期进行主动直腿抬高练习,不仅对屈髋肌锻炼的意义不大;相反,却经常引起髋臼承受过高压力,不利于非骨水泥固定的髋臼假体的骨组织长入,同时术侧腹股沟区疼痛,影响病人的康复。术后 7d,如无特殊情况,可允许病人翻身。正确的翻身姿势应是:伸直术侧髋关节,保持旋转中立位,伸直同侧上肢,手掌垫在大粗隆后面,向术侧翻身,防止患肢外旋。俯卧位，有利于被动伸展髋关节。具体练习方法包括：

1）吊带辅助练习：通过床架上的滑轮装置，依靠绳索和大腿吊带的向上牵引力量，同时做主动辅助屈髋练习、抗阻力伸髋练习、主动伸膝练习和髋关节外展、内收练习。

2）仰卧、俯卧位髋关节内外旋练习：锻炼时，需保持双下肢外展。若术中有髋关节伸直外旋位不稳定，则避免外旋髋关节练习。

（2）坐位练习：除非特殊需要，术后一般不宜久坐，否则容易使髋关节疲劳，髋关节屈曲畸形也不能得到很好的矫正。术后6～8周内，病人以躺、站或行走为主，坐的时间尽量缩短。值得强调的是与站立位、平卧位相比，坐位是髋关节最容易出现脱位、半脱位的体位，如果病人术中关节稳定性欠佳，应放弃坐位功能练习。有下列几项练习内容：

1）伸髋练习：坐于床边，双手后撑，主动伸直髋、膝关节。

2）屈髋练习：注意髋关节适当外展，并置于旋转中立位。

3）屈髋位旋转练习：双足分开，双膝合拢，用于练习髋关节内旋；反之，则为髋关节外旋练习。

（3）立位练习：适用于开始下地活动的病人。练习内容包括：

1）髋关节伸展练习：后伸术侧下肢，对侧髋、膝关节半屈，抬头挺胸，做骨盆前移动作，拉伸髋关节前关节囊和挛缩的屈髋肌群。

2）骨盆左右摇摆练习：可用来练习髋关节的内收、外展。伸直下肢，左右摇摆骨盆，使双侧髋关节交替外展、内收。如病人靠墙固定双肩、双足，那么练习的效果会更佳。常见的畸形为髋关节的内收位挛缩，因此，应针对性地多练习髋关节的外展动作。

3）髋内外翻畸形的矫正练习：伸直健侧下肢，适当垫高，而患肢直接踩在地上。这样可以保持患肢处于外展位。多用于术前有髋关节内收畸形的病人。

4）屈髋练习：抬高患肢，搁在一定高度的凳子上，上身用力前倾，加大髋关节屈曲。通过调节凳子高度来控制患侧髋关节的屈曲程度。

5）旋转练习：固定术侧下肢，通过对侧下肢前后移动，练习术侧髋关节的内、外旋。

（4）步行练习：术后何时开始下地行走受手术假体类型、手术操作和病人体力恢复情况等影响。如使用的是骨水泥型假体，又是初次髋关节置换术，术中也没有植骨、骨折等情况，病人在术后3d即可步行练习。如果属生物型假体，则至少术后6周才能开始步行练习。有股骨骨折、术中大粗隆截骨的病人，行走练习更应根据X线片情况，推迟到术后至少2个月。先用步行器辅助行走，待重心稳定、信心充足后，改用双侧腋杖。步行练习时，术侧下肢至少负重20～30kg。

（5）踏车练习：踏车练习开始时间多在病人步行练习之后，一般在术后2～3周开始。也可根据病人的具体情况进行适当调整。开始时，稍用力，保持车速20km/h，术后6～8周，逐渐加快，以骑车10～15min后出现疲劳为宜。上车有两种方法：第一种是一手握车把中央，一手支撑坐垫，术侧下肢部分负重，健腿跨自行车横梁踩住车踏板。上车坐稳后，将另一侧车踏板放置在最低点，方便患肢踩踏。第二种是先坐于床边，健侧下肢跨自行车横梁，以后步骤同上。后种方法是用于双髋置换术者或对侧髋、膝关节同时活动受限者。双足踩住车踏板后，尽可能升高车坐垫，能骑满圈后，逐渐调低坐垫以增加髋关节屈曲度。先练后蹬。身体前倾，可增加髋关节屈曲，双膝并拢或分开可使髋关节内、外旋。

6．术后6～8周 第一次随访，根据复查的髋关节正侧位片结果及体检情况，提出下一步康复计划。此阶段功能锻炼重点是提高肌肉的整体力量，指导病人恢复日常活动能力。对髋关节某些活动仍受限制的病人，应加强针对性的功能练习。除翻修术或个别有特殊问题的病人外，一般病人可进行下列康复：

（1）髋关节伸展练习：俯卧位，后伸髋关节。如膝关节保持伸直，则可同时训练臀大肌与腘绳肌肌力。

（2）髋关节外展练习：侧俯卧，身体向腹侧倾斜，与床面成 60°，以充分锻炼臀中、小肌外展髋关节。侧俯卧时如身体朝背侧偏斜，外展下肢是更多锻炼的是阔筋膜张肌。

（3）直腿抬高：锻炼屈髋肌群的力量。

（4）残余屈髋挛缩拉伸练习：对侧髋、膝关节尽量屈曲贴向胸部，主动伸直术侧髋关节，牵拉屈髋肌和关节囊。

（5）单腿平衡练习：术侧单腿站立，对侧上肢支撑桌面，保持平衡。逐渐减少手指用力，最终完全离开桌面。每日 10～15 次，每次练习 1～2min，直至术侧下肢能单腿站立。对是否继续使用支具，应视假体的固定形式、是否大粗隆截骨和手术复杂性而定。一般来说，使用骨水泥型假体者，恢复最快，特别是术中没有施行大粗隆截骨术者，术后持续使用双拐 6 周，然后该用单拐或单手杖 4 周。如有粗隆截骨，可适当延长双拐使用时间，一般为 8 周，具体延长时间要根据 X 线片复查的粗隆愈合情况来决定。使用非骨水泥型假体者，假体依靠生物固定，假体更是需要骨组织的长入才能获得最终固定。如果早期活动，会影响假体的固定效果。因此，对表面多孔型假体术后不宜早期负重。双拐使用时间一般为 12 周，再改用单拐或单手杖 4 周。

对使用紧压配合型假体的病人，处理方法上可类同骨水泥固定者。使用羟基磷灰石喷涂型假体一般术后扶双拐 6 周，再改为单拐或单手杖 4 周即可。翻修术病人，骨质、软组织条件差，大部分病人存在不同程度的骨缺损，需要自体或异体骨移植，手术难度较大。同时许多医生在翻修术中，喜欢使用骨水泥固定型假体。为保证骨组织的良好愈合，要求病人术后更长时间内使用双拐，多为 6 个月。如果翻修术时，仅置换了髋臼的聚乙烯内衬，或者只是对失败的髋关节表面置换术进行翻修，改为常规带髓柄髋关节假体置换术，对这些翻修病人的康复进程可按常规处理。

除特殊功能锻炼外，病人可以参加一些户外活动，如游泳、打球等。但须注意：控制活动量，不宜过大；保持术侧髋关节外展位，特别是髋臼假体过于垂直，股骨柄假体外翻位安置者；屈髋不应超过 90°。功能锻炼时应注意运动量的控制，一般认为功能锻炼后若局部出现疼痛、肌肉僵硬，经休息 30min 或服用消炎镇痛药仍不能缓解，应考虑活动过量。

7. 术后 4 个月复查，需拍摄髋关节 X 线片，检查病人关节活动度、肌力及 Trendelenburg 征。评定的内容包括：肌力是否恢复正常；病人能否独立行走而无需支具辅助，且无跛行，能行走较长距离；关节活动范围是否能够满足日常的生活需要，如无疼痛、跛行，可弃拐。这一阶段功能锻炼重点在于提高肌肉的耐力。方法包括抗阻力的直腿抬高练习、侧卧髋关节外展和俯卧伸髋练习等。在逐渐提高病人抗阻力强度同时，延长锻炼时间，提高肌肉耐力。

（二）人工全膝关节置换术

1. 术后早期　即手术当日至术后第 3d。此期疼痛比较重，而且膝关节用石膏托固定于伸直位。可抬高患肢，主动或被动踝关节活动（每小时屈伸 10 次），使用静脉泵促进下肢血液循环。如发现腓总神经麻痹，应明确原因；如伤口敷料压迫，应松解敷料；如为矫正畸形时牵拉所致,应予神经营养物。关节固定于中位或被动踝关节活动防止足下垂。术后第3d,拔引流管,拍膝正侧位及屈膝45°髌骨轴位X线片。

2．术后中期 术后3d到第2周,此期锻炼的首要目的是ROM,至少达到90°。其次是肌力恢复训练。

膝关节功能主要体现在关节活动及股四头肌、腘绳肌,所以全膝关节置换术康复的主要内容是关节活动度锻炼及股四头肌、腘绳肌肌力增强锻炼。膝关节活动范围锻炼,除恢复膝关节功能外,还有牵拉挛缩组织,避免粘连,促进下肢循环,防止深静脉血栓形成和栓塞作用。

CPM是早期膝功能锻炼的主要手段。一般认为术后立即开始CPM锻炼,对术前屈膝挛缩严重者,主张术后先用石膏托于膝伸直固定2～3d,以减少屈曲挛缩及术后出血。CPM锻炼方法为:术后第1d开始CPM活动,初次活动范围为0°～45°,每天连续活动12h,每天增加活动范围10°,出院前至少达到95°。CPM使关节活动比较容易,防止术后粘连,缩短术后恢复时间,增强病人康复信心。

至术后6～12个月,即使不用CPM,通过主动膝关节屈伸活动,仍可获得同样的膝关节活动度锻炼。使用骨水泥固定者,一般情况下,术后第4d在医护人员或家属的帮助下,即可练习下地行走,如关节不稳,可带膝关节支具。对术前有较为严重的屈膝畸形病人,术后夜里仍用石膏托固定于伸膝位,一般应持续4～6周。

3．术后晚期 即术后14d至6周以内,此期主要目的以增强肌力为主,保持获得的关节活动度,如术后中期ROM未能达到90°以上的屈伸度,应在此期以手法矫正。此外,还有其他康复锻炼,如ADL训练、作业治疗、理疗等。

知识拓展

深静脉血栓和肺栓塞

1．深静脉血栓(deep vein thrombosis,DVT)的观察和护理措施 DVT多发生在术后1～4d,大部分症状较轻,少数病人可有疼痛,小腿肿胀、低热,容易被手术创伤性反应或伤口疼痛所掩盖。常见的护理措施有:术后早期进行踝、膝关节的主、被动屈伸动作以及早期下地活动;静脉输液宜在上肢为佳,一般不使用止血药物。

2．肺栓塞观察和护理措施 DVT继发肺栓塞是该手术最常见的死亡原因,多发生在术后2～3周,突发胸闷、剧烈胸痛、发绀、脉速、咯血,动脉血气分析提示低氧血症,应考虑肺栓塞。一旦发生,应立即给予氧气吸入,同时报告医生,配合医生给予气管插管或切开,大剂量抗凝或溶栓治疗。术后鼓励病人进行深呼吸、多咳嗽可以有效预防肺栓塞的发生。

(闵红巍)

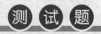

一、名词解释

人工髋关节置换术

二、判断题

人工髋关节置换术后患肢应保持在外展中立位。（　　　）

三、填空题

人工髋关节置换术后应遵循（　　　）（　　　）（　　　）原则。

四、简答题

人工髋关节置换手术适应证有哪些？

五、病例分析题

女性病人，70岁，有脑梗死、偏瘫20年，跌倒1个月余，以右股骨颈陈旧性骨折入院。完善检查后行后路人工股骨头置换术。术后2d病人翻身后出现右髋部疼痛、活动受限。查体：右下肢短缩，右髋关节屈曲、内收、内旋畸形。可能的诊断是什么？分析其原因，应如何治疗？

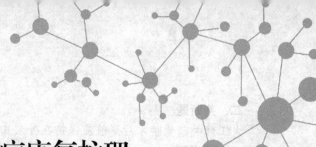

第四章 心血管系统疾病康复护理

第一节 冠 心 病

学习目标

识记：心脏康复定义及康复目标。
理解：冠心病介入术后的康复护理措施。
运用：冠心病病人的健康宣教。

导入案例与思考

　　李女士，60岁，3d前剧烈活动后出现胸骨后疼痛，出汗，偶有后背及左肩痛，无反酸、恶心，每次持续10min左右，休息或含服硝酸甘油可缓解，病人无发热，无头晕，头痛，饮食睡眠尚可，大小便正常，4年前诊断为高血压2级。
　　(1) 该病人最适宜做哪些检查可以明确是否患有冠心病？
　　(2) 若病人诊断为冠心病，如何为病人进行康复评估？

一、概述

(一) 疾病定义

　　冠状动脉粥样硬化性心脏病(coronary atherosclerotic heart disease)是冠状动脉粥样硬化发生狭窄甚至堵塞或因冠状动脉功能性改变(痉挛)致心肌缺血、缺氧或坏死而引起的心脏病。统称冠状动脉性心脏病(coronary heart disease，CHD)，简称冠心病，有时又被称为冠状动脉病(coronary artery disease，CAD)，亦称缺血性心脏病(ischemic heart disease)。

(二) 心脏康复的历史

　　国际心脏康复体系发展已有50年历史，现已成为一个蓬勃发展的学科。20世纪80年代的随机对照试验证明，心脏康复能够降低心肌梗死后病人全因死亡率8%～37%和心血管死亡率7%～38%。最近美国一项60万例老年住院冠心病病人(ACS、PCI或CABG)5年随访研究发现，心脏康复组病人5年病死率较非心脏康复组病人减少21%～34%。

(三) 心脏康复定义

　　心脏康复是指应用多种协同的、有目的的各种干预措施，包括康复评估、运动训练、指导饮食、指导生活习惯、规律服药、定期监测各项指标和接受健康教育等,使病人改善生活质量,回归正常社会生活,并预防心血管事件的发生。冠心病的康复包括心肌梗死、心绞痛、慢性缺血心脏病、冠脉搭桥和经皮冠脉成形术后的康复。其目标是使心脏病病人的活动水平恢复至与其心脏功能相称的最高水平。提高生活质量,控制危险因素,减少复发,降低发病率和死亡率。

二、主要功能障碍

冠心病病人由于心肌供血不足直接导致的心脏循环功能障碍,间接导致一系列继发性躯体和心理障碍,这些功能障碍容易被临床忽视,严重影响病人的生活质量。主要包括以下几个方面:

(一)循环功能

冠心病病人往往体力活动减少,降低了心血管系统适应性,导致循环功能降低。只有通过适当的运动训练才能解决。

(二)呼吸功能

长期心血管功能障碍可使肺血管和肺泡气体交换的效率降低,氧合能力下降,诱发或加重缺氧症状。呼吸功能训练是改善呼吸功能的主要康复措施。

(三)运动功能

病人心肌供血不足和缺乏运动均导致机体吸氧能力减退、肌肉萎缩和氧化代谢能力降低,从而限制了全身运动耐力。运动训练的适应性改变是提高运动功能的重要环节。

(四)代谢功能

血脂代谢和糖代谢障碍:脂肪和能量物质摄入过多而缺乏运动是基本原因。缺乏运动还可导致胰岛素抵抗,除了引起糖代谢障碍外,还可促使形成高胰岛素血症和血脂升高。

(五)行为障碍

冠心病病人往往伴有不良生活习惯、心理障碍等,也是影响病人日常生活和治疗的重要因素。

三、冠心病康复评估

冠心病的康复评估包括病史、体格检查、心电运动实验、冠心病危险因素的评估、心功能评定、心理评定、日常生活能力及生活质量评定等。心脏功能运动用于确定个体对一定水平用力反应,定量了解身体和心肌需氧代谢能力,在心率、血压增加时的耐受能力,判定运动处方,指导恢复日常生活活动能力和作业性活动,为冠心病的康复提供依据。

1. 健康状况评定

(1)询问病史:年龄、性别、职业、工作环境、家庭状况。家族史、既往史。是否患有高血压、糖尿病、高血脂、吸烟史,吸烟量及持续时间。

(2)体格检查:记录血压、脉搏、尿量、体重、心肌酶变化。

(3)发生心绞痛、心肌梗死的情况:发作的诱因、部位、疼痛性质、强度、持续时间、缓解方式,服药及疗效、有无药物不良反应。

2. 心电运动试验

(1)定义:心电运动实验是让受试者在心电监护下进行负荷递增的运动,直至达到预定的运动终点或出现停止实验的指征,并根据受试者出现的异常反应(心电图、呼吸、血压、心率、临床症状与体征等),来判断心脏储备能力的实验方法。是最常用的评定方法。评定的目的是了解病人的功能状况,制订康复训练方案,调整运动处方,判断预后。在急性心肌梗死病人住院期间和出院前一般采用低水平的运动试验。

(2)适应证和禁忌证

1)适应证:病人病情稳定,神志清楚,无肢体运动功能障碍,无精神及智能障碍,能够主动配合该项试验。

2)禁忌证:未控制的心力衰竭、严重的左心功能障碍、严重的心律失常、不稳定心绞痛、急性心包炎、心肌炎、心内膜炎、严重而未控制的高血压、急性肺动脉栓塞、急性全身性感染等。

(3)确定目标心率:最大心率,指进行运动负荷时,随着运动量的增加,耗氧量和心率也增加,在最大负荷强度时,耗氧量和心率不能继续增加时心率达到的最高水平。因此在测定最大工作能力和最大耗氧量时,最大心率是一个重要的参考依据。按下列公式计算:最大心率(bpm)=220-年龄(岁),以其85%为目标心率。

(4)确定运动方式

1)平板运动试验常用 Bruce 方案,将运动分为 7 级,通过增加速度和坡度来增加运动强度(表 4-1-1)。

表 4-1-1　Bruce 方案

分级	速度(km/h)	坡度(%)	运动时间(min)	氧耗量[ml/(min·kg)]	MET(单位)
1	2.7	10	3	18	5.1
2	4.0	12	3	25	7.1
3	5.4	14	3	34	9.7
4	6.7	16	3	46	13.1
5	8.0	18	3	55	15.7
6	8.85	20	3	—	
7	9.6	22	3	—	

2)踏车运动试验应用功率自行车,通过增加踏车的阻力加大病人的运动负荷。运动强度评估常用自感劳累分级法(rating of perceived exertion,RPE)(表 4-1-2),自感劳累分级法是瑞典心理学家 Gunnar Borg 提出的,开始提出的自感劳累分级法是 15 个级别(6~20 级)。1980 年提出 10 级表,35~50 岁 15 级表的运动强度级别×10 为该级别的大约心率数,它由运动者根据自我感觉确定级别,其级别可用作运动强度的指标。

(5)运动实验的终点:低水平运动实验的终点是达到特定的靶心率、血压和运动强度。停止运动试验的指征:

1)疼痛、头疼、眩晕、晕厥、呼吸困难、乏力等。

2)血压明显异常,收缩压大于 250mmHg 及(或)舒张压大于 115mmHg。

3)心律失常,除持续性室性心动过速外的其他心律失常;新出现不能与室速相鉴别的室内阻滞。

表 4-1-2 自感劳累分级法（RPE）

十五级表		十级表	
级别	疲劳程度	级别	疲劳程度
6		0	没有
7	非常轻	0.5	非常轻
8			
9	很轻	1	很轻
10		2	轻
11	稍轻	3	中度
12			
13	稍累	4	稍累
14			
15	累	5	累
16		6	
17	很累	7	很累
18		8	
19	非常累	9	
20		10	非常累，最累

3. 冠心病心脏康复运动危险分层（表 4-1-3）。

表 4-1-3 冠心病心脏康复运动危险分层

分层标准	
平板运动实验依据	其他临床依据
运动中和恢复期无复杂室性心律失常 运动中和恢复期无心绞痛或其他明显症状，如明显气短，头晕，虚弱等 运动中和恢复期的血流动力学反应正常（如随运动负荷的增减，有适当的血压与心率的变化） 功能贮量≥7MET	无心力衰竭 静息 LVEF≥50% 无心肌梗死并发症或进行血管重建后 静息时无复杂的室性心律失常 无心肌梗死后/血管重建后的缺血症状与体征 无临床抑郁
高水平运动时（≥7MET），出现心绞痛或其他明显症状，如明显气短，头晕，虚弱等 运动中和恢复期有轻中度无症状的心肌缺血表现（ST段下移＜2mm） 功能贮量＜5MET	静息 LVEF 40%～49%
运动中和恢复期有复杂室性心律失常 低水平运动时（＜5MET）或恢复期出现心绞痛或其他明显症状，如明显气短，头晕，虚弱等 运动中和恢复期有严重的无症状性心肌缺血表现（ST段下移＜2mm） 运动中和恢复期的血流动力学反应异常（如随运动负荷的增加，收缩压不升高或下降，心率变时性不适当，严重的运动后低血压）	静息 LVEF＜40% 有心搏骤停或猝死的病史 静息时有复杂的心律失常 有复杂的心肌梗死病史或血管重建的过程 存在心力衰竭 存在心肌梗死后/血管重建后的缺血症状与体征 存在临床抑郁

注：MET 指代谢当量，可用于表示运动强度、作业强度。LVEF 是左心室射血分数

4. 冠状动脉造影评定冠状动脉狭窄程度 根据 TIMI 指标分为:

0 级(无灌注):血管闭塞远端无前向血流。

1 级(渗透而无灌注):造影剂部分通过闭塞部位,但不能充盈远端血管。

2 级(部分灌注):造影剂可完全充盈冠状动脉远端,但造影剂充盈及清除的速度较正常冠状动脉延缓。

3 级(完全灌注):造影剂完全、迅速充盈远端血管并迅速清除。

TIMI 0 级和 1 级表明冠状动脉未再通;(原来为半角)TIMI 2 级和 3 级表明冠状动脉再通(再灌注)。

5. 心功能的评定 目前主要采用美国纽约心脏病学会(NYHA)1982 年提出的一项分级方案,主要是根据病人自觉的活动能力划分为四级。

Ⅰ级:病人患有心脏病但体力活动不受限制。平时一般活动不引起疲乏、心悸、呼吸困难、心绞痛等症状。

Ⅱ级(轻度心衰):体力活动轻度受限。休息时无自觉症状,一般的活动可出现上述症状,休息后很快缓解。

Ⅲ级(中度心衰):体力活动明显受限。休息时无症状,轻于平时一般的活动即引起上述症状,休息较长时间后方可缓解。

Ⅳ级(重度心衰):不能从事任何体力活动。休息时亦有心衰的症状,体力活动后加重。

6. 心理评定、日常生活能力及生活质量评定

(1)心理评定的方法有观察法、访谈法、调查法和心理测验。心理测验可以对心理现象的某些特定方面进行系统评定,采用标准化和数量化的原则,避免主观因素的影响,评定更为客观。常使用焦虑量表和抑郁量表,了解病人心理状态进行相关的干预及治疗。

(2)日常生活能力及生活质量评定,通过科学的方法全面而精确地了解病人的日常活动的功能状况,为确定康复目标、制订康复治疗计划、评定康复治疗效果提供依据。

四、康复护理措施

(一)介入术前康复指导

1. 心理护理。

2. 休息与睡眠 精神紧张或睡眠不良者,遵医嘱给予镇静剂。

3. 改善心功能 遵医嘱用药,观察药物的疗效与副作用。

4. 合理饮食。

5. 皮肤准备及手术过程宣教。

6. 练习术中需配合的动作 主要是呼吸和咳嗽。

(二)介入术后康复护理(程序)

以下为急性心肌梗死Ⅰ期康复治疗程序(表 4-1-4),每一阶段 1~2d,7~14d 出院,可以作为参考:

表 4-1-4　急性心肌梗死Ⅰ期康复治疗程序

阶段	康复活动	宣教和心理调整
第1阶段	床上练习腹式呼吸10min，每日1次 非抗阻腕关节和踝关节主动或被动活动10次，每日1次 床上靠坐5min，每日1次	介绍心脏监护室，个人有紧急情况时的处置，如有必要时需要的社会服务
第2阶段	床上练习腹式呼吸20min，每日1次 非抗阻腕关节和踝关节主动或被动活动20次，每日1次 抗阻腕关节和踝关节活动10次，每日1次 床上靠坐10min，每日1次 床上不靠坐5min，每日1次	介绍康复小组，康复程序，戒烟，发宣传资料，并准备转入一般病房
第3阶段	床上练习腹式呼吸30min，每日1次 非抗阻腕关节和踝关节主动活动30次，每日1次 抗阻腕关节和踝关节活动20次，每日1次 非抗阻膝关节和肘关节活动10次，每日1次 在帮助下自己进食、洗漱和坐厕。床上靠坐20min，每日1次 床上不靠坐10min，每日1次 床边有依托坐5min，有依托站5min	介绍正常心脏的解剖和功能，动脉硬化的发生等内容
第4阶段	床上练习腹式呼吸30min，每日2次 非抗阻腕关节和踝关节主动活动30次，每日2次 抗阻腕关节和踝关节活动30次，每日1次 非抗阻膝关节和肘关节活动20次，每日1次 抗阻膝关节和肘关节活动10次，每日1次 独立进食，在帮助下洗漱和坐厕。床上靠坐30min，每日1次 床上不靠坐20min，每日1次 床边有依托坐10min，无依托坐5min，有依托站10min，无依托站5min，每日1次 床边行走5min，每日1次	进行冠心病危险因素及其控制的宣教
第5阶段	抗阻腕关节和踝关节活动30次，每日2次 非抗阻膝关节和肘关节活动30次，每日1次 抗阻膝关节和肘关节活动20次，每日1次 独立进食、洗漱和坐厕。床上靠坐30min，每日2次 床上不靠坐30min，每日1次 床边有依托坐20min，无依托坐20min，有依托站10min，无依托站10min，每日1次 床边行走10min，走廊行走5min，每日1次	介绍健康合理饮食及能量消耗等方面的知识
第6阶段	非抗阻膝关节和肘关节活动30次，每日2次 抗阻膝关节和肘关节活动30次，每日1次 独立进食、洗漱和坐厕。床上不靠坐30min，每日2次 床边有依托坐30min，无依托坐20min，有依托站30min，无依托站20min，每日1次 床边行走20min，走廊行走10min，每日1次 下一层楼1次	心脏病再发时的处理，用药，运动，手术以及对症处理，回家后家庭和社会的调整
第7阶段	抗阻膝关节和肘关节活动30次，每日2次 独立进食、洗漱和坐厕。床边有依托坐30min，每日2次 无依托坐30min，无依托站30min，每日1次 床边行走30min，走廊行走20min，每日1次 下一层楼每日2次，上一层楼每日1或2次	进行出院前教育，包括出院后有关药物、饮食、活动自我监测、心理调整、家庭生活、复工问题，回归社会等方面的建议

五、社区康复

病人出院后要坚持进行家庭康复，具体参见出院后家庭活动方案（表4-1-5）。

表 4-1-5　家庭活动方案

阶段	康复活动	禁止或避免的活动
第1阶段	在家进行坐位活动，可以缓慢上下楼 个人卫生活动没有特殊限制 可以洗碗筷、蔬菜、铺床、提2kg左右的重物 可以打扑克、下棋、看电视、阅读、针织、缝纫、短时间乘车	避免任何疲劳 尽可能避免客人来访 避免洗澡水过热，也要避免处于气温过冷过热的环境 避免提举超过2kg的重物、过度弯腰、情绪沮丧、过度兴奋和应激
第2阶段	可以外出理发，洗小件衣服或使用洗衣机，晾衣服，坐位熨小件衣物，使用缝纫机，掸尘，擦桌子，梳头，简单烹饪，提4kg左右的重物 可以上下两层楼或可以步行1km而无任何不适时，可以恢复性生活。但是要注意采取相对比较放松的方式。在性生活之前可以服用或备用硝酸甘油类药物。在必要时可以先向有关医生咨询 可连续步行1km，每天1次，时间为10～15min	避免洗大件衣物 避免长时间活动、烫发之类的高温环境、提举超过4kg的重物以及参与涉及经济或法律问题的活动
第3阶段	可以长时间熨烫衣物，铺床，提4.5kg左右的重物 进行轻度园艺工作，室内游泳，探亲访友 可连续步行1km，每次10～15min，每天1～2次	避免提举过重的物体和活动时间过长
第4阶段	可以与他人一起外出购物，正常烹饪，提5kg左右的重物；家庭小修理，室外打扫； 连续步行每次20～25min，每天2次	避免提举过重的物体和使用电动工具，如电钻、电锯等
第5阶段	可以独立外出购物（使用手推车搬运重物），短时间吸尘或拖地，提5.5kg左右的重物； 钓鱼，保龄球类活动；连续步行每次25～30min，每天2次	避免提举过重的物体
第6阶段	清洗浴缸、窗户，可以提9kg左右的重物（如果没有任何不适） 平静的跳舞；外出野餐，去影院和剧场 步行列为日常生活活动，每次30min，每天2次	避免剧烈运动，如举重、挖掘等，以及竞技性活动，如各种比赛

（封丽红　王金荣）

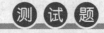

测　试　题

一、名词解释

冠心病

二、选择题

1. 冠心病的健康状态评估不包括（　　）

A. 既往史、家族史　　　　　　　　B. 吸烟史

C. 心绞痛、心肌梗死的情况　　　　D. 心绞痛的药物的疗效和副作用

　　E. 行为性格类型

2. 关于冠心病康复方案调整与监护，以下说法正确的是（　　　）

　　A. 在训练过程中没有不良反应，运动／活动时心率增加 <10 次／min，次日训练可以进入下一阶段

　　B. 运动中心率增加在 20 次／min 左右，则需要继续同一级别的运动

　　C. 心率增加 >20 次／min，则应该退回到前一阶段运动，甚至暂时停止运动训练

　　D. 在训练过程中没有不良反应，运动／活动时心率增加 <15 次／min，次日训练可以进入下一阶段

　　E. 心率增加 >30 次／min，则应该退回到前一阶段运动，甚至暂时停止运动训练

3. 关于冠心病介入术后康复护理措施的说法正确的是（　　　）

　　A. 活动：从床上的肢体活动开始，先活动远端肢体的小关节；做抗阻活动：捏气球、皮球

　　B. 早期进行日常生活活动：刷牙、洗脸、吃饭、穿衣；注意避免剧烈活动和避免长时间活动

　　C. 呼吸训练：主要是指腹式呼吸

　　D. 坐位训练：开始时可尽量无依托独立坐

　　E. 步行训练：从床边站立开始，先克服直立性低血压

三、简答题

简述冠心病主要功能障碍。

第二节　慢性心力衰竭

学习目标

识记：慢性心力衰竭主要功能障碍。

理解：慢性心力衰竭常用康复训练方法。

运用：慢性心力衰竭康复程序。

导入案例与思考

　　病人，男性，71 岁，反复胸闷喘憋 10 余年，双下肢水肿 7 年余，加重 2d，端坐位不能平卧。既往高血压 30 余年，冠心病 20 余年。病人无发热，睡眠质量差，不思饮食。

　　（1）根据纽约心脏病学会心功能分级，心功能评定为几级？

　　（2）为明确心功能情况，还应进行哪些评定？

一、概述

（一）疾病定义

心力衰竭（heart failure，HF）是各种心脏结构或功能性疾病导致心室充盈和／或射血功

能受损，心排血量不能满足机体组织代谢需要，以肺循环或体循环淤血、器官、组织血流灌注不足为临床表现的一组综合征，主要表现为呼吸困难、体力活动受限和体液潴留。慢性心力衰竭有一个缓慢发展过程，一般均有代偿性心脏扩大或肥厚及其他代偿机制的参与。是大多数心血管疾病的最终归宿，也是主要的死亡原因。

（二）流行病学

关于心力衰竭的流行病学报道各国结果不一，以美国为例，2007年美国心脏协会（American Heart Association，AHA）报道，美国的心衰病人人数已经超过500万，并且仍以55万/年的速度不断增加。冠心病、高血压已成为慢性心力衰竭的最主要病因，据2005年对我国17个地区的慢性心力衰竭病因调查，冠心病占57.1%居首位，高血压占30.4%。风湿性心脏病虽在病因构成比例下降，但瓣膜性心脏病仍不可忽视。心力衰竭的常见诱因包括感染、心律失常、血容量增加、过度劳累或情绪激动、治疗不当、原有心脏病变加重或并发其他疾病。

二、主要功能障碍

（一）生理功能障碍

1. 心功能障碍　美国心脏协会（AHA）心功能分级标准见表4-2-1。

表4-2-1　心功能分级与治疗分级（美国心脏协会）

		临床情况	持续-间歇活动的能量消耗（kcal/min）	最大代谢当量（METs）
功能分级	I	患有心脏病，其体力活动不受限制，一般体力活动不引起疲劳、心悸、呼吸困难或心绞痛	4.0～6.0	6.5
	II	患有心脏病，其体力活动稍受限制，休息时感到舒适，一般体力活动时引起疲劳、心悸、呼吸困难或心绞痛	3.0～4.0	4.5
	III	患有心脏病，其体力活动大受限制，休息时感到舒适，一般轻度体力活动时，即可引起疲劳、心悸、呼吸困难或心绞痛	2.0～3.0	3.0
	IV	患有心脏病，不能从事任何体力活动，休息状态下也出现心衰或心绞痛症状，任何体力活动均可使症状加重	1.0～2.0	1.5
治疗分级	A	患有心脏病，其体力活动不应受任何限制		
	B	患有心脏病，其一般体力活动不应受限，但应避免重度或竞赛性用力		
	C	患有心脏病，其一般体力活动应中度受限，较为费力的活动应予以终止		
	D	患有心脏病，其一般体力活动应严格受到限制		
	E	患有心脏病，必须严格休息，限于卧床或坐轮椅		

2. 运动功能障碍　心衰病人的运动障碍与神经系统、中枢循环、外周血管、呼吸系统和骨骼肌组织等有关。其病理生理机制涉及骨骼肌和心肌细胞的氧化代谢、胞内能量转运、血管内皮功能紊乱、交感神经系统活动和细胞炎症因子等方面。NYHA心功能IV级病人不能从事任何体力活动，休息状态下也出现心衰的症状，体力活动后加重，表明运动耐力重度减低。

3. 呼吸功能障碍 长期心功能障碍可导致肺循环淤血，使肺血管和肺泡气体交换的效率降低，摄氧能力下降，诱发或加重缺氧症状。

（二）认知功能障碍

病人的认知功能障碍主要表现为住院期的谵妄，以及在门诊稳定期的轻度认知功能障碍或痴呆。心衰病人中，心输出量下降导致了全身血流重新分配，心、脑的血供被骨骼肌、皮肤、内脏以及肾血管网分流。有研究认为脑血流量降低30%，会导致轻度脑灌注不足；若降低50%～60%时，将会出现精神异常。

（三）心理障碍

主要表现为焦虑、抑郁、沮丧甚至绝望。

（四）日常生活活动能力受限

呼吸困难、水肿、运动耐力减低可不同程度地影响病人的进食、洗澡、穿衣、如厕、行走、打扫卫生、洗衣及购物等日常生活活动能力

（五）社会参与能力受限

呼吸困难、水肿、运动耐力减低最终会影响劳动、就业和社会交往等能力。

三、康复护理评估

（一）健康状况评定

1. 询问病史 年龄、性别、职业、工作环境、家庭状况。家族史、既往史。是否患有高血压、冠心病、高血脂、吸烟史，吸烟量及持续时间。

2. 体格检查 记录血压、脉搏、尿量、体重、心肌酶变化。短时间内体重增加是液体潴留的可靠指标。每次随诊应记录体重，注意颈静脉充盈的程度、肝颈静脉反流征、肺和肝充血的程度（肺部啰音，肝脏肿大），检查下肢和骶部水肿、腹部移动性浊音，以发现腹水。

3. 提供各种心脏病的病因线索 如冠心病（coronary heart disease，CHD）瓣膜性心脏病、高血压、心肌病和先天性心脏病。应询问吸烟、血脂异常、睡眠呼吸障碍、胸部放射史、接触心脏毒性药物包括抗肿瘤药物，如蒽环类抗生素或大剂量环磷酰胺等病史。询问有关违禁药物使用史和酒精摄入量。应特别关注非心脏疾病，例如结缔组织病、细菌性或寄生虫感染、肥胖、甲状腺功能亢进或减退、淀粉样变，以及嗜铬细胞瘤等病史。根据临床症状及体征可判断左心衰竭、右心衰竭或全心衰竭。

（二）心功能评定

1. 心功能分级 纽约心脏病学会（NYHA）的心功能分级和治疗分级：1994年美国心脏协会（AHA）对NYHA的心功能分级方案再次进行修订时，采用并行的两种分级方案。第一种即NYHA心功能分级四级方案，第二种是根据客观的检查手段如心电图、负荷试验、X线、超声心动图等来评估心脏病变的严重程度，分为A、B、C、D四级：

A级：无心血管疾病的客观依据。

B级：客观检查示有轻度心血管疾病。

C级：有中度心血管疾病的客观依据。

D级：有严重心血管疾病的表现。

应用美国心脏协会的治疗分级标准（见表4-2-1），以指导治疗。在心衰康复评定上，仍然是最实用和最有价值的方法。

2. 6min 步行试验 本试验是一项简单易行、安全方便的试验,用以评定心衰病人的运动耐力的方法。要求病人在平直的走廊里以尽可能快的速度行走,测定 6min 的步行距离,若 6min 的步行距离为 426～550m 为轻度心功能不全,150～425m 为中度心功能不全,<150m 为重度心功能不全。

3. 心电运动试验(见第一节冠心病康复护理)。

4. 超声心动图运动试验 运动超声心动图比安静时检查更有利于发现潜在的心肌运动异常,可提高试验的敏感性。检查一般采用卧位踏车的方式,优点是在运动时可以保持超声探头稳定地固定在胸壁上,以减少检测干扰。

5. 血浆脑钠肽(BNP)测定 有助于心衰诊断和预后判断。CHF 包括症状性和无症状性左室功能障碍,病人血浆 BNP 水平均升高。伦敦一项心衰研究证实,BNP 诊断心衰的敏感性、特异性、阴性预测值和阳性预测值分别为 97%、84%、97% 和 70%。血浆 BNP 可用于鉴别心源性和肺源性呼吸困难,BNP 正常的呼吸困难,基本可除外心源性。血浆高水平 BNP 预示严重心血管事件,包括死亡的发生。心衰经治疗,血浆 BNP 水平下降提示预后改善。大多数心衰呼吸困难的病人 BNP 在 400pg/ml 以上。BNP<100pg/ml 时不支持心衰的诊断;BNP 在 100～400pg/ml 之间还应考虑其他原因,如肺栓塞、慢性阻塞性肺部疾病、心衰代偿期等。

(三)运动康复评估

1. 慢性心力衰竭运动康复的适应证,并符合美国心脏协会危险分层标准(表 4-2-2)。纽约心脏病学会(NYHA)心功能分级Ⅰ～Ⅲ级的稳定性心力衰竭病人均应考虑接受运动康复。

表 4-2-2 美国心脏协会危险分层标准

危险级别	NYHA心功能分级	运动能力	临床表现	监管及心电图、血压监护
A	Ⅰ	>6METs	无症状	无需监管及 ECG、血压监护
B	Ⅰ或Ⅱ级	>6METs	无心力衰竭表现,静息状态或运动实验<6METs 时无心肌缺血或心绞痛,运动实验时收缩压适度升高,静息或运动时出现阵发性或持续性室性心动过速,具有自我调节运动强度能力	只需在运动初期
C	Ⅲ或Ⅳ级	<6METs	运动负荷<6METs 时发生心绞痛或缺血性 ST 段压低,收缩压运动时低于静息状态,运动时非持续性室性心动过速,有心搏骤停史,有可能危及生命	整个运动过程需要医疗监管指导和 ECG 及血压监护,直至确立安全性
D	Ⅲ或Ⅳ级	<6METs	失代偿心力衰竭,未控制的心律失常,可因运动而加剧病情	不推荐以增强适应为目的的活动,应重点恢复到 C 级或更高级,日常活动须根据病人评估情况由医师确定

注:NYHA:纽约心脏病学会,MET:代谢当量

2. 运动试验与训练禁忌证

● 急性冠状动脉综合征早期(2d 内)
● 致命性心律失常

- 急性心力衰竭（血流动力学不稳定）
- 未控制的高血压
- 高度房室传导阻滞
- 急性心肌炎和心包炎
- 有症状的主动脉狭窄
- 严重肥厚型梗阻性心肌病
- 急性全身性疾病
- 心内血栓

3. 运动训练禁忌证

- 近 3～5d 静息状态进行性呼吸困难加重或运动耐力减退
- 低功率运动负荷出现严重的心肌缺血[<2 代谢当量（MET），或<50W]
- 未控制的糖尿病
- 近期栓塞
- 血栓性静脉炎
- 新发心房颤动或心房扑动

4. 运动训练可以增加风险

- 过去 1～3d 内体重增加>1.8kg
- 正接受间断或持续的多巴酚丁胺治疗
- 运动时收缩压降低
- NYHA 心功能分级Ⅳ级
- 休息或劳力时出现复杂性室性心律失常
- 仰卧位时静息心率≥100 次 /min
- 先前存在合并症而限制运动耐力

（四）认知评定

简易智力状态检查量表（mini mental state examination，MMSE）是评定认知功能常用的量表。

（五）心理评定

心理评定的方法有观察法、访谈法、调查法和心理测验。心理测验可以对心理现象的某些特定方面进行系统评定，采用标准化和数量化的原则，避免主观因素的影响，评定更为客观。常使用焦虑量表和抑郁量表，了解病人心理状态进行相关的干预及治疗。

（六）日常生活活动评定

日常生活活动能力评定采用改良巴氏指数评定量表。

（七）参与能力评定

主要进行生活质量评定、劳动力评定和职业评定。生活质量评估：心衰病人的治疗目标之一为改善生活质量（QOL）。QOL 评分对住院或非住院心衰病人的生存率有预测价值。QOL 量表分为普适性量表和疾病特异性量表。最常用的普适性量表为 36 条简明健康问卷（SF-36）。疾病特异性量表中较常用的有明尼苏达心衰生活质量量表（MLHFQ）和堪萨斯城心肌病病人生活质量量表（KCCQ）。哪种类型量表更适用于慢性心衰病人尚无定论。研究显示 SF-36 联合 MLHFQ 可预测心衰病人的短期及长期病死率。

四、康复护理措施

慢性充血性心力衰竭的康复医疗护理措施（表 4-2-3）

表 4-2-3　慢性充血性心力衰竭的康复医疗程序

心功能分级	代谢当量（METs）	心脏功能容量（踏车 W）	康复活动主要内容	对病人及家属的宣教及心理治疗
Ⅳ	1～2		病情稳定后立即开始做被动运动，活动肩、肘、膝关节，每次 5～10min，每日 1 或 2 次，但不应有疲劳感 下床坐沙发或直背椅，开始每次 10～30min，每日 1 或 2 次，逐步增加时间。 下床吃饭、洗澡、听收音机	解释某些心衰症状的原因，解除忧虑，帮助病人树立信心
Ⅲ	2～3	20	床边站立，室内步行、走廊内步行 100m，2 次 /d，自行更衣	介绍心衰的康复，结合其原发病，介绍心衰的发病机制、恢复过程及危险因素
	3～4	40	步行 250m，2 次 /d；上楼梯一段，2 次 /d；坐位大便、洗热水澡	
Ⅱ	4～5	60	步行 500m，2 次 /d，上一层二段楼梯，2 次 /d 热水澡	饮食治疗
	5～6	80	步行 1000m，2 次 /d，或骑自行车 10min，2 次 /d	出院注意事项（用药、防治上呼吸道感染、运动量、性生活）

五、社区康复

家庭运动训练计划的实施

对 NYHA 心功能Ⅰ～Ⅲ级的稳定心力衰竭病人鼓励实行运动训练计划。临床实践中，运动耐力受多种因素影响，其中身体内环境改变较左室功能本身更为重要。运动方式可实施间断或稳定的运动训练，强度采用 60%～80% 年龄预测最大心率。

依据美国心脏协会心脏功能分级的日常生活安排原则进行训练（表 4-2-4），但应避免参加紧张的或肌肉等长收缩运动以及竞争性和疲劳性运动。如果病人参加工作，必须评价其工作任务并就其能否继续工作提出建议。

表 4-2-4　依据心脏功能分级的日常生活安排原则（美国心脏协会）

心功能分级		Ⅰ	Ⅱ	Ⅲ	Ⅳ
生活安排	A	走路不限制 上楼不限制 提物不限制 站立不限制			
	B	走路不限制 上楼四段楼梯 提物 18～27kg 站立不限制	走路 1.6km 上楼三段楼梯 提物 11～18kg 站立不限制		

续表

心功能分级		I	II	III	IV
生活安排	C		走路 0.8kg 上楼二段楼梯 提物 6.5~11kg 站立不限制	走路 0.5~1km 上楼一段楼梯 提物 4.5~6.5kg 站立不限制	
	D			走路不超过 0.5km 上楼少于一段楼梯 提物 2.2~4.5kg 站立限于正常人的一 半时间	走路少于 100m 上楼少于一段楼梯 提物 2.2kg 不多于正常人 3/4 的 站立时间

知识拓展

日常生活活动与职业活动的 MET（美国标准）

最高代谢当量（MET）	日常生活活动与职业活动
≥7	可参加重体力劳动
≥5	可参加中体力劳动
3~4	可参加轻体力劳动
2~3	可参加坐位工作，不能跑、跪、爬，站立或行走 时间不能超过坐位工作时间的 10%

（封丽红　王金荣）

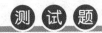

一、名词解释

心力衰竭

二、选择题

1. 以下哪种情况属于心功能 IV 级（　　）

A. 患有心脏病，不能从事任何体力活动，休息状态下也出现心衰或心绞痛症状，任何体力活动均可使症状加重

B. 患有心脏病，其体力活动大受限制，休息时感到舒适，一般轻度体力活动时，即可引起疲劳、心悸、呼吸困难或心绞痛

C. 患有心脏病，其体力活动稍受限制，休息时感到舒适，一般体力活动时，引起疲劳、心悸、呼吸困难或心绞痛

D. 患有心脏病，其体力活动不受限制，一般体力活动不引起疲劳、心悸、呼吸困难或心绞痛

2. 依据心脏功能分级的日常生活安排原则（美国心脏协会），心功能 IV 级的病人最适宜的日常生活安排是（　　）

A. 走路 1.6km，上楼三段楼梯，提物 11~18kg，站立不限制

B. 走路 0.8km，上楼二段楼梯，提物 6.5～11kg，站立不限制

C. 走路不超过 0.5km，上楼少于一段楼梯，提物 2.2～4.5kg，站立限于正常人的一半时间

D. 走路少于 100m，上楼少于一段楼梯，提物 2.2kg，不多于正常人 3/4 的站立时间

三、简答题

慢性心力衰竭的主要功能障碍是什么？

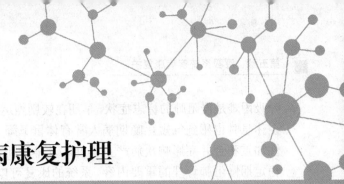

第五章　呼吸系统疾病康复护理

第一节　慢性阻塞性肺疾病

学习目标

识记：肺康复定义。

理解：慢阻肺的功能障碍。

运用：慢阻肺病人的康复护理措施。

导入案例与思考

李先生，男性，78 岁，有长期大量吸烟史，反复咳嗽、咳痰、喘息 30 余年。查体：桶状胸，双肺呼吸音低。肺功能提示不可逆阻塞性通气功能障碍。既往诊断"慢性阻塞性肺疾病"。

（1）如何确诊慢阻肺？

（2）慢阻肺病人护理要点？

（3）慢阻肺病人的康复护理？

一、概述

慢性阻塞性肺疾病（chronic obstructive pulmonary disease，COPD，以下简称慢阻肺）是一种常见的、可以预防和治疗的疾病，其特征是持续存在的呼吸系统症状和气流受限，原因是气道或肺泡的异常，通常与显著暴露于毒性颗粒和气体有关。从 1995 年至 2015 年，全球的慢阻肺患病率增加了 44.2%，2015 年慢阻肺的病人总数达 1.745 亿，在 2015 年我国慢阻肺致残率估计在 2 000/10 万以上，2016 年中国导致损失寿命年限最高的前 10 位原因中，慢阻肺排名第 5。吸烟和环境颗粒物是慢阻肺的主要危险因素，其次是职业性颗粒、家庭空气污染、二手烟及臭氧等。肺部及全身性炎症是慢阻肺的重要病理机制之一，慢性炎症导致肺部结构性改变、小气道狭窄和肺实质破坏，最终导致肺泡与小气道的附着受到破坏，肺弹性回缩力降低。

慢阻肺多在中年发病，多发于秋冬寒冷季节，症状为慢性咳嗽、咳痰，少数可仅咳嗽，无咳痰症状。一般为白色黏液或浆液性泡沫痰，急性发作期痰量增多，可有脓性痰。气促或呼吸困难是慢阻肺的标志症状，早期在较剧烈运动时出现，后逐渐加重，以致在日常活动甚至休息时也感到气短。晚期病人常有体重下降、食欲减退、精神抑郁或焦虑等。慢阻肺急性加重和合并症影响疾病严重程度。及早诊断、治疗慢阻肺可延缓、控制病情。肺康复是稳定期慢阻肺管理的重要内容，系统的康复可以改善病人的呼吸困难症状及活动耐力，提高生活治疗，护理在肺康复中起到很重要的作用。

二、主要功能障碍

慢阻肺除了引起肺功能障碍外，随着病情进展及病程的延长，还会引起心脏及其他器官、系统功能障碍。

（一）有效呼吸减少

由于慢阻肺引起的肺部病理生理改变，病人在呼吸过程中有效通气量下降，肺残气量增加，影响了气体交换功能；呼吸道慢性炎症，导致呼吸道分泌物引流不畅，加重了换气功能障碍，导致缺氧和二氧化碳潴留。另外，老年慢阻肺如存在驼背等因素，限制胸廓活动，导致肺通气量降低。

（二）病理式呼吸模式

慢阻肺病人因肺气肿的存在，导致最重要的呼吸肌膈肌的上下移动度减低，减少了肺通气量；为弥补通气量不足，病人以胸式呼吸为主，加快呼吸频率，甚至动用辅助呼吸肌（如胸大肌、肋间肌等），以提高氧的摄入。这种病理性呼吸模式导致正常的腹式呼吸无法建立，更限制了有效呼吸。

（三）呼吸肌无力

病人有效通气量减少、部分病情严重病人存在呼吸衰竭，代偿出现喘息、呼吸频率增快，慢阻肺后期出现营养不良等因素均导致呼吸肌萎缩，最终均导致呼吸肌无力。

（四）活动耐力下降

病理性呼吸模式出现使不应参与呼吸的肌群参加呼吸运动，喘息、呼吸频率增快，使机体消耗增加。病人因喘息症状显著日常活动，活动减少亦加快呼吸肌肉萎缩。病情严重的病人因病致残，丧失日常活动及工作能力。

（五）心理障碍

由于长期供氧不足引起喘息、气促、睡眠障碍等因素，使病人出现心理障碍。焦虑与抑郁都是慢阻肺重要的共患病。焦虑和抑郁的精神障碍均与疾病的不良预后相关。

（六）认知功能、睡眠障碍

慢阻肺病人的认知功能也受到损害，由低氧等多因素所致；许多慢阻肺病人存在睡眠障碍。

三、肺康复的定义

肺康复是对有症状、日常生活能力下降的慢性呼吸系统疾病病人采取的多学科综合干预措施。在慢阻肺病人个体化治疗中加入综合性肺康复方案，通过稳定或逆转疾病的全身表现而减轻症状，优化功能状态，增加病人依从性，减少医疗费用。

肺康复的内容包括病人的全面评估、运动锻炼、物理治疗、心理社会支持、营养支持、管理与教育、戒烟、药物治疗等组成。运动锻炼是肺康复的核心，但要注意肺康复不仅限于运动锻炼。运动锻炼包括外周肌肉锻炼、呼吸肌锻炼和全身锻炼。其中最为重要的是下肢耐力运动锻炼。

肺康复的目的是：减少呼吸困难症状；增加肌力和肌耐力（包括周围肌和呼吸肌）；增加运动能力；改善日常功能，确保锻炼长期进行；缓解恐惧和焦虑，改善生活质量；增加肺部疾病知识，加强自我管理。

四、康复护理的评估

慢阻肺的康复评估包括病史、体格检查、慢阻肺的综合分组、肺功能检查、心肺运动试验、心理评定、日常生活能力及生活质量评定、营养评估等。肺功能用于确诊慢阻肺，并评估严重程度。心肺运动试验用于确定个体对一定水平用力反应，评估心肺功能级储备能力，用于制订运动处方。

（一）健康状况评定

1. 询问病史，年龄、性别、职业、工作环境、家庭状况。家族史、既往史。是否有吸烟史、粉尘接触史，吸烟量及持续时间。

2. 体格检查。

3. 日常使用药物情况，注意询问并检查吸入装置使用状况。

（二）心肺运动试验

心肺运动试验（cardiopulmonary exercise testing，CPET）记录病人静息状态至运动状态、再至最大极限状态及恢复期全过程中的呼吸、气体交换、心电、血压、血氧饱和度等进行规范化、连续动态监测和数据分析计算，用人体功能一体化整体调控理念。心肺运动试验是唯一能对无氧代谢阈值进行无创伤评估的方法，据此可以客观、定量、精确地制订运动处方，既保证了病人安全，又能取得最佳康复治疗效果。

适应证：病人病情稳定，神志清楚，无肢体运动功能障碍，无精神及智能障碍，能够主动配合该项试验。

禁忌证：对于主动脉 / 大动脉夹壁瘤、急性肺栓塞、急性大面积心梗、新近发生或急剧加重且已确诊的心绞痛、多源频发的室性心律失常及血流动力学不稳定；严重呼吸衰竭、严重的身体畸形等。

（三）肺功能

诊断和评估慢阻肺病情时，肺功能检查可以作为一项"金"标准，能客观测定气流阻塞的程度。在应用支气管扩张剂后，$FEV_1/FVC < 70\%$，且 FEV_1 占预计值的百分比 $< 80\%$ 时，可以肯定病人具有气流阻塞且不能完全逆转。进一步根据 FEV_1 实测 / 预计值的比值进行严重程度分级。阻塞型通气功能障碍的肺功能分级：轻度，$\geq 80\%$；中度，$50\% \sim 80\%$；重度，$30\% \sim 50\%$；极重度，$< 30\%$。

（四）血气分析

用于评估氧饱和度以及是否存在二氧化碳潴留。

（五）六分钟步行试验

6min 步行试验（6-minute walking test，6MWT）主要用于评价中、重度心肺疾病病人的功能状态，部分研究认为是病人生存率的预测指标之一。部分不能耐受心肺运动试验的病人，可以行六分钟步行试验。六分钟步行试验作为检查评估方法，同时也是运动锻炼的一种方式。但注意绝对禁忌证：近 1 个月内出现的不稳定型心绞痛或心肌梗死；相对禁忌证：静息心率 >120 次 /min，收缩压 >180mmHg 和舒张压 >100mmHg。

（六）精神心理评估

评估病人精神状态需要从以下四个方面进行。

1. 情绪方面　包括可焦虑、抑郁、愤怒等。

2. 认知方面　包括注意力受损，解决问题能力减弱等。

3. 行为方面　包括 ADL 受损、吸烟、营养失调等。

4. 社会方面　包括社会活动减少、家庭角色改变等。

以上最常见为焦虑和抑郁，可通过量表进一步评估。

（七）呼吸肌力、耐力评估

呼吸肌力量评估的常见常用的测定方法包括：、最大口腔吸气压和呼气压、跨膈肌压与最大跨膈肌压、耐力试验、膈肌肌电图等。呼吸肌耐力评估可进行呼吸肌耐力试验。

（八）慢阻肺的健康、生活评估

慢阻肺的生活评估量表包括 COPD 问卷（CCQ 问卷）、圣乔治呼吸问卷（SGRQ）、慢性呼吸疾病问卷（CRQ）和 COPD 评估测试（CAT）等健康相关生活质量问卷（HRQoL）相比较。

五、康复护理措施

（一）保持呼吸道通畅

1. 有效咳嗽训练（effective cough training）　咳嗽是一种保护性的生理反射，当神经末梢（咳嗽感受器）受到刺激后，神经冲动沿迷走神经等传入脑干咳嗽中枢，信号整合后传出神经传递至效应器（膈肌、喉、胸部和腹肌肌群等）引起咳嗽，具有清除呼吸道分泌物的作用。有效咳嗽可以使更多的气道分泌物排出，改善通气；无效的咳嗽增加病人痛苦与体力消耗，加重呼吸困难，引起气道痉挛。因此，掌握有效的咳嗽非常重要。

有效咳嗽训练的方法：一般选择训练时间为清晨起床后、晚上睡觉前或餐前 15min 进行。首先将病人安排在放松、舒适的位置，指导病人在咳嗽前缓慢深吸气，深吸气后屏气片刻，随后快速打开声门，用力收腹将气体快速排出，停止咳嗽，缩唇将余气排出。平静呼吸后可再次重复训练。如存在深吸气引起咳嗽情况，可分多次吸气，目的是争取肺泡充分膨胀。注意咳嗽训练时间不宜持续过长。

2. 胸部叩击和振动　胸部叩击和振动可以使黏附在气管的分泌物脱离至较大的支气管，利于排出。叩击（percussion）的方法为五指并拢，掌心空虚，呈杯状，在肺叶段相对于的胸廓位置，进行快速叩击，叩击时应当隔一层衣服，避免皮肤感觉刺激。叩击顺序从下往上，由肺底到肺尖，每个部位叩击 1～3min，每次 15～20min，每日 2、3 次，一般在餐前 15min 或餐后 2h 及睡前进行。振动（vibration）时双手紧贴胸壁皮肤，稍加向下压力，当病人呼气时给予细小的振动，每一部位进行 5～7 次，每次半分钟到一分钟。叩击及振动在凝血障碍、肋骨骨折等情况下均为禁忌；避免在心脏、乳房及骨性突起部位进行。

3. 体位引流　体位引流指通过分泌物的重力作用使病变肺处于高处，其引流的支气管开口向下，分泌物顺体位引流至气管咳出。根据病变部位采取不同的姿势做体位引流（表 5-1-1）。

体位引流配合叩击及振动等方法可获得更佳效果，但对于每日产生痰液大于 30ml 或痰液清除有困难有一定效果。

表 5-1-1 肺部各段病变引流的体位

病变部位	体位引流
上叶前段	仰卧位,病人背部垫高或健侧转体45°
上叶尖后段	坐位,身体略向前倾
中叶或舌叶	仰卧位,病人背部垫高45°,床脚抬高
下叶基底段	仰卧或侧卧,床脚抬高30cm,呈头低脚高位
下叶上段	俯卧,腹部垫枕,床脚抬高

（二）呼吸训练

1. 缩唇呼吸 缩唇呼吸可以提高呼气相时的气道压,避免气道过早闭合从而减轻呼吸困难。缩唇呼吸时呼吸的方式也可能从原来的腹式呼吸转变为胸式呼吸,减少膈肌的负荷,减轻气促症状。缩唇呼吸时经鼻腔吸气,呼气时缩唇如吹口哨样,在4～6s内将气体缓慢呼出。一般呼气时间长于吸气时间,吸气和呼气时间比为1:2。每日训练3～4次,每次10～15min。

2. 腹式呼吸 又称膈式呼吸,通过膈肌的上下活动实现通气,起到锻炼膈肌的作用;还可以帮助慢阻肺病人调整呼吸模式,使胸式呼吸转变为腹式呼吸。腹式呼吸将膈肌作用最大化,可增加病人潮气量,减少功能残气量,进而缓解病人呼吸困难的症状。腹式呼吸可采用3种体位（卧、坐、立）进行。具体方法:病人双手,一手放在腹脐部,另一手放在胸部,呼吸时胸部尽量避免运动,呼气时稍压腹部,腹部尽量回缩,吸气时对抗手按压的压力,将腹部鼓起。每日训练2～4次,每次15～30min,如训练过程中出现气促、呼吸困难等不适,应终止训练。

3. 三色球呼吸训练仪器训练 使用吸气流量装置的呼吸训练器,根据球体位置间接显示病人产生的肺容积,3种不同颜色的球代表肺容积:600ml、900ml、1 200ml。

4. 主动呼吸循环技术 主动循环呼吸技术（active cycle of breathing techniques, ACBT）是一种用于松动和清除过多气道分泌物的胸部物理治疗方法,可以改善通气,同时不会加重低氧血症和气流阻塞。主要包括呼吸控制、胸廓扩张、有力呼气。在主动循环呼吸中,介于两个主动循环呼吸之间的休息间歇为呼吸控制。病人按自身的呼吸速度和深度进行潮式呼吸。鼓励病人放松上胸部和肩部,尽可能利用下胸部,即腹式呼吸模式完成呼吸。胸廓扩张是指着重于吸气的深呼吸运动。吸气是主动的运动,在吸气末屏气3s,然后完成被动呼气动作。用力呼气由1、2次哈气动作组成,正常吸气后声门保持张开,收缩上腹和前胸部肌肉,用小到中量的肺容积进行呼气（手放在上胸部和腹部可以感觉到震动）,较快无声地发出"ha"。

（三）体位技巧

慢阻肺病人倾斜向前可降低呼吸能力程度,腹部内容物随着体位改变提升膈肌高度,有助于提高膈肌收缩力,从而减轻呼吸困难。体位技巧对于严重的肺过度充气伴胸腹矛盾运动的病人由一定作用。

（四）长期家庭氧疗

慢阻肺病人进行长期家庭氧疗对于具有慢性呼吸衰竭的病人可提高生存率。家庭长期氧疗的指征为:$PaO_2 < 55mmHg$ 或 $SaO_2 < 88\%$,伴或不伴有高碳酸血症;PaO_2 55～60mmHg,

或 $SaO_2 < 89\%$，且有肺动脉高压、心力衰竭水肿或红细胞增多症。一般经鼻导管吸氧，氧流量为 $1 \sim 2L/min$，每天不少于 $15h$，使静息状态下 $PaO_2 \geq 60mmHg$ 和 / 或 $SaO_2 > 90\%$。

（五）运动锻炼

1. **外周肌肉锻炼**　外周肌肉锻炼包括上下肢锻炼。肺康复的最重要内容的下肢肌肉的锻炼。下肢肌力锻炼方法很多，可简单坐在椅子上，伸直一条腿保持 $5s$，放松后重复另一条腿，反复进行。下肢耐力运动锻炼可根据运动心肺试验结果制订运动方案，可进行步行运动锻炼和功率自行车锻炼，目前认为是最佳的下肢运动锻炼方式。对于严重喘息病人，可使用带有滑轮的推车支撑上肢；运动过程有严重血氧饱和度明显下降的病人，可在运动过程中给予氧疗。

上肢肌力锻炼可以通过手提重量（哑铃等）锻炼二头肌和三头肌。通过推举器可达到锻炼胸大肌的目的。上肢耐力的锻炼可以在有或无外加负荷情况下进行。许多方法都可以由于上肢耐力锻炼，可双手平行握棒至膝盖高度，反复举棒至头顶后放下。

2. **全身锻炼**　全身锻炼包括日常的家务劳动如打扫卫生、种植花草、游泳等。另外，我国传统运动如太极拳、八段锦、五禽戏等也可起到全身锻炼作用。

3. **呼吸肌锻炼**　呼吸肌锻炼可作为肺康复的辅助方法。目前有关呼吸肌锻炼后引起呼吸肌病理生理、生物化学变化的研究不充分。有研究结果认为呼吸肌训练可以改善病人的呼吸肌功能，减轻呼吸困难的症状，但这些研究多为小样本量、单中心研究。呼吸肌锻炼对于慢阻肺病人的作用需要更多优质研究进一步证实。

（六）社会心理支持

慢阻肺病人常伴有焦虑合抑郁，心理治疗是肺康复的一个重要方面，通过鼓励和社会支持，可见减少慢阻肺病人的负面情绪。

（七）营养支持

推荐慢阻肺病人每天摄入 1.7 倍休息能量的热量，每日摄入 $1.7g/kg$ 的蛋白质有利于正氮平衡，应避免高糖因素，以减少二氧化碳产生。

（八）管理和健康教育

管理和健康教育对象为慢阻肺病人及家属，目的是通过提高他们对慢阻肺的认识和处理疾病的能力，更好地配合治疗，减少反复急性加重，稳定病情。主要内容包括：

1. 戒烟。吸烟加重慢阻肺病情，任何慢阻肺病人均应该戒烟。
2. 使慢阻肺病人了解慢阻肺的病理生理和临床基础。
3. 教会病人使用日常吸入药物装置。
4. 了解赴医院就医时机。
5. 可注射流感疫苗、肺炎疫苗。

六、社区康复

$7 \sim 12$ 周的康复比短时间康复有更大的获益，而 6 个月以上的康复可获得长期效应。因此出院后，病人在家庭或社区医疗机构，延续医院治疗期间的康复方案尤为重要。但老年人或重症病人以住院康复更为安全。随着电子设备的普及，远程康复可能增加慢阻肺病人获得肺康复的概率。

（邓卫萍）

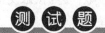

一、名词解释

肺康复

二、简答题

长期家庭氧疗的指征是什么?

第二节　哮　喘

学习目标

　　识记: 支气管哮喘的诊断。
　　理解: 支气管哮喘的病情评估。
　　运用: 支气管哮喘的康复护理措施。

导入案例与思考

　　张先生,男性,22 岁,反复发作性喘息 10 余年。查体:双肺可闻及哮鸣音。肺功能提示通气功能正常;气道激发试验阳性。
　　(1)如何确诊支气管哮喘?
　　(2)哮喘的康复护理要点是什么?
　　(3)哮喘病人的健康教育是什么?

一、概述

　　支气管哮喘(bronchial asthma)是由多种细胞包括气道的炎症细胞(如嗜酸性粒细胞、肥大细胞、T 淋巴细胞、中性粒细胞)和结构细胞(如平滑肌细胞、气道上皮细胞等)以及细胞组分参与的气道慢性炎症性疾病。目前全球约有 3 亿、我国约有 3 千万哮喘病人,近年各国哮喘发病率有上升趋势。一般认为，儿童患病率高于青壮年，成人男女患病率无明显差异。哮喘的病死率在（1.6～36.7）/10 万哮喘病人。哮喘病死率的高低，与病人的社会经济情况、医疗保障条件、既往病史等有关。中国的哮喘防治工作任重道远。

哮喘病人气道的慢性炎症导致气道高反应性（airway hyperresponsiveness，AHR），表现为可逆性的气流受限，引起反复发作的喘息、气急、胸闷或咳嗽等症状。症状常在夜间和 / 或清晨发作、加重，多数病人可以自行缓解或经过治疗缓解。如哮喘反复发作，随着病程延长，可以出现气道结构改变，即气道重构（airway remodeling）。出现气道重构的病人，存在不可逆或部分不可逆的气流受限。哮喘的病因还不是十分清楚，病人的过敏体质、外界环境影响是发病的危险因素。哮喘与多基因遗传有关，同时受遗传因素及环境因素影响。诊断标准如下：

1. 反复发作喘息、气急、胸闷或咳嗽，多与接触变应原、冷空气、物理、化学性刺激及病毒性上呼吸道感染、运动等有关。

2. 发作时双肺可闻及散在或弥漫性，以呼气相为主的哮鸣音，呼气相延长。

3. 上述症状和体征可经治疗缓解或自行缓解。

4. 除外其他疾病所引起的喘息、气急、胸闷和咳嗽。

5. 临床表现不典型者（无明显喘息或体征），应至少具备以下 1 项试验阳性：

（1）支气管激发试验或运动激发试验阳性。

（2）支气管舒张试验，第一秒用力呼气容积（forced expiratory volume in one second，FEV_1）≥12%，且 FEV_1 增加绝对值≥200ml。

（3）呼气流量峰值（peak expiratory flow，PEF）。

符合 1～4 条或第 4/5 条者，可诊断为支气管哮喘。

二、康复护理评定与评估

哮喘按临床表现可分为急性发作期、慢性持续期和临床缓解期。慢性持续期指每周均不同频度和不同程度地出现症状。临床缓解期指 3 个月以上症状、体征消失，肺功能恢复至急性发作前水平。病情严重程度分级见表 5-2-1、控制水平分级（表 5-2-2）和哮喘急性发作病情严重程度分级（表 5-2-3）。

表 5-2-1 病情严重程度分级

分级	
间歇状态（第 1 级）	症状＜每周 1 次；短暂出现；夜间哮喘症状≤每月 2 次；FEV_1 占预计值 %≥80% 或 PEF≥80% 个人最佳，PEF 或 FEV_1 变异率小于 20%
轻度持续（第 2 级）	症状≥每周 1 次，但＜每月 1 次，影响活动和睡眠；夜间哮喘症状＞每月 2 次，但＜每周 1 次；FEV_1 占预计值 %≥80% 或 PEF≥80% 个人最佳，PEF 或 FEV_1 变异率小于 20%～30%
中度持续（第 3 级）	每日有症状出现，影响活动和睡眠；夜间哮喘症状≥每周 1 次；FEV_1 占预计值 %60%～79% 或 PEF 60%～79% 个人最佳，PEF 或 FEV_1 变异率＞30%
重度持续（第 4 级）	每日有频繁症状出现，经常出现夜间哮喘症状，体力活动受限；FEV_1 占预计值 % 小于 60% 或 PEF＜60% 个人最佳，PEF 或 FEV_1 变异率＞30%

除哮喘病情评估外，哮喘控制的评估也尤为重要。临床上可以通过对哮喘病人简易问卷方法、肺功能监测、气道炎症监测、哮喘病人的生命质量评估的控制水平进行评估。目前最常用的评估哮喘控制的工具是 ACT 问卷及其评分标准（表 5-2-4），其他如哮喘控制问卷、哮喘治疗评估问卷（ATAQ）、哮喘控制评分系统等，有助于评估哮喘控制水平。

表 5-2-2　控制水平分级

	完全控制（满足以下所有条件）	部分控制（在任何 1 周出现以下 1、2 项特征）	未控制（在任何 1 周内出现≥3 项部分控制特征）
白日症状	无（或≤2 次 / 周）	>2 次 / 周	
活动受限	无	有	
夜间症状 / 憋醒	无	有	
使用缓解药物次数	无（或≤2 次 / 周）	>2 次 / 周	
肺功能（PEF 或 FEV$_1$）	正常或≥正常预计值或本人最佳的 80%	<正常预计值或本人最佳的 80%	
急性发作	无	≥每年 1 次	在任何 1 周内出现 1 次

表 5-2-3　哮喘急性发作病情严重程度分级

临床特点	轻度	中度	重度	危重
气短	步行、上楼	轻微活动	休息时	
体位	可平卧	喜坐位	端坐呼吸	
讲话方式	连续成句	单词	单字	不能讲话
精神状态	可有焦虑，尚安静	时有焦虑或烦躁	常有焦虑、烦躁	嗜睡或意识模糊
出汗	无	有	大汗淋漓	
呼吸频率	轻度增加	增加	常 >30 次 /min	
辅助呼吸肌活动及三凹征	常无	可有	常有	胸腹矛盾运动
哮鸣音	散在，呼气末	响亮、弥漫	响亮、弥漫	减弱甚至无
奇脉	无，<10mmHg	可有，10～25mmHg	常有，>25mmHg	无，提示呼吸肌疲劳
最初吸入支气管舒张剂后 PEF 占预计值或个人最佳值百分数	大于 80%	60%～80%	<60% 或 100L/min 或作用时间 <2h	
PaO$_2$（吸空气）	正常	≥60mmHg	<60mmHg	<60mmHg
PaCO$_2$	小于 45mmHg	≤45mmHg	>45mmHg	>45mmHg
SaO$_2$（吸空气）	>95%	91%～95%	≤90%	≤90%
pH		降低		

表 5-2-4　ACT 问卷及其评分标准

问题	1	2	3	4	5
在过去 4 周内，在工作、学习或家中，有多少时间哮喘妨碍您的日常活动	使用时间	大多数时间	有些时候	极少时候	没有
在过去 4 周内，您有多少次呼吸困难	每日不止 1 次	每日 1 次	每周 3～6 次	每周 1 次或 2 次	完全没有

续表

问题	1	2	3	4	5
在过去 4 周里，因哮喘症状您有多少次在夜间醒来或早上比平时早醒	每周 4 个晚上或更多	每周 2 个或 3 个晚上	每周 1 次	1 次或 2 次	没有
在过去 4 周内，您有多少次使用急救药物(如沙丁胺醇)	每日 3 次以上	每日 1 次或 2 次	每周 2 次或 3 次	每周 1 次或更少	没有
您如何评估过去 4 周内您的哮喘控制情况	没有控制	控制很差	有所控制	控制良好	完全控制

注：第一步：请准确记录每个问题得分；第二步：把每一题分数相加得出总分；第三步：ACT 评分的意义：评分 25 分，代表哮喘完全控制；20～24 分，代表哮喘良好控制；≤19 分，哮喘未控制，需要升级治疗以达到理想控制；≤14 分，没有等到控制，应尽快就诊

三、康复护理措施

哮喘康复护理的主要内容为教育与管理。哮喘不能根治，但是通过有效的药物治疗和管理，通常可以实现哮喘的控制。通过积极的哮喘教育与管理，可以达到控制病情、维持正常活动、维持肺功能水平接近正常、预防急性加重以及避免药物治疗导致的不良反应和预防哮喘导致死亡的目的。

(一)健康教育

1. 通过长期规范治疗能有效控制哮喘。
2. 避免接触过敏原。
3. 哮喘的本质、发病机制。
4. 哮喘长期治疗方法。
5. 药物吸入装置及使用方法。
6. 自我监测：哮喘日记记录方法、解释哮喘日记内容、哮喘发作的表现和自我处理方法。
7. 何时就医。
8. 哮喘药物知识。
9. 如何根据自我评估判断哮喘控制水平。
10. 心理因素在哮喘发病中的作用。

(二)教育方式

1. 初诊教育是最重要的基础教育和启蒙教育，首先提供病人诊断信息，了解病人对哮喘治疗的期望和可实现的程度，预约复诊时间，提供健康教育材料。
2. 可以组织病人防治哮喘经验交流会。
3. 随访教育和评估是长期管理方法，可以通过多种方式进行，如电话随访等。随访时应回答病人的疑问、评估最初治疗疗效，定期评估、纠正吸入技术和监测技术，评估哮喘日记等书面管理计划，方法提供最新的教育材料。
4. 通过网络传播防治信息。

哮喘教育是一个长期、持续过程，需经常、反复进行，不断更新，持之以恒。

(三)肺康复

目前肺康复的研究主要在慢阻肺病人中进行，哮喘病人的肺康复效果研究尚少。已有

研究支持，运动康复能改善哮喘病人的活动耐力、喘息症状。

 知识拓展

咳嗽变异性哮喘

　　咳嗽变异性哮喘（cough variant asthma，CVA）是指以慢性咳嗽为主要或唯一临床表现的一种特殊类型哮喘。GINA（全球哮喘防治倡议）指出咳嗽变异性哮喘是哮喘的一种形式，它的病理生理改变与典型的哮喘相同，也是持续性气道炎症反应与气道高反应性。症状同样多发生在夜间或凌晨，多为刺激性咳嗽，发病年龄较典型哮喘大，中年女性较多见。在儿童时期，咳嗽可能是哮喘的唯一症状，甚至是发展为典型支气管哮喘的一个先兆。

（邓卫萍）

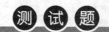 测 试 题

一、名词解释
支气管哮喘

二、简答题
支气管哮喘的健康教育包括哪些内容？

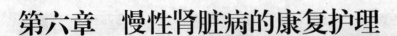

第六章　慢性肾脏病的康复护理

第一节　慢性肾脏病

识记：慢性肾脏病康复护理内容。

理解：慢性肾脏病合并症的运动康复内容。

运用：能将慢性肾脏病康复护理应用于临床中。

某 63 岁病人，2 年前无明显诱因出现尿中泡沫增多，1 年前发现血肌酐升高，为 170μmol/L，腹部彩超：左肾结石伴左肾积水。行经皮肾镜碎石取石术、输尿管支架植入术。2 个月前查血肌酐 240μmol/L，尿色、尿量正常，20 余天前查血肌酐 340μmol/L，无尿量、尿色变化。病程中双下肢间断水肿，晨轻暮重。诊断为"慢性肾功能不全急性加重"。病人极为忧虑，影响工作和生活。为进一步治疗来诊。

(1) 肾内科护士应给予病人实施哪些护理措施？

(2) 病人能进行的运动康复有哪些？

(3) 病人康复出院的注意事项有哪些？

一、概述

慢性肾脏病（chronic kidney disease，CKD）是指肾损害或肾小球滤过率（glomerular filtration rate，GFR）$<60ml/(min\cdot1.73m^2)$ 持续至少 3 个月，肾损害是指肾脏的结构或功能的异常，包括肾脏病理形态学异常或尿液成分异常或肾脏影像学检查异常。依据 GFR 下降的程度，目前国际通用的标准分为 5 期（表 6-1-1）。流行病学调查显示，我国 18 岁以上人群中 CKD 的患病率为 10.8%。伴随着我国人口老龄化、糖尿病和高血压等疾病的发病率逐年增高，CKD 发病率也呈现不断上升的趋势。CKD 可导致病人贫血、矿物质骨代谢异常、高血压、酸碱及电解质紊乱，大大增加了心血管疾病、感染、恶性肿瘤等不良预后的风险。

表 6-1-1 CKD 的分期标准

分期	描述	GFR(ml/min·1.73m^2)
1	肾损伤(+)GFR 正常或增加	≥90
2	肾损伤(+)GFR 轻度下降	60～89
3	GFR 中度下降	30～59
4	GFR 严重下降	15～29
5	肾衰竭	<15

二、CKD 病人的主要功能障碍

(一)躯体功能障碍

随着 CKD 的病程进展,多数 CKD 病人会出现不同程度的肌肉关节酸痛、乏力、气短、易疲劳等躯体功能进行性下降,严重者可出现躯体功能障碍。主要表现在:

1. 肌肉减少症 CKD 病人肌肉代谢受到尿毒症毒素状态及电解质紊乱的影响,表现为肌肉的合成代谢与分解代谢稳态失平衡,普遍存在肌肉减少症,其主要表现为肌肉质量、肌力及功能的下降,运动耐力及灵活性明显下降。CKD 相关肌肉减少症病人跌倒及骨折风险明显增加,与 CKD 病人的预后不良相关。

2. 肾性骨营养不良 CKD 病人伴随着 GFR 下降,可出现体内维生素 D 代谢异常,钙、磷代谢紊乱以及甲状旁腺激素分泌亢进,最终发生肾性骨营养不良,临床表现为骨质疏松、骨痛、骨骼变形及骨折发生率明显增加。

3. 躯体疼痛 慢性躯体疼痛在 CKD 病人中非常常见,在透析人群中患病率可高达 82%,主要表现为肌肉疼痛,严重影响 CKD 病人的生活质量。

4. 生理功能下降 随着 CKD 进展,CKD 病人生理功能也会逐渐下降,其主要表现为心肺功能下降、凝血功能障碍、免疫功能异常、皮肤瘙痒等。

(二)心理功能障碍

1. 抑郁 成年 CKD 病人抑郁的患病率为 20%～40%,显著高于普通成年人群;约 20%的 CKD 病人表现为重度抑郁。CKD 病人的抑郁以显著而持久的情绪低落为主要特征,主要临床表现为持续的心情低落、显著消瘦或体重过度增加、睡眠障碍、疲劳无力、注意力不集中、自我价值贬低甚至自杀倾向。

2. 焦虑 成年 CKD 病人中焦虑的患病率约有 25%,主要表现为烦躁、易怒易激惹、紧张、坐立不安,伴随睡眠障碍以及部分自主神经紊乱的症状,如心悸、胸闷、乏力、出冷汗等。

3. 焦虑、抑郁并存 CKD 病人中焦虑、抑郁并存的现象也很常见。50%～60% 的 CKD 病人伴有焦虑、抑郁并存,导致其工作效能、社会心理功能及整体健康相关生活质量显著下降。

(三)认知功能下降

约有 16%～38% 终末期肾脏病(end stage of renal disease,ESRD)病人合并有不同程度的认知功能受损,其患病率是普通成年个体的 3 倍。而轻、中度 CKD 病人也存在较高的认知功能受损的风险。随着肾功能水平的下降,CKD 病人的认知功能受损的发生率明显增加。贫血、蛋白尿、尿毒症毒素、炎症状态、氧化应激、血管钙化、高同型半胱氨酸血症及高凝状态等都可能是 CKD 病人认知功能受损的影响因素。

（四）社会功能和职业能力下降

随着 CKD 分期的进展，CKD 病人的社会功能及职业能力也逐渐下降。由于疾病本身、心理及社会等因素的影响，CKD 病人体力、脑力以及就业时间等方面都会受到不同程度的影响，需要个人、家庭、社会以及政策等多方面的积极努力以使 CKD 病人回归社会，实现个人价值。

三、康复护理

CKD 康复是指集医疗、教育、咨询、饮食以及训练为一体，使 CKD 病人达到最佳工作、生活状态以及生活质量的一个过程。本章节主要介绍的是 CKD 病人的康复护理。其主要包括以下几个方面：

（一）康复护理评估

给予病人系统、完整的护理评估，充分了解病人病情，做到个性化护理。

1. 一般护理评估　生命体征、意识状态、饮食、睡眠、大小便、皮肤、既往史等。

2. 日常生活能力 Barthel 指数评分　详见相关章节。

3. Morse 跌倒风险评估　危险程度：高度危险，≥45 分；中度危险，25～45 分低度危险，0～24 分。

4. Braden 压疮高危评估　危险分级：轻度危险，15～18 分；中度危险，13～14 分；高度危险，10～12 分；极高危，≤9 分。

5. 住院病人营养风险筛查评估表（表 6-1-2）。

表 6-1-2　住院病人营养风险筛查评估表

（1）病人资料

姓名		住院号	
性别		病区	
年龄		床号	
身高（m）		体重（kg）	
体重指数（BMI）		血清白蛋白（g/L）	
临床诊断			

（2）疾病状态

疾病状态	分数	若"是"请画"√"
骨盆骨折或者慢性病病人合并有以下疾病：肝硬化、慢性阻塞性肺疾病、长期血液透析、糖尿病、肿瘤	1	
腹部重大手术、卒中、重症肺炎、血液系统肿瘤	2	
颅脑损伤、骨髓抑制、加护病患（APACHE>10 分）	3	
合计		

续表

（3）营养状态

营养状况指标（单选）	分数	若"是"请"√"
正常营养状态	0	
3 个月内体重减轻 >5% 或最近 1 个星期进食量（与需要量相比）减少 20%～50%	1	
2 个月内体重减轻 >5% 或 BMI 18.5～20.5kg/m² 或最近 1 个星期进食量（与需要量相比）减少 50%～75%	2	
1 个月内体重减轻 >5%（或 3 个月内减轻 >15%）或 BMI<18.5kg/m²（或血清白蛋白<35g/L）或最近 1 个星期进食量（与需要量相比）减少 70%～100%	3	
合计		

（4）年龄

年龄≥70 岁加算 1 分	1

（5）营养风险筛查评估结果

营养风险筛查总分	处理
■ 总分≥3：病人有营养不良的风险，需营养支持治疗	
■ 总分<3：若病人将接受重大手术，则应每周重新评估其营养状况	

执行者： 时间：

（二）基础护理

1. 病情观察　根据病人护理级别观察病人生命体征变化，必要时每日监测体重、记录 24h 出入量。少尿者或无尿者注意观察有无水肿及水肿部位、严重程度，水肿严重者注意保护病人皮肤。观察病人有无心力衰竭表现，如气促、憋闷、咳粉红色泡沫痰、端坐呼吸等；电解质紊乱表现，如高血钾、高血钠等；泌尿系感染表现，如体温升高、尿频、尿急、尿痛等；肾衰竭表现：血肌酐升高、氮质血症等。

2. 预防感染　病室温度适宜，保持病室整洁、空气清新，每日开窗通风 20～30min，2～3 次/d。严格无菌操作，限制病室探视人数和时间，避免交叉感染。

3. 饮食护理　根据病人不同的病因、肾功能水平、营养状况、摄食及消化能力、饮食习惯等制订个性化的饮食方案。

4. 用药护理　使用利尿药时观察药物疗效及不良反应，有无脱水、电解质紊乱表现。降压、降糖药物按时服用，监测病人血压、血糖情况。

5. 生活护理　保持会阴部清洁，勤换内衣裤，养成良好的卫生习惯，注意保暖，避免去人群密集的地方活动；保持皮肤清洁干燥，定时翻身拍背，口腔护理及会阴擦洗。预防意外事件发生，如跌倒、坠床、压疮、烫伤等。

（三）饮食护理

1. 低盐饮食　限钠（盐）饮食系指限制饮食中钠的含量，每克食盐含钠 400mg。低盐饮食，全天供钠 1 500mg 左右，每日烹调用盐限制在 2～3g 或者酱油 10～20ml，限制钠盐四要素：不吃腌制食品、远离加工食品、限制使用调味品、恰当使用低钠盐。

2. 低脂饮食　减少饮食脂肪的摄入量。不选用任何动物油脂,选择植物油。避免高脂肪食物。牛奶及奶制品可选择低脂、脱脂奶制品。

3. 优质低蛋白饮食　低蛋白饮食是指蛋白质含量较正常饮食低的饮食。限制总蛋白的基础上尽量限制主食中植物蛋白质的入量,可采用低蛋白的淀粉类食物来代替部分普通面粉、大米,选用优质蛋白质,如鸡蛋、牛奶、瘦肉、坚果类、豆腐等。慢性肾功能不全病人每日蛋白的摄入量控制在 $0.6\sim0.8g/(kg\cdot d)$。

4. 高(低)钾饮食　血钾过高或者过低,都会引起心律不齐,甚至心搏骤停,危及生命。根据病人血钾的情况,进行饮食调节。高钾食物指每 100g 含钾在 100mg 以上的食物,如豆类、瘦肉、内脏、鸡肉、鱼类、土豆、菠菜、菜花、花生、红枣、蘑菇、海带、紫菜等;低钾食物指每 100g 含钾在 100mg 以下的食物,如蛋类、藕粉、南瓜、甘蔗、植物油、冬瓜、绿豆芽、白萝卜等。烹调时对含钾高的食物先用清水浸泡 30min 以上,再放入开水焯热后进行烹饪。

5. 限磷饮食　肾功能恶化时,体内磷酸盐无法随尿液排出体外而滞留在体内,血磷含量增高,而血钙浓度下降,促使甲状旁腺激素分泌增加,血钙游离到血中,产生骨骼病变、骨痛、皮肤瘙痒、心血管钙化等问题。食物中的磷分为有机磷和无机磷。有机磷的来源主要是乳类、蛋、鱼、肉类、植物种子、谷物类、坚果、豆类等。无机磷主要是食物添加剂,常见于饮料类、零食类、奶酪、冷冻肉类等。

6. 低嘌呤饮食　动物内脏、沙丁鱼、凤尾鱼、小虾、扁豆、黄豆、浓肉汤、菌藻类含嘌呤高。牛奶、鸡蛋含嘌呤较低。如果食用肉类、禽类、鱼类等,可将肉类切小块,焯水后食用或再做烹饪。

(四) CKD 病人的运动康复护理

运动康复可改善 CKD 病人的生理功能,提高心肺耐力,改善肌肉结构和功能,提高骨骼强度,降低跌倒发生风险。同时,运动康复还可以改善 CKD 病人的营养及心理功能障碍,降低焦虑、抑郁发生率,提高生活质量。慢性肾功能不全病人的运动能力明显低于健康人,根据病人的具体情况制订有针对性的运动方案。

1. 运动康复前评估

(1) 日常生活活动能力(activities of daily living, ADL):ADL 的概念指一个人为了满足日常生活的需要每天所进行的必要活动。常用的 ADL 量表评定方法有 Barthel 指数、Katz 指数、PULSES、FIM 等,其中 Barthel 指数是康复医疗机构应用最广泛的一种,评定简单,可信度、灵敏度高,不仅可以用来评定康复治疗前后的 CKD 病人的功能障碍状况,而且可以预测治疗效果、住院时间及预后。Barthel 指数总分 100 分,40 分以上者康复治疗效益最大。

(2) 心肺耐力:心肺耐力是循环呼吸系统保证机体长时间肌肉活动时营养和氧的供应以及运走代谢废物的能力。主要影响因素有:

1) 最大摄氧量:是反映心肺功能状态和体力活动能力的最好生理指标。

2) 无氧阈(anaerobic threshold, AT):是机体内供能方式由有氧代谢为主向无氧代谢过渡的临界点,表明体力活动和心肺系统能为肌肉提供足以维持有氧代谢摄氧量的最高水平。

3) 代谢当量(metabolic equivalent, MET):是能量代谢的一种表示方式,健康成年人坐位安静状态下消耗 O_2 3.5ml/(kg·min)等于 1MET,不同人在从事相同的活动时其 METs 值基本相等,因此可用来表示任何一种活动的运动强度。

（3）肌肉耐力：肌肉耐力是肌群能够长时间收缩或重复收缩的能力。

2．运动处方的制订

（1）运动训练的分类：运动训练分类包括有氧运动（大肌群参与的运动）、抗阻运动（力量训练）以及有氧联合抗阻运动。有氧运动训练，重点在大肌群活动，如慢走或骑脚踏车，能提高耐力减少心血管疾病的危险。以低至中等强度（达到最大摄氧量的 50%～70%）以及短持续时间（10～20min）开始。主要的运动方式包括有氧持续运动和间断运动，间断运动适用于运动能力差、合并心脏疾病的病人（运动 30～60s 停 60s）。抗阻运动在 CKD 病人康复项目中日益流行。大多日常活动包括了上、下肢肌肉活动。抗阻运动作为有氧运动的补充运动，能增加肌肉体积和力量，应该在有氧运动之后或另外一天进行。在 ESRD 病人，在运动训练之后总体营养状况能得到一定程度的改善，特别是抗阻运动训练。

（2）系统的个性化运动处方制订：内容包括合适的运动模式、强度、时间。每一个运动单元以缓慢、延长的热身运动开始，开始持续 10min，逐渐延长至 60min，运动时达到主观疲劳感觉评分 12～16 分（病人稍稍感觉有点累，但又没有达到精疲力竭的状态），最终以整理恢复运动结束。运动强度和持续时间根据病人临床状况逐渐延长，每周至少运动 3 次。肌肉力量是 CKD 个体工作和独立生活能力的重要决定因素。CKD 病人运动康复最基本的功能改善在运动训练 4 周之后，峰值在 16～26 周。停止训练几周，运动训练的益处就会逐渐消失，所以需要持之以恒的训练。

（3）运动训练的主要风险：运动训练的主要风险是骨骼肌肉的损伤、心律失常、心肌缺血以致猝死。但研究也发现，极量运动过程中心血管事件的风险非常低，发生风险主要见于有明确心脑血管疾病史的 ESRD 病人。目前的指南对确定是否在开始运动项目之前进行运动测试或哪些病人应该进行测试并没有提供明确的推荐。但基线运动测试可以确定病人是否存在劳累性心肌缺血或心律不齐，并且可以作为开具运动处方的依据。运动相关的风险可以通过一些预防措施得以最小化，如适当的热身运动、运动缓慢加量、避免过强的相互运动等。

3．CKD 合并其他合并症病人的运动康复护理

（1）CKD 合并脑卒中病人：一般认为生命体征平稳 48h 后可早期开始运动康复介入及康复评价。运动功能障碍康复训练方法的种类很多，主要包括关节活动度训练、神经生理学方法，如 Bobath 方法、本体感觉神经肌肉促进技术（proprioceptive neuromuscular facilitation，PNF）、运动再学习等，还有一些新的治疗技术，如强制性运动疗法、减重步行训练、虚拟场景训练等。对肌力异常进行针对性训练。康复治疗的强度要根据病人的体力、耐力和心肺功能状况，在条件允许的情况下，适当增加训练强度对疗效有促进作用。

（2）CKD 合并肺功能异常者：指导病人进行肺功能锻炼，教会病人缩唇呼气法及深呼吸法。缩唇呼气法是指用鼻子吸气，呼气时将口唇缩成吹口哨状，吸气：呼气 =1：2 开始练习，慢慢比值至 1：4 为目标。深呼吸法是指病人取舒适体位，放松全身肌肉，缓慢深吸气至最大肺容量后屏气，屏气时间由 2s 逐渐延长至 10s，然后缓慢呼气。连续 20 次为 1 组，每日 3 次，安排在饭后 2h 进行。此外，运动康复在肺康复的有效性也得到证实。

（3）CKD 合并心血管疾病病人：合并病情稳定的心血管疾病病人可不同程度获益于心脏康复，包括病情稳定的冠心病病人、急性心肌梗死后、心力衰竭及外科手术后及周围血管病变病人。一般认为，间断性运动训练可以使病人承受较高的运动强度，也可以采用小肌群

阻抗训练、短时间、小运动量的模式。另外,运动疗法应遵循个体化原则,根据病人的体质、病情及评估结果,并根据个人的喜好选择运动方式及强度,以中等量间歇性有氧运动为主。

(五)CKD病人的心理康复护理

1. 药物治疗 CKD合并抑郁的病人,药物治疗可改善CKD病人的抑郁,推荐对重度抑郁的CKD病人给予适当的药物治疗。值得注意的是,CKD病人存在不同程度的肾功能下降,部分抗抑郁药物药代动力学受到影响。由于抗抑郁药物血浆蛋白结合率高、部分经过肝脏代谢、无法通过透析清除,其相对活性成分及代谢产物清除的不确定性,其临床安全性受到临床医生和病人的质疑。

2. 非药物治疗

(1)认知行为疗法:认知行为疗法是指一组通过改变CKD病人思维和行为的方法来改变不良的认知行为,从而达到消除不良情绪和认知行为的短程心理治疗方法。其治疗的目标不仅仅是针对CKD病人的行为、情绪等外在的表现,而是分析CKD病人的思维活动和应付现实的思维策略,发现错误的认知并加以纠正。研究显示认知行为疗法可明显改善CKD病人抑郁症状、健康相关生活质量评分以及治疗的依从性。

(2)运动康复治疗:大量研究表明,运动康复不仅可以改善CKD病人的躯体功能,而且能够显著改善CKD病人焦虑和抑郁。因此,应在临床及护理工作中积极鼓励CKD病人进行多种形式的个体化的运动康复。

(3)音乐治疗:研究表明,音乐疗法可以改善病人的抑郁状态,其治疗方法多种多样,大致可分为主动型或接受型两种方式。主动型治疗病人可以重新创造、即兴表演或作曲。接受型治疗病人可以倾听音乐。在治疗过程中可单独或联合使用两种方式。

3. 其他治疗 CKD病人的心理功能障碍的治疗措施还包括协助其解决婚姻问题、家庭不和、社会交往障碍等。

四、社区康复

目前所说的社会康复,主要是指康复医学领域中的医务社会工作,康复对象以残疾人为主体,包括处于准残疾状态的老年人和慢性病病人,使其最终回归家庭和社会。CKD病人作为一种慢性病群体,部分病人需要肾替代治疗,部分病人存在一定功能残疾,同样需要社会康复支持,从而回归家庭和社会。目前关于CKD病人社会康复受重视程度尚不够,构建一个社会化、多元化、全方位的CKD社会康复体系是非常重要的,是实现CKD病人全面康复的重要手段。

CKD病人的鼓励与健康教育,给予病人有针对性、个体化的鼓励与健康教育。教育的方法采用多种多样的形式,包括集体教育、随机教育、口头讲解、示范性教育、病人交流、个别指导及图片资料宣传册等。

(一)集体授课

每月组织1次授课活动,系统、详细地向病人及其家属讲解CKD发病、进展、治疗等不同阶段基本知识和日常注意事项,加深其对疾病正确认知程度。

(二)卡片、口袋书

将疾病科普资料制订成卡片、口袋书等,交由病人阅读,并根据具体内容遵循"深入浅出"原则进行反复讲解。

（三）给予腹膜透析病人进行示范演练

依据病人技巧掌握程度等对其进行针对性示范演练教育，根据病人病情演练不同操作动作，有针对性进行示范、讲解和指导，提高其治疗及护理过程中配合技巧。

（四）模范病人示讲

邀请治疗效果较好的病友，以自身为例，讲解提高依从性、加强自我管理的益处，从而提高更多病人的依从性与自我管理能力。

总之，CKD病人的康复包括鼓励、教育、运动、就业、评估等各个方面，需要医生、护士、康复评定师、康复医师、心理治疗师、职业顾问、社会康复工作者等的共同努力，使CKD病人在生理上、精神上、社会上和经济上得到尽可能多的恢复，使他们重新走向生活，重新走向工作，重新走向社会。

知识拓展

腹膜透析病人的运动康复形式

持续不卧床腹膜透析（continuous ambulatory peritoneal dialysis，CAPD）病人：在干腹或接近干腹的情况下进行运动训练，可以使膈肌达到最大舒张，可能会使病人感到更加舒适。运动耐力的运动包括：健身操、骑自行车、慢跑、步行，阶梯；中等运动强度改善心血管功能的运动包括：羽毛球、跳绳、乒乓球、排球、篮球、足球、舞蹈、滑冰、武术、滑雪、网球等。CAPD病人也可以选择游泳，但要格外注意需要将导管出口部位覆盖好，在游泳后认真清洁导管出口处以预防感染。

卧床的腹膜透析病人：在物理治疗师的协助下利用其残余运动功能进行床上被动运动，或者自行进行床上主动运动如踝泵运动、上肢拉伸练习、抓握练习等或是使用改装后的运动器械。

（魏媛媛 王微平 马迎春）

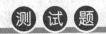

测 试 题

一、名词解释

慢性肾脏病

二、填空题

慢性肾脏病康复是指集（　　）、（　　）、（　　）、（　　）以及（　　）为一体，使CKD病人到达最佳工作、生活状态以及生活质量的一个过程。

三、判断题

最大摄氧量是反映肺功能的最好生理指标。（　　）

四、简答题

如何进行慢性肾脏病的运动康复治疗？

五、病例分析题

病人，女，40岁，发现尿检异常1年余，行肾活检提示IgA肾病，近半年来蛋白尿较前增加，血肌酐上升至160μmol/L，病人表现为明显的焦虑，应该如何进行康复干预？

第二节　血 液 透 析

学习目标

识记：5"E"康复护理模式的内容。
理解：血液透析病人康复治疗的意义。
运用：能将5"E"康复护理模式应用于临床中。

导入案例与思考

病人，男，66岁，患慢性肾脏病20余年，血肌酐逐渐升高，出现尿少、水肿、高血压、纳差、乏力等症状，3个月前开始血液透析治疗，透析通路为左前臂动静脉内瘘。病人开始透析后水肿消退，血压控制于130/80mmHg，食欲明显好转，但家属诉病人沉默懒言，透析间期在家以卧床睡觉为主，活动量明显减少，进入血液透析前可以帮忙做饭、打扫、去超市购物，现在都不能完成。查体：血压135/80mmHg，皮肤黏膜湿度正常，结膜无苍白，眼睑无水肿，四肢活动正常，左前臂肌力稍减退，双下肢无水肿。化验检查提示病人血红蛋白、白蛋白、电解质等指标均达标。

（1）根据家属反映的情况，病人可能出现了什么问题？
（2）针对病人的这些问题，我们可以采取哪些护理措施？
（3）在护理措施的实施过程中，有哪些需要注意的问题？

一、概述

肾脏的基本功能是排泄代谢废物和水分，肾脏病病人的肾功能减退，出现尿的性状异常、尿量减少、水肿、高血压、恶心、呕吐、纳差、乏力等表现，最终进展至终末期肾脏病（end-stage renal disease, ESRD），由于代谢废物和水分的严重潴留，危及病人的生命，只能依赖肾脏替代治疗（包括肾移植、血液透析和腹膜透析）来维持正常生命需要。

血液透析（hemodialysis, HD）是ESRD病人最常选择的肾脏替代治疗模式之一，占ESRD病人的80%以上。血液透析通过体外循环机（透析机）进行，血液通过血泵引出病人的血液，进入透析器，进行溶质转运及超滤，以除去有害物质，达到治疗疾病的目的。目前国内病人大多每周3次、每次4h在透析中心进行透析治疗。随着ESRD病人的增多，维持性血液透析（maintenance hemodialysis, MHD）病人也同样迅猛增长。北京网络透析登记报告显示，2013年北京市MHD病人的患病率由2006年的276/百万人已经增至579/百万人，不到10年的时间增长了109.78%。ESRD的治疗年限长、花费高、致残率高、预后差，已经成为重要的经济负担和公共卫生问题。

二、维持性血液透析病人的功能障碍

（一）生理功能障碍

MHD 病人由于肾功能下降，机体内环境紊乱，出现毒素蓄积，常表现慢性炎症状态、营养摄入不足、代谢性酸中毒等情况，蛋白质分解增加、合成减少，引起肌肉萎缩，肌力下降；MHD 病人生理功能显著下降，加之尿毒症神经损害及肾性骨病、贫血、电解质紊乱等 MHD 病人跌倒风险增加。MHD 跌倒后更易发生骨折，引起活动受限，长期卧床导致血栓形成、压疮等其他并发症，增加致残风险，降低生存率。

（二）心理功能障碍

抑郁是 MHD 病人最常发生的心理功能障碍，患病率高达 30%～80%。病人表现出持续的心境低落、显著消瘦或体重过度增加、睡眠障碍、疲劳乏力、注意力不集中、自我价值贬低甚至自杀倾向。抑郁的存在影响 MHD 病人的生活质量及对治疗的依从性，增加跌倒的风险，中、重度抑郁大大增加了 MHD 病人的死亡风险。除了抑郁，焦虑是 MHD 病人另一个常见的心理功能障碍，患病率达 30%～50%，表现为明显的烦躁、易怒、易激惹、紧张、坐立不安等，伴随睡眠障碍以及部分自主神经紊乱的症状，如心悸、胸闷、乏力、出冷汗等，严重影响 MHD 病人的日常生活，特别是工作及社会活动能力，导致生活质量的显著下降。

（三）认知功能障碍

由于毒素蓄积、代谢紊乱、睡眠障碍、脑血管病等因素，MHD 病人还常出现认知功能障碍。研究显示 MHD 病人的记忆力、语言能力、执行能力、定位能力均受到不同程度的影响。这些能力和病人的日常工作和生活息息相关，导致 MHD 病人自我管理能力下降，治疗依从性下降，提前退出透析，明显影响病人的生活质量及预后。

（四）生活质量评分下降

SF-36 生活质量评分表是评价慢性病病人健康状况和生存质量的重要方法，包括 8 个维度：生理功能、社会功能、生理职能、躯体疼痛、精神健康、情感职能、活力、总体健康。MHD 病人由于尿毒症以及肾性贫血等并发症的存在，常出现乏力、恶心、纳差、皮肤瘙痒、水肿等多种症状，再加上心肺耐力下降、肌力下降、肌肉萎缩影响病人的生理功能，以及焦虑、抑郁等心理功能障碍的出现，大大影响了病人的生活质量。研究显示 MHD 病人生活质量评分的各个维度与普通人群相比，均有不同程度的下降，特别是生理职能和总体健康，平均下降 10% 左右。而生理功能评分、精神健康评分、社会功能评分都是 MHD 病人的死亡风险增加的独立危险因素。

MHD 病人的功能障碍最终使 MHD 病人功能性残疾发生的风险明显升高。透析预后与实践研究（dialysis outcomes and practice patterns study, DOPPS）（2009—2011 年）专门针对 MHD 病人功能性残疾的情况进行了调查，结果显示 MHD 病人 13 项日常生活活动，全部能独立完成的病人仅占 36%。年龄≥65 岁的老年 MHD 个体发生功能性残疾的风险非常高，他们开始透析后到出现功能性残疾的平均年限仅 2 年，实际上全年龄段的 MHD 病人均面临着很高的致残风险，年龄≥35 岁的 MHD 病人预期发生功能残疾时间（expected years of living with disability, EYLD）平均 3 年。MHD 病人功能性残疾不仅严重影响病人的生活质量，增加家庭和社会的负担，而且也明显增加病人的住院和死亡风险，是医护人员需要关注的问题。

三、康复治疗的意义

随着现代医学的发展，医护人员的诊治目标已经由基于"疾病导向"的治疗模式，逐渐转向"以病人为中心"的诊疗方法，努力帮助他们在患有慢性且不可逆肾脏病的带病状态下更好地生活。

运动康复是康复疗法中最重要、最基本的方法之一，也是 MHD 病人最主要的康复治疗方法。运动康复通过科学性、有针对性、个体化的运动训练，最大限度地帮助病人保存残余的生理功能，提高心肺耐力，预防和治疗肌肉萎缩，辅助并发症的控制，最终达到帮助 MHD 病人回归社会的目的。多项研究显示运动康复可以改善 MHD 病人的生理功能和心理状态，提高他们的生活质量，甚至改善病人的预后。2014 年发表的一项大型荟萃分析，证实运动训练可以改善肾脏病病人的有氧代谢能力、肌肉强度、活动能力、心血管功能（如静息血压、心率）、健康相关生活质量等。运动康复的作用如下：

1. 增强心肺功能　有氧运动是指人体在氧气充分供应的情况下进行的运动训练，一般运动强度为中等，可以持续较长时间，运动过程中可以供给心肌足够的氧气，起到改善生理功能和心肺耐力的目的。研究证实无论是透析中的有氧运动还是透析间期居家运动（如散步、快走等）均可以提高 MHD 病人的生理功能，改善 MHD 病人的心肺耐力。

2. 增强肌力　研究显示运动训练可以通过增加肌肉蛋白的合成、减少肌肉蛋白质的降解、控制机体炎症状态、改善 MHD 病人的胰岛素抵抗和性激素水平等多方面来增加 MHD 病人的肌肉容积和肌力。

3. 改善糖脂代谢　改善血糖、血脂的代谢是运动训练的重要作用之一，在普通人群、心血管疾病、糖尿病病人中均已得到认可，MHD 病人运动康复的相关研究中也看到了同样的获益。

4. 降低心血管疾病的风险　由于生理功能下降导致的活动量减少是 MHD 病人患心血管疾病的重要危险因素，运动康复可以增加 MHD 病人的日常活动量，改善生理功能从而降低心血管疾病的风险。研究发现透析中踏车等运动训练可以提高 MHD 病人的左室射血分数、降低肺动脉收缩压和右室容积，降低心血管疾病的危险因素。

5. 提高透析充分性　透析充分性反映血液透析清除小分子毒素的效果，是体现 MHD 病人治疗效果的重要指标，透析中运动可以增加肌肉的血液供应，使组织内的代谢产物更好的进入血液增加清除效率，部分研究提示透析中的踏车运动可以增加毒素的清除，提高透析效率。

6. 改善钙磷代谢　MHD 病人由于肾脏对磷的清除能力下降，常常出现高磷血症，导致矿物质骨代谢紊乱。对高磷血症的有效控制是这一并发症治疗的重要手段之一，但是目前每周 3 次、每次 4h 的透析不足以清除每周饮食中摄入的磷。透析中运动可以增加周围血管舒张，增加心输出量和运动部位的血流，加大毛细血管的交换面积，从而增加血中磷的浓度，增加透析中磷的清除。已经有研究证实透析过程中进行 60min 的踏车运动，可以增加磷的清除。

由于运动康复的这些益处，2005 年美国肾脏病与透析病人生存质量指导指南（NKF kidney disease outcomes quality initiative，KDOQI）中已经提出，运动康复应该作为 MHD 病人综合管理的一部分，特别是对存在心血管危险因素的病人。国际上众多运动协会也给出了针对 MHD 病人的运动康复指导。

除了运动康复，MHD 病人其他功能的康复也同样重要。MHD 病人焦虑、抑郁、认知功能障碍的发生率高，但是由于肾功能下降，多数药物的使用受到限制，非药物治疗更适合 MHD 病人的心理康复。已有研究显示，音乐疗法、行为认知治疗等是 MHD 病人心理康复治疗的重要组成部分，帮助 MHD 病人改善抑郁、焦虑的情绪，提高对临床治疗及运动康复的积极性和依从性，改善病人的生活质量。而职业康复还可以更有针对性的帮助 MHD 病人更好的回归家庭和社会，提高他们对治疗及生活的信心。

四、5"E"康复护理

目前临床常采取以 5"E"，即鼓励（encouragement）、教育（education）、运动（exercise）、工作（employment）和评估（evaluation）为核心的康复治疗，使 MHD 病人的整体状况得到了较好的改善。

（一）鼓励

MHD 病人良好的心态明显影响疾病的预后，而病人对透析治疗认识不足，其原发病及其并发症带来的各种功能障碍，加之家庭、社会角色的转变以及沉重的经济负担，使他们产生恐惧、焦虑、绝望的心理变化。因此，通过调动各方面人员给予 MHD 病人积极鼓励，尤为重要。

1. 医务人员的鼓励

（1）建立良好的护患关系：真诚对待 MHD 病人，给予其足够的关心，消除紧张情绪，通过支持性咨询，增强病人对护士的信任感，帮助其树立正确的健康观；同时，指导 MHD 病人主动调节自己的生活，最终达到消除心理功能障碍的目的。

（2）责任护士需要多与 MHD 病人进行沟通，交谈时要严肃、认真、语气和蔼，要善于从交谈中体会病人的内在想法、顾虑与担忧，并适时教育和鼓励、调动 MHD 病人积极参与到自己的医疗活动中，从而提高其治疗的依从性。

（3）向病人列举治疗成功的案例，使他们逐渐增加对治疗的了解与认识，增强战胜疾病的信心。

2. 家庭社会的鼓励　重视来自家庭成员的支持作用，MHD 病人从家庭中获得的支持越多，焦虑、抑郁就越少，精神生活质量亦越高。病人家属应尽可能使家庭氛围恢复到病人病前状态，不要一味将他们当成病态，在充分关爱的同时，应多鼓励他们学会独立生活的能力。

3. 病友的鼓励　成立"肾友"联谊会，搭建病人间的交流的平台。组织肾病专家讲座，安排治疗效果好的病人介绍亲身体会，进行血液透析方面的知识交流，使 MHD 病人做到心中有数，减少和消除恐惧、绝望的心理，主动配合治疗。

（二）教育

健康教育是提高 MHD 病人治疗依从性的重要手段。通过教育，病人对疾病、治疗及自身状况会有更深的了解，从而及时发现病情的异常变化，积极配合医护人员进行治疗，从而获得更好的生活质量。

1. 教育的内容　为每个 MHD 病人制订个性化的健康教育方案，教育指导 MHD 病人控制疾病、自我护理、心理调适方法，包括水盐控制、饮食指导、体重控制、血管通路的保养、合理用药、自我监测、运动康复、心理调整等方面。

2. 教育的方法 教育的方法多种多样，包括集体教育活动、随机教育、口头讲解和示范性教育、病人交流、个别指导及图片资料宣传册等。

3. 教育计划制订与实施

（1）方案的个体化：依据病人个体状况，如原发疾病、身体状况、文化程度、生活习惯等制订符合病人自身需求的教育计划。如给糖尿病病人做教育时应特别强调血糖控制的重要性；对于文化程度较低的病人，应选择通俗易懂的语言，避免过度烦琐。

（2）教育的时机

1）自体动静脉内瘘建立后要待动静脉内瘘成熟后才可使用，一般需要4～6周时间，为了延长其使用寿命，医务人员必须在透析开始之初即开始对病人进行示范性教育：①内瘘术后第2d，即开始指导病人做术肢的功能训练，反复轻轻做握拳动作或挤压专用橡胶圈，握拳力度从小到大，循序渐进，目的是促使内瘘成熟（图6-2-1）。②教会病人判断内瘘是否通畅的方法，每天检查内瘘血管的震颤或搏动（图6-2-2、图6-2-3），避免内瘘侧肢体受压和用力过猛，衣袖要宽松。③透析后注意观察针眼是否有渗血情况，透析当日穿刺部位不要接触到水，次日后可用热毛巾湿敷，有利于改善内瘘局部血流和延长动静脉内瘘的寿命。

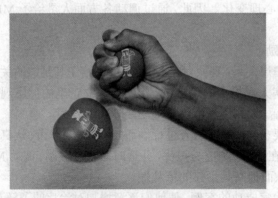

图6-2-1 术肢功能训练

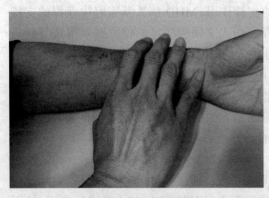

图6-2-2 内瘘触诊

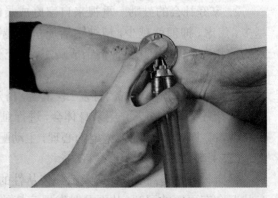

图6-2-3 内瘘听诊

2）针对病人存在的共性问题及疑问，医务人员应定期组织集体教育活动，进行透析相关知识专题讲座，不断更新教育内容，并向病人强调自我管理对疾病康复的作用。

3）由于血液透析过程中营养成分的丢失、病人饮食不当，导致 MHD 病人容易出现蛋白质和热量摄入不足，相当一部分 MHD 病人存在营养不良。而营养不良不仅影响病人的生活质量，而且也是合并症和病死率增加的重要因素。针对此情况，在营养管理讲座中医护人员可做如下指导：①反复强调饮食治疗的原则，要保证给予病人充足热量、优质蛋白质、低盐、低脂、低钾、高钙低磷、适量水溶性维生素饮食，并且大部分病人需要控制液体的摄入。②指导病人进食牛奶、瘦肉、鸡蛋、鱼等富含优质蛋白质、高热量食物，以补充由于透析造成的营养物质丢失；蛋白质摄入量宜维持在 $1.2\sim1.5g/(kg\cdot d)$，适量补充维生素。③饮食应清淡、低盐低脂；出现水肿及高血压时要适当限制食盐摄入量，一般应低于 $3g/d$，少用含钠高的调味品，减少因口渴而增加对水的摄入，指导病人家属将水或饮料制成冰块给病人适当含化以减轻口渴。

4）如病人在血液透析过程中出现问题则应对其进行随机性教育。①若病人因透析间期体重增长过多致脱水量增加，引起低血压时，应及时对病人进行控制体重的针对性教育，指导其透析期间体重应控制在 5% 波动范围内，预防高容量负荷所致的心力衰竭的发生。②若病人血钾过高，则应指导病人少吃西红柿、香蕉、紫菜、干果等含钾较高的食物，鼓励病人家属改变烹饪方法，如将蔬菜煮熟去汤食用、马铃薯去皮切成薄片浸水后再煮等方法，以减少蔬菜中的钾含量。③病人高磷时，应告知病人避免食用动物内脏、带鱼、蛋黄等含磷高的食物。

5）在门诊和电话随访中应定期评估病人的健康状况及现存问题，并及时给予相应指导和再教育。

（三）运动训练

运动康复是康复治疗的核心手段，是指利用器械、徒手或病人自身力量，通过主动或被动运动等方式，使 MHD 病人获得全身或局部运动功能、感觉功能恢复的训练方法。运动康复能改善肌肉的活动功能及提高有氧活动能力，此外，还可有效地控制血压、降低血糖、提高透析充分性、改善 MHD 病人的心理状况。

1. 运动训练的方式 MHD 病人常见的运动训练形式包括有氧运动、抗阻运动、有氧联合抗阻运动、柔韧性训练等。透析中常用的有氧运动主要是踏车运动（图 6-2-4），抗阻运动分别为上、下肢肌力训练（图 6-2-5）。非透析日于家中时体力好的年轻病人可选做体操甚至跑步、爬山，体力稍差病人可于室内散步。

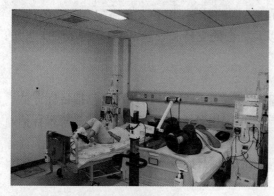

图 6-2-4 踏车运动

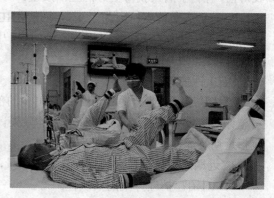

图 6-2-5 抗阻运动

2. 运动训练的实施

（1）运动训练以提高肌肉强度、灵活性和改善心肺耐力功能为主要目的，运动的时间建议每次运动 30～60min（体力不允许的状况下可以间断休息），运动频率建议每周 4～6 次；运动强度以出现轻度气喘、疲乏及出汗，但尚未达到精疲力竭为适合的运动强度。但是，MHD 病人由于受容量负荷、心血管基础病、用药等因素影响，心率监测并不能准确反映运动强度，不推荐单独靠心率来判断运动强度。

（2）主要分 3 部分进行，先进行 5～10min 的热身运动，然后进行主动运动，最后 5min 的放松运动；透析中的抗阻运动每次包括 2 组，每组重复 8～10 次，运动自觉强度（rating of perceived exertion, RPE）12～16（即稍感费力）为宜。运动方案需要定期调整，根据病人的运动耐受情况逐渐增加运动次数和强度。

3. 运动的注意事项

（1）为避免透析中后期的低血压、肌肉痉挛等并发症，多在透析开始的前 2h 进行。

（2）为了保证运动的安全，MHD 病人在家中运动需家属陪同看护，特别是有肾性骨病及年龄较大的病人运动中要加强防护，防止跌伤、骨折。

（3）指导 MHD 病人根据自身的身体状况采用"少量多餐"的方式，逐渐增加运功强度，并告知其间可穿插休息，缓解疲劳感，减少运动相关的副作用。

（4）内瘘侧肢体避免剧烈运动，勿提重物，可进行适当活动，避免血流减慢后血栓形成，有动脉瘤者，应采用弹性绷带加以保护，避免继续扩张及意外破裂。

（四）工作

社会参与是 MHD 病人社会回归的一个重要体现，国际功能、残疾和健康分类（international classification of functioning disability and health, ICF）定义社会参与为投入到一种生活情景中，即接受教育、工作就业及人际交往等。ICF 强调健康状况除了受身体机构和功能的影响外，很大程度上还取决于环境因素与个人因素。对于 MHD 病人来讲，在常规的治疗改善病人生理状况的基础上，医护人员还需重视医疗与康复相结合的重要性，是促进病人回归社会的有效途径。

1. 工作的益处　MHD 病人通过充分透析、合理的药物使用及运动训练的介入，已达到身心康复，我们应鼓励其重新回到工作中，尤其是年轻的 MHD 病人。①工作可减轻病人郁闷、沮丧的心情及消除与社会的隔离。②增加收入，减轻医疗负担。③增强自信心，肯定自我价值，有利于病人获得更好的生活质量。

2. 医护人员的支持　为了更好地使 MHD 病人回归社会，医护人员需配合创造各种条件，如合适的透析排班、争取相关政策的保护以及社会的支持和理解，只有这样 MHD 病人才能真正地回归社会。

（五）评估

评估是康复护理计划中一个必不可少的部分，贯穿于康复护理的始终，包括目标评估、实施评估和效果评估三部分。而其中的效果评估，可采用肾脏病康复自我评估系统来评估，包括近期及远期疗效评估两种。

1. 近期疗效包括病人的行为及生活质量，其相关因素有：

（1）对治疗护理方案的依从性。

（2）自我护理状况。

（3）体力活动状况。

（4）机体功能状态。

（5）精神及情感的健康状况等。

2. 远期疗效的评估包括：

（1）病人生存率及生活满意度。

（2）独立生活能力。

（3）工作能力情况。

（4）医疗费用情况。根据评估的结果，判断病人的康复程度，找出要解决的护理问题，修订康复护理计划。

随着生物 - 心理 - 社会医学模式的建立，MHD 病人治疗目的不再局限于生命的维持和症状的缓解，还要使病人的生理、心理和社会活动等方面得到全面的改善。为此，医护人员要积极进行健康干预，广泛宣传和进行血液透析知识普及教育，提高病人知识水平，积极动员身体条件允许的病人参加适当的运动、社会活动，乃至恢复工作，做一个"健康"的血液透析病人。

知识拓展

研究表明，透析间期或透析中有监督的运动提高 MHD 病人机体功能的效果均高于透析间期家中无人监督的运动。透析中运动的依从性是透析间期家中运动的 2～3 倍。监督可以显著提高运动的依从性和有效性，因而责任护士除了支持、教育、指导，还需要对病人进行定期监督，包括运动的执行率、运动的规范性和强度。非透析日的运动则需要通过家庭的支持，结合责任护士定期抽查，监督运动情况。

（程艳娇　孙　超　王秀荣　马迎春）

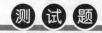

测试题

一、名词解释

运动康复

二、填空题

1. 肾脏替代治疗包括：（　　）、（　　）、（　　）。

2. 临床常用的 5 "E" 康复护理模式包括（　　）、（　　）、（　　）、（　　）、（　　）。

3. MHD 病人常见的运动形式有（　　）、（　　）、（　　）、（　　）等。

三、判断题

1. 评估是成功的康复护理计划中一个必不可少的部分，贯穿于康复护理的始终，包括目标评估、实施评估和效果评估三部分。（　　）

2. 为避免透析中后期的心血管系统并发症，运动多在透析开始的后 2h 进行。（　　）

四、简答题

1. 运动康复对血液透析病人的作用有哪些？

2. 如何进行有效的运动康复？注意事项有什么？

第七章　内分泌疾病康复护理

第一节　糖　尿　病

识记：糖尿病的定义、临床表现、诊断标准。
理解：糖尿病康复护理的各项评定指标。
运用：糖尿病的康复护理及社区康复。

病人，女性，52 岁。10 年前出现乏力、多尿伴体重减轻，诊为"2 型糖尿病"，平素不规律口服降糖药物，血糖控制不佳，2 周前出现视物模糊，伴尿中泡沫增多。查体：T 36.8℃，P 76 次 /min，R 18 次 /min，BP 150/80mmHg，身高 160cm，体重 70kg。神志清，心肺检查未见异常，腹平软，无压痛及反跳痛，双下肢轻度水肿。实验室检查：空腹血糖 10.8mmol/L，餐后 2h 血糖 16.2mmol/L，尿蛋白 2＋。医生初步诊断为"2 型糖尿病，糖尿病肾病"。

（1）护士在接诊后，针对病人的病情应如何对其进行护理评定？
（2）如何对该病人进行饮食及运动指导？
（3）该病人需加强哪些方面的糖尿病教育内容？

一、概述

（一）定义

糖尿病是一组由多病因引起的以慢性高血糖为特征的代谢性疾病，是由于胰岛素分泌缺陷和 / 或胰岛素作用缺陷所引起。长期碳水化合物、脂肪和蛋白质代谢紊乱可引起多系统损害，导致多种慢性并发症，如眼、肾、神经、心脏、血管等组织器官慢性进行性病变、功能减退及衰竭。病情严重或应激状态下可发生急性严重代谢紊乱，如糖尿病酮症酸中毒、高血糖高渗状态等。

（二）病因及分型

糖尿病是由遗传和环境因素的复合病因引起的临床综合征，其病因和发病机制极为复杂,至今仍未完全阐明。胰岛素由胰岛 β 细胞合成和分泌,经血液循环到达体内各组织器官的靶细胞,与特异性受体结合并引发细胞内物质代谢效应,整个过程中任何一个环节发生异常均可导致糖尿病。根据病因学,糖尿病可分为 1 型糖尿病、2 型糖尿病、其他特殊类型糖尿病和妊娠糖尿病。

(三)流行病学

全世界糖尿病患病率正在迅速增加,发展中国家尤为明显。据国际糖尿病联盟(International Diabetes Federation, IDF)统计,2011 年全世界糖尿病病人数已达 3.66 亿,较 2010 年的 2.85 亿增加近 30%,截至 2035 年,这一数字预计将超过 5.92 亿。近 30 年来,我国糖尿病患病率也显著增加,现我国 18 岁以上的成年人糖尿病患病率为 9.7%。目前我国已成为世界上糖尿病患病人数最多的国家,更为严重的是我国约有 60% 的糖尿病病人未被诊断,而已接受治疗者,糖尿病控制状况也不理想。

二、临床表现及诊断标准

(一)临床表现

糖尿病的基本临床表现为代谢紊乱症状群。血糖升高后因渗透性利尿引起多尿,继而口渴多饮;外周组织对葡萄糖利用障碍,脂肪分解增多,蛋白质代谢负平衡,出现乏力、消瘦;为了补偿损失的糖,病人常易饥、多食,故糖尿病的临床表现常被描述为"三多一少",即多尿、多饮、多食和体重下降。许多病人无任何症状,仅于健康检查或因各种疾病就诊化验时发现高血糖。

(二)诊断标准

目前国际上通用世界卫生组织(World Health Organization, WHO)糖尿病专家委员会提出的诊断标准(1999),要点如下:

1. 空腹血糖≥7.0mmol/L。或:

2. 口服葡萄糖耐量试验(oral glucose tolerance test, OGTT)2h 血糖≥11.1mmol/L。或:

3. 糖尿病症状加任意时间血糖≥11.1mmol/L。

对于临床工作,推荐采用葡萄糖氧化酶法测定静脉血浆葡萄糖。空腹指至少 8h 无任何热量摄入。任意时间指一日内任何时间,无论上一次进餐时间及食物摄入量。OGTT 采用 75g 无水葡萄糖负荷。糖尿病症状指多尿、烦渴多饮和难于解释的体重减轻。如果没有明确的糖尿病症状,标准 1、2 应通过重复检测来确定诊断。

三、康复护理评定

(一)生理功能评估

1. 糖代谢异常程度的评估

(1)尿糖测定:尿糖阳性是诊断糖尿病的重要线索。尿糖阳性只是提示血糖值超过肾糖阈,因而尿糖阴性不能排除糖尿病可能。

(2)血糖测定:血糖是判断糖尿病病情和控制情况的主要指标。诊断糖尿病时必须用静脉血浆测定血糖,治疗过程中随访血糖控制程度时可用便携式血糖仪(毛细血管全血测定)。当血糖高于正常范围而又未达到诊断糖尿病标准时,须进行 OGTT。OGTT 应在清晨空腹进行,口服 75g 无水葡萄糖,溶于 250～300ml 水中,5min 内饮完,空腹及开始饮葡萄糖水后 2h 测静脉血浆葡萄糖。

（3）糖化血红蛋白（HbA$_1$c）测定：HbA$_1$c 是葡萄糖与血红蛋白的氨基发生非酶催化反应的产物，与血糖浓度成正相关。由于红细胞在血循环中的寿命约为 120d，因此 HbA$_1$c 反映病人近 8～12 周的平均血糖水平，为糖尿病控制情况的主要监测指标之一。

2. 胰岛 β 细胞功能评估　胰岛素 -C 肽释放试验：正常人空腹基础血浆胰岛素为 5～20mU/L，口服 75g 葡萄糖（或 100g 标准面粉制作的馒头）后，血浆胰岛素在 30～60min 上升至高峰，峰值为基础值 5～10 倍，2～3h 恢复到基础水平。本试验反映基础和葡萄糖介导的胰岛素释放功能。胰岛素测定受血清中胰岛素抗体和外源性胰岛素干扰。C 肽测定不受血清中的胰岛素抗体和外源性胰岛素影响。

3. 生化指标的检查评估　根据病情需要选用肝肾功能、血脂、尿微量白蛋白等常规检查，急性代谢紊乱时的酮体、电解质、酸碱平衡检查。

4. 并发症的检查评估

（1）糖尿病大血管病变：糖尿病人群中动脉粥样硬化的患病率较高，且发病年龄较轻，病情进展较快。动脉粥样硬化常见于主动脉、冠状动脉、脑动脉、外周动脉等，引起冠心病、缺血性或出血性脑血管病、肢体动脉硬化等。可通过心电图、冠脉检查、超声心动图、血管彩超、踝肱指数（ankle brachial index，ABI）等检查手段进行大血管病变的评估。

（2）糖尿病眼部并发症：以糖尿病视网膜病变最为常见。糖尿病病程超过 10 年，大部分病人合并程度不等的视网膜病变，是失明的主要原因之一。糖尿病视网膜改变可分为六期，分属两大类。Ⅰ期：微血管瘤、小出血点；Ⅱ期：出现硬化性渗出；Ⅲ期：出现棉絮状软性渗出。Ⅰ～Ⅲ期为背景性视网膜病变。Ⅳ期：新生血管形成、玻璃体积血；Ⅴ期：纤维血管增殖、玻璃体机化；Ⅵ期：牵拉性视网膜脱离、失明。Ⅳ～Ⅵ期为增殖性视网膜病变。糖尿病病人应定期检查眼底，评估糖尿病视网膜病变。

（3）糖尿病肾病：糖尿病肾病是糖尿病主要的并发症，常见于病史超过 10 年的病人，也是 1 型糖尿病病人的主要死亡原因。尿微量白蛋白排泄率（urinary albumin excretion rate，UAER）是诊断早期糖尿病肾病的重要指标，UAER＜20μg/min 为正常白蛋白尿期；UAER 为 20～200μg/min 属于微量白蛋白尿期，临床诊断为早期糖尿病肾病；当 UAER 持续＞200μg/min 或常规尿蛋白定量＞0.5g/24h，即诊断为临床糖尿病肾病。美国糖尿病协会（American Diabetes Association，ADA）推荐筛查和诊断微量白蛋白尿采用测定即时尿标本的白蛋白 / 肌酐比率，＜30g/mg、30～300g/mg 和≥300g/mg 分别为正常、微量白蛋白尿和大量白蛋白尿。

（4）糖尿病神经病变

1）中枢神经系统并发症：①伴随严重急性代谢紊乱或低血糖症出现的神志改变；②缺血性脑卒中；③脑老化加速。

2）周围神经病变：最为常见，通常为对称性，下肢较上肢严重，病情进展缓慢。先出现肢端感觉异常，可伴痛觉过敏、疼痛；后期可有运动神经受累，出现肌力减弱甚至肌萎缩和瘫痪。腱反射早期亢进、后期减弱或消失，音叉震动感减弱或消失。电生理检查可早期发现感觉和运动神经传导速度减慢。

3）自主神经病变：也较常见，影响胃肠、心血管、泌尿生殖系统功能。临床表现为排汗异常（无汗、少汗或多汗），胃排空延迟、胃轻瘫、腹泻、便秘等，直立性低血压、持续心动过速等，残尿量增加、尿失禁、尿潴留等。

（5）糖尿病足：糖尿病足是糖尿病病人截肢、致残的主要原因，是下肢远端神经异常和与不同程度周围血管病变相关的足部溃疡、感染和 / 或深层组织破坏。轻者表现为足部畸形、皮肤干燥和发凉、胼胝，重者可出现足部溃疡、坏疽。发生糖尿病足时，需进行神经病变评定、周围血管检查、足部 X 线检查、糖尿病足严重程度分级等。

（6）感染性并发症：糖尿病病人常发生疖、痈等皮肤化脓性感染，也可发生皮肤真菌感染如足癣、体癣等。真菌性阴道炎和前庭大腺炎是女性病人常见并发症，多为白念珠菌感染所致。糖尿病合并肺结核的发生率较非糖尿病者高。肾盂肾炎和膀胱炎多见于女性病人，反复发作可转为慢性。必要时需对以上情况进行评估检查。

（二）日常生活活动评定

糖尿病病人的日常生活活动评定可采用 Barthel 指数评定。

（三）生活质量评定

糖尿病病人的心理功能和生理功能障碍，可不同程度地影响生活质量。生活质量评价是对病人进行疾病、体力、心理、情绪、日常生活及社会生活等进行综合评价。对糖尿病病人可采用诺丁汉健康评定表、36 条简明健康状况调查量表等。

（四）心理功能评定

糖尿病病人可产生焦虑、抑郁、睡眠障碍等心理功能障碍。可采用相应的量表测试评定，如焦虑自评量表、抑郁自评量表等。

四、康复护理

（一）饮食指导

医学营养治疗是糖尿病综合治疗的重要组成部分，是糖尿病的基础治疗。医学营养治疗有利于减轻体重，改善糖、脂代谢紊乱和高血压以及减少降糖药物剂量，对糖尿病病人的饮食指导应长期严格执行。

1. 营养治疗目标

（1）维持健康体重：超重 / 肥胖病人减少体重的目标是在 3～6 个月期间体重减轻 5%～10%。消瘦病人应通过合理的营养计划恢复并长期维持理想体重。

（2）提供营养均衡的膳食，满足病人对微量营养素的需求。

（3）达到并维持理想的血糖水平。

（4）减少心血管疾病的危险因素，包括控制血脂异常和高血压。

2. 控制总热量　糖尿病饮食治疗的首要措施是控制每日的总热量。首先计算理想体重，理想体重（kg）= 身高（cm）- 105。然后根据理想体重和工作性质，参照原来生活习惯等，计算每日所需总热量。成年人休息状态下每日每公斤理想体重给予热量 25～30kcal，轻体力劳动 30～35kcal，中度体力劳动 35～40kcal，重体力劳动 40kcal 以上。儿童、孕妇、乳母、营养不良以及伴有消耗性疾病者应酌情增加，肥胖者酌减，使体重逐渐恢复至理想体重的 ±5%左右。

3. 营养物质含量　碳水化合物应占饮食总热量 50%～65%，提倡食用粗制米、面和一定量的杂粮，忌用葡萄糖、蔗糖及其制品（各种糖果、甜糕点饼干、含糖饮料等）。

肾功能正常的糖尿病病人，蛋白质摄入量可占总热量的 15%～20%，成人每日每千克理想体重摄入蛋白质 0.8～1.2g，伴有糖尿病肾病而肾功能正常者应限制至 0.8g/kg，应保证优质蛋白比例超过 1/3。

脂肪约占总热量的 20%～30%,饱和脂肪酸摄入量不应超过饮食总能量的 7%(如牛肉、猪肉、羊肉),尽量减少反式脂肪酸的摄入(如炸制食物、植物奶油)。单不饱和脂肪酸是较好的膳食脂肪酸来源,在总脂肪摄入中的供能比宜达到 10%～20%,多不饱和脂肪酸摄入不宜超过总能量摄入的 10%,不饱和脂肪酸有坚果、橄榄油和鱼等。每日胆固醇摄入量宜在 300mg 以下。

鼓励摄入各种富含膳食纤维的食物。膳食纤维可延缓食物吸收,降低餐后血糖高峰,有利于改善糖、脂代谢紊乱,并促进胃肠蠕动、防止便秘。提倡食用绿叶蔬菜、豆类、块根类、粗谷物、含糖成分低的水果等。

食盐摄入量应限制在每天 6g 以内,高血压病人更应严格限制摄入量。限制摄入含盐量高的食物,例如味精、酱油、加工食品,调味酱等。

不推荐糖尿病病人饮酒。只有血糖控制良好时,才可适量饮酒。每日不超过 1～2 份标准量(一份标准量为:啤酒 350ml,红酒 150ml 或低度白酒 45ml,各约含酒精 15g)。饮酒时需将饮酒中所含的热量计算入总能量内。应注意酒精可能引起服用磺脲类药物或胰岛素治疗的病人出现低血糖。

4. 合理分配每日总热量和营养物质 计算出每日饮食总热量后,根据营养物质的组成,按每克糖类、蛋白质产热 4kcal,每克脂肪产热 9kcal,将热量换算为食品后制订食谱,并根据生活习惯、病情和药物治疗需要进行安排。可按每日三餐分配为 1/5、2/5、2/5 或 1/3、1/3、1/3。

(二)运动康复

运动治疗是糖尿病病人管理的重要组成部分,适当的运动不仅可以降糖,还可提高糖尿病病人的身体活动能力,改善生活质量。糖尿病病人运动治疗的目标是通过运动增强骨骼肌对葡萄糖的利用,促进身体组织局部血液循环,增加机体组织对胰岛素的敏感性,使机体糖代谢得到改善,以缓解糖尿病的症状。

糖尿病的运动康复需要专业指导与监督,不恰当的运动方式可造成运动损伤,过度运动也会带来严重的不良影响。所以糖尿病病人在运动前应由专业人员进行综合评估,排除运动禁忌,制订科学、合理的个体化运动处方。

1. 运动禁忌证 包括糖尿病酮症酸中毒、空腹血糖 >16.7mmol/L、增殖性视网膜病、严重肾病(Cr>1.768mmol/L)、严重心脑血管疾病(包括不稳定型心绞痛、严重心律失常、血压超过 180/120mmHg、一过性脑缺血发作)、合并急性感染、低血糖或血糖波动过大的病人。

2. 运动前评估 制订运动处方前,要充分了解病人的病情及其并发症,并了解其生活方式和运动习惯。首先要对接受处方的病人进行系统的身体检查,身体检查主要包括是否患有慢性病及有无禁忌运动的情况,其中心肺功能测验是必测项目,当条件许可时,建议采用运动心肺测试,以避免运动不当诱发心血管急性事件或加重并发症。排除运动禁忌证,评估病人当前身体活动、运动水平,遵循循序渐进、及时调整的原则,为病人制订合理的、个体化的运动处方。

3. 运动处方 一个运动处方应包括运动形式、运动强度、运动频率和运动时间四个要素。其制订步骤如下:了解病情,排除运动禁忌证;评估当前身体活动和运动水平;合理设定运动强度和运动量;个体化选择运动方式:循序渐进,及时调整运动处方。

（1）运动形式：糖尿病的运动形式包括有氧运动、抗阻运动、柔韧性训练，三种运动形式要有机结合在一起。

1）有氧运动：是指人体在氧气充分供应的情况下进行的体育锻炼。最简单、常用的有氧运动形式是步行，身体活动水平中等者可以选择慢跑、划船、有氧操、乒乓球、羽毛球等，身体活动水平高和体能好者可选择游泳、网球等。

2）抗阻运动：是指肌肉在克服外来阻力时进行的主动运动。徒手抗阻运动有爬楼梯、跳绳、俯卧撑、抬腿等，也可加用辅具如弹力带、弹力绳、哑铃、踝部加重器，或机械式器材如腿部推举机、胸大肌推举机等。

3）柔韧性锻炼：主要有伸展运动，每次做充分伸展运动 3～5 次，做动作时慢慢伸展到极限，但没有疼痛感，保持 10～30s，放松、呼吸，然后重复，尽量伸展。瑜伽、毛巾操，增加每天日常生活活动也有助于锻炼身体柔韧性。

（2）运动强度：运动强度对运动效果和病人安全有直接影响。运动强度掌握得合适，是制订和执行运动处方的关键。反映运动强度的生理指标包括：运动时的心率、运动时摄氧量占最大摄氧量的百分数、运动时代谢率为安静时代谢率的倍数（梅脱，MET）等。这些指标相互间有密切的关系。由于在有效的运动范围内，运动强度的大小与心率的快慢呈线性相关，因此常采用运动中的心率作为评定运动强度大小的指标。临床上将能获得较好的运动效果，且能确保安全运动的心率称靶心率。

有氧运动靶心率的确定可以通过运动试验或公式计算。一般先从低 - 中强度运动，即最大摄氧量（VO_2max）的 40%～50% 开始。当病人感觉良好并能继续适应运动的情况下，可逐渐进入中等强度运动（VO_2max 的 50%～70%）。身体活动水平较好者可进行中等甚至更强（VO_2max 的 60%～80%）的运动。糖尿病病人建议通过运动试验测得最大心率。如果无条件作运动试验，靶心率可通过下列公式获得，即靶心率 = 安静心率 + 储备心率（最大心率 - 静态心率）× 运动强度（50%～70%）。最大心率按 220 - 年龄（岁）计算。心率可用心率检测仪，还可通过自测脉搏的方法来检测。一般是在停止运动后立即测 10s 脉搏数，然后乘以 6 即为 1min 脉率，与运动中的心率比较接近。

抗阻运动同样采取中等强度（50% 1-RM）。1-RM（repetition maximum）为针对某肌群一次能举起的最大重量。举例：某人的 1-RM 为 50kg，那么选择的中等强度阻力负荷为 25kg。或者：一般 1 组动作重复 10～15 次感到疲劳（不是力竭），即相当于中等强度。

糖尿病病人的运动一般采取中等强度，中等运动强度自我评估：运动时心跳和呼吸加快，无呼吸急促；运动时微微出汗，稍感累，但能坚持；运动后第二天起床无疲劳感。

（3）运动频率：有氧运动每周进行 3～7 次，每次 30～60min，但要注意相邻两次运动时间的间隔不能超过 2d。抗阻运动每周至少 2～3 次，隔日或隔 2d 一次，不应在连续的 2d 内进行同一肌群锻炼。每天应进行 5～10 个动作，涉及不同肌群，每个动作应做 3 组，每组重复 10～15 次，即每个动作 3×（10～15）次。随着肌肉力量和耐力的增加，可逐渐增加负荷。

（4）运动时间：运动时机以餐后 1～3h 以内为宜。运动时间包括三个部分，准备活动、运动训练和放松活动。①准备活动通常包括 5～10min 四肢关节和全身缓和伸展运动；②运动训练达到靶心率的实际运动时间；③放松活动包括 5～10min 的伸展运动、慢走或自我按摩。

（5）运动处方实施原则：先有氧运动，后抗阻运动；强度从小到大；时间从短到长；频率从少到多。为了持续获益,糖尿病病人的运动康复必须有规律地进行,定期调整,且锻炼形式要多样化。

4. 运动注意事项　糖尿病病人在进行运动训练时应特别注意时机的选择,不要在注射胰岛素和／或口服降糖药物发挥最大效应时做运动训练;尽量不要在空腹时进行运动;建议在进行运动时,身上常备一些快速补充血糖的食品(如糖块、含糖饼干等),以便及时补充糖分、预防低血糖的发生;运动前、运动时、运动后监测血糖,尤其开始一个新的运动方案时。注意运动安全性,避免发生因不恰当的运动方式或强度造成的心血管事件、代谢紊乱以及骨关节韧带损伤。

(三) 糖尿病病人的教育

病人教育是糖尿病治疗的重要基础措施之一。当前,医护工作从以疾病为中心向以病人为中心转变,健康教育被公认是治疗成败的关键。良好的健康教育可充分调动病人的主观能动性,积极配合治疗,有利于疾病控制达标、防止各种并发症的发生和发展,降低医疗耗费和负担。

糖尿病病人的教育包括糖尿病防治专业人员的培训,医务人员的继续医学教育,病人及其家属和公众的卫生保健教育。应对病人和家属耐心宣教,使其认识到糖尿病是终身疾病,治疗需持之以恒。让病人了解糖尿病的基础知识和治疗控制要求,学会测定尿糖,正确使用便携式血糖仪,掌握医学营养治疗的具体措施和体育锻炼的具体要求,使用降血糖药物的注意事项,学会胰岛素注射技术,从而在医务人员指导下长期坚持合理治疗并达标,坚持随访,按需要调整治疗方案。生活应规律,戒烟限酒,讲究个人卫生,预防各种感染。

(四) 血糖监测

血糖监测是糖尿病管理中的重要组成部分,是指导血糖控制达标的重要措施,也是减少低血糖风险的重要手段。糖尿病病人的自我监测为医护人员和糖尿病病人提供了调整治疗方案的依据。指尖毛细血管血糖检测是最理想的方法。

1. 监测频率　自我血糖监测的频率取决于治疗的目标和方式。血糖控制差的病人或病情危重者应每天监测 4~7 次,直到病情稳定,血糖得到控制。当病情稳定或已达血糖控制目标时可每周监测 1~2d。使用胰岛素治疗者在治疗开始阶段每日至少监测血糖 5 次,达到治疗目标后每日监测 2~4 次;使用口服药和生活方式干预的病人达标后每周监测血糖 2~4 次。

2. 监测时间

(1) 餐前血糖检测:当血糖水平很高时空腹血糖水平是首先要关注的,有低血糖风险者(老年人、血糖控制较好者)也应测定餐前血糖。

(2) 餐后 2h 血糖监测:适用于空腹血糖已获良好控制但餐后血糖仍不能达到治疗目标者。

(3) 睡前血糖监测:适用于注射胰岛素的病人,特别是注射中长效胰岛素的病人。

(4) 夜间血糖监测:适用于胰岛素治疗已接近治疗目标而空腹血糖仍高者。

(5) 出现低血糖症状时应及时监测血糖。

(6) 剧烈运动前后宜监测血糖。

(五) 药物治疗

糖尿病的治疗药物包括口服降糖药物和胰岛素及其类似物。

1. 口服降糖药物　口服降糖药物根据作用效果的不同,可以分为促胰岛素分泌药(磺脲类、格列奈类、DPP-Ⅳ抑制剂)和非促胰岛素分泌药(双胍类、噻唑烷二酮类、α-糖苷酶抑制剂)。磺脲类药物和格列奈类药物直接刺激胰岛分泌胰岛素；DPP-Ⅳ抑制剂通过减少体内GLP-1 的分解而增加 GLP-1 浓度，从而起到增加胰岛素分泌的作用；噻唑烷二酮类药物可改善胰岛素抵抗；双胍类药物主要减少肝脏葡萄糖的输出；α-糖苷酶抑制剂主要延缓碳水化合物在肠道内的吸收。护士应指导病人掌握口服降糖药的服用方法和不良反应的观察。

2. 胰岛素及其类似物 胰岛素及其类似物治疗是控制高血糖的重要手段。1 型糖尿病病人需依赖胰岛素维持生命，也必须使用胰岛素控制高血糖。2 型糖尿病病人虽然不需要胰岛素来维持生命，但由于口服降糖药的失效或出现口服药物使用的禁忌证时，仍需要使用胰岛素控制高血糖，以减少糖尿病急、慢性并发症发生的危险。对于使用胰岛素的病人，护士应向病人详细讲解胰岛素的名称、剂量、给药的方法和时间，使其掌握正确的注射方法和不良反应的观察，对病人进行低血糖危险因素、症状和自救措施的教育。

(六)心理康复

加强护患沟通，及时讲解糖尿病基本知识、治疗的价值，说明精神压力和情绪对疾病的影响，以解除焦虑、紧张、恐惧等心理，提高治疗的依从性。指导病人正确处理疾病所致的生活压力，解除病人及家属的思想负担，树立战胜疾病的信心，获得较好的生存质量。

(七)糖尿病足的护理

糖尿病足病是糖尿病的严重慢性并发症之一，具有很强的致残性和致死性。糖尿病足的预防、治疗、护理极为重要，通过正确的治疗和护理指导，可显著地降低糖尿病足的发生。

1. 加强足部检查，注意观察足部皮肤色泽、温湿度及有无皮损、水肿、疼痛、感觉异常等，发现问题及时处理。至少每年进行 1 次全面的足部检查，了解有无神经病变、血管病变等，注意询问病人血糖控制情况，之前有无足部疾患、胼胝或溃疡等。

2. 皮肤护理，讲究脚的卫生，用温水洗脚，水温不应超过 40℃，每次浸泡时间不超过10min，之后用柔软吸水性强的毛巾擦干，避免用力搓揉。正确修剪趾甲，避免剪得过短或伤及皮肤。皮肤干燥时，涂抹护肤霜并充分按摩至吸收。禁用热水袋、取暖器及电热毯等，以免烫伤皮肤，同时注意防冻伤，可穿加厚棉袜保暖。

3. 选择合适的鞋袜，避免外伤。鞋要宽松，大小合适，以超过大拇指半寸为宜，避免过小、过硬、过窄的鞋子。鞋底和鞋垫要有一定的弹性以达到减震效果，鞋内部光滑，没有粗糙接缝。穿松口袜，袜子具备透气、吸汗、舒适和防菌等特点。不要赤脚走路，避免外伤。

4. 患肢护理，抬高患肢 30°，以利于静脉回流，防止下肢水肿。注意足跟和内外踝的保护，可用支架或海绵衬垫，避免压疮。必要时使用治疗性鞋袜。每日进行被动锻炼，以免下肢肌肉萎缩。对感染、溃疡、坏疽部位的创面应根据情况做相应处理。

五、社区康复

(一)低血糖的识别、处理和预防

糖尿病病人血糖水平≤3.9mmol/L 即为低血糖。按临床症状和对人体危害的程度分级，低血糖反应可分为轻、中、重三个等级。

轻度：仅有饥饿感，有时可伴一过性出汗，略感心悸，可自行缓解。

中度：心悸、出汗、饥饿明显，有时可发生手抖、头昏，需含糖食物才能缓解。

重度：是在中度低血糖症状的基础上出现中枢神经系统供能不足的表现，如嗜睡、意识障碍、定向力障碍，甚至昏迷。

糖尿病病人一旦发生低血糖，应当立即进食富含葡萄糖的食物，一般较轻的低血糖15min左右就可以得到缓解，若持续不缓解则应到医院进一步诊治。纠正低血糖后，一定要查找发生低血糖的原因，避免类似情况再次发生。

为了有效地预防低血糖，糖尿病病人应养成良好的生活习惯，特别是饮食和运动均应定时定量，避免餐前运动，应用胰岛素或服用降糖药物的病人，最好在三次正餐之间加餐，即从三次正餐中匀出一部分食物留作加餐时食用。除此之外，应坚持自我血糖监测，加强糖尿病知识学习。具有低血糖危险因素的糖尿病病人更需注意饮食、运动和降糖药三者之间的协调，在饮食量、运动量变化时，加强血糖监测，学会降糖药剂量的调整，避免低血糖的发生。

（二）个人卫生指导

糖尿病病人因代谢紊乱、抵抗力差，易合并各种感染。应教育病人注意个人卫生，养成良好的卫生习惯，预防各种感染。要勤洗澡，勤换衣服，保持皮肤清洁；注意口腔卫生，睡前、早起后刷牙，餐后刷牙漱口；糖尿病病人易合并尿路感染，尤其是女性病人，要注意保持外阴清洁。保持足部皮肤清洁卫生等。

（三）自我监测的指导

坚持长期自我监测对了解病情，掌握控制治疗的主动权，预防或延缓并发症非常重要。应用便携式血糖仪进行指血血糖的定期监测，每3～6个月定期复查糖化血红蛋白，根据情况及时调整治疗方案。每年1～2次全面复查，了解血脂以及心、肾、神经和眼底情况，尽早发现有关并发症，给予相应治疗。

> **知识拓展**
>
> 最大摄氧量（VO_2max）是反映人体在极量运动负荷时心肺功能水平高低的一个重要指标，是指人体从事极量运动时组织细胞每分钟所能消耗或利用的氧气的最大值，常用的测定方法为渐增运动负荷，运动过程中随着负荷的不断增加，其摄氧量不再增加时所获得的数值即为该受试者的最大摄氧量。

（郑　欣　戚艳艳）

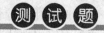

测试题

一、填空题

1. 糖尿病饮食三大营养物质碳水化合物、蛋白质、脂肪各占饮食总热量的（　　　）%、（　　　）%、（　　　）%。

2. 一个运动处方应包括（　　　）、（　　　）、（　　　）、（　　　）四个要素。

3. 糖尿病的运动形式包括（　　　）、（　　　）、（　　　）。

二、选择题

1. 最常见的应用胰岛素的不良反应是（　　　）

　　A. 胰岛素抗药性　　　　　　　　　　　B. 低血糖反应

C. 胰岛素过敏反应　　　　　　D. 脂肪营养不良

E. 注射部位感染

2. 对可疑糖尿病病人最有诊断价值的是（　　　）

A. 尿糖定量试验　　　　　　　B. 糖化血红蛋白测定

C. 空腹血糖测定　　　　　　　D. 口服葡萄糖耐量试验

E. 胰岛素、C肽测定

3. 低血糖反应，急救措施是（　　　）

A. 减少降糖药物用量　　　　　B. 就地休息

C. 立即输入生理盐水　　　　　D. 立即进食糖果或含糖饮料

E. 加大饭量

三、简答题

糖尿病运动的禁忌证有哪些？

第二节　甲状腺疾病

📌导入案例与思考

　　病人，女性，35岁，因多食、多汗、怕热一个半月，双眼球突出1周来诊。病人一个半月前无明显诱因出现多食易饥，怕热多汗，伴易怒、失眠，近1周发现双眼球突出。查体：T 37℃，P 108次/min，R 20次/min，BP 135/60mmHg。体型消瘦，皮肤潮热，双眼球突出，眼睑闭合障碍，甲状腺Ⅱ度肿大，质软无压痛，伸手有细颤。实验室检查：甲功五项示TSH降低，T_3、T_4升高，TRAb（+）。医生初步诊断为"甲状腺功能亢进症，Graves病"。

　　（1）护士在接诊后，应如何对该病人进行护理评估？

　　（2）针对该病人的病情，应重点对其进行哪方面的康复护理？

　　（3）该病人在出院前需对其进行哪些方面的社区康复指导？

一、甲状腺功能亢进症

（一）概述

1. 定义及病因　毒性弥漫性甲状腺肿是指血循环中甲状腺激素过多，引起以神经、循环、消化等系统兴奋性增高和代谢亢进为主要表现的一组临床综合征。甲状腺功能亢进症（简称甲亢）是指甲状腺腺体本身产生甲状腺激素过多而引起的毒性弥漫性甲状腺肿，其主要的病因之一是弥漫性毒性甲状腺肿（Graves病）。目前认为本病的发生与自身免疫有关，属于器官特异性自身免疫病。

2. 流行病学及临床表现　Graves 病（简称 GD）是甲状腺功能亢进症的最常见病因，约占全部甲亢的 80%～85%。西方患病率为 1.1%～1.6%，我国学者报告是 1.2%，女性显著高发（女∶男为 4∶1～6∶1），高发年龄为 20～50 岁。临床主要表现为：毒性弥漫性甲状腺肿；眼征；胫前黏液性水肿。

（二）主要功能障碍

1. 毒性弥漫性甲状腺肿

（1）高代谢综合征：甲状腺激素分泌增多导致交感神经兴奋性增高和新陈代谢加速，病人常有疲乏无力、怕热多汗、皮肤潮热、多食易饥、体重下降等。

（2）精神神经系统：多言好动、紧张焦虑、焦躁易怒、失眠不安、手抖等。

（3）心血管系统：心悸气短、心动过速、脉压增大。合并毒性弥漫性甲状腺肿心脏病时，出现心动过速、心律失常、心脏增大和心力衰竭。以心房颤动等房性心律失常多见。

（4）消化系统：稀便、排便次数增加。重者可有肝功能异常，偶有黄疸。

（5）肌肉骨骼系统：主要是毒性弥漫性甲状腺肿性周期性瘫痪，在 20～40 岁亚洲男性好发，发病诱因包括剧烈运动、高碳水化合物饮食等，病变主要累及下肢，有低钾血症，甲亢控制后可以自愈。少数病人发生甲亢性肌病，肌无力多累及近心端的肩胛和骨盆带肌群。

（6）造血系统：循环血淋巴细胞比例增加，单核细胞增加，但白细胞总数减低。可伴发血小板减少性紫癜。

（7）生殖系统：女性月经减少或闭经，男性阳痿，偶有乳腺增生。

2. 甲状腺肿　病人有程度不等的甲状腺肿大。甲状腺肿为弥漫性、对称性，质地不等，无压痛。甲状腺上下极可触及震颤，闻及血管杂音。

3. 眼征　GD 的眼部表现分为两类：一类为单纯性突眼，病因与毒性弥漫性甲状腺肿所致的交感神经兴奋性增高有关，如轻度突眼，瞬目减少，上睑挛缩，睑裂增宽等；另一类为浸润性眼征，发生在 Graves 眼病，病因与眶周组织的自身免疫炎症反应有关。病人可有眼内异物感、胀痛、畏光、流泪、复视、视力下降；检查见明显突眼，眼睑肿胀，结膜充血水肿，眼球活动受限，眼睑闭合不全、角膜外露而发生角膜溃疡、眼炎，甚至失明。

4. 甲状腺危象　也称甲亢危象，是毒性弥漫性甲状腺肿急性加重的一个综合征，发生原因可能与循环内甲状腺激素水平增高有关。多发生于较重甲亢未予治疗或治疗不充分的病人。常见诱因有感染、手术、创伤、精神刺激等。临床表现有：高热、大汗、心动过速、烦躁、谵妄、恶心、呕吐、腹泻，严重病人可有心衰，休克及昏迷等。甲亢危象的病死率在 20% 以上。

（三）康复护理评定

1. 了解病人的基础体重，评估监测病人的生命体征、神志、体重、精神状态、饮食、睡眠、活动能力、大小便及出入量。

2. 评估有无高代谢症状及各系统异常表现。

3. 体检甲状腺肿大的程度，是否有震颤或血管杂音。伴有眼征者眼球可向前突出。

4. 实验室检查：甲状腺功能检查异常，血清 TT_3、FT_3、TT_4、FT_4 增高，TSH 减低。甲状腺抗体 TRAb 阳性。

5. 评估有无甲亢危象的表现，如体温过高、心率过快、意识障碍等。

6. 评估病人的心理状态,有无情绪改变,如敏感、急躁易怒、焦虑、家庭人际关系紧张等改变,部分老年病人可有抑郁,淡漠。

(四) 康复护理

1. 高代谢症状的护理

(1) 提供安静、整洁、安全、通风的环境,维持适当的温度和湿度。保证病人有充分的休息,避免劳累,在病情允许的情况下适当活动,病情重者卧床休息,必要时予以吸氧。

(2) 给予高热量、高蛋白、富含维生素的饮食。膳食中可增加蛋奶、瘦肉类等优质蛋白以纠正体内的负氮平衡。避免吃含碘丰富的食物,如海带、紫菜等。忌饮酒、咖啡、浓茶等兴奋性饮料。

(3) 皮肤潮湿多汗者,勤换内衣,保持皮肤清洁、干爽。

(4) 腹泻者减少饮食中纤维素的摄入,适当增加饮水。

2. 心理护理　护士接触病人应关心体贴,态度和蔼,避免刺激性语言,仔细耐心做好解释疏导工作,解除病人的焦虑紧张情绪,使病人建立信赖感,配合治疗。

3. 用药的护理　常用的抗甲状腺药物分为硫脲类和咪唑类两类,硫脲类包括丙硫氧嘧啶(PTU)和甲硫氧嘧啶等,咪唑类包括甲巯咪唑(MMI)和卡比马唑,普遍使用 PTU 和 MMI。两药比较:MMI 半衰期长,可以每天单次使用;PTU 发挥作用较 MMI 迅速,控制甲亢症状快,但是必须保证 6~8h 给药一次。疗程包括初治期(6~8 周)、减量期(每 2~4 周减量一次,3 个或 4 个月减至维持量)、维持期(1~1.5 年)。

应指导病人遵从医嘱按时服药,不可自行减量或停服。治疗中应注意观察病情的变化,有无皮疹、肝损害、白细胞减少,应定期复查肝功能和血常规,每月复查甲功。要强调抗甲状腺药物长期服用的重要性,指导和鼓励病人正规服药。

4. 放射性碘治疗的护理　部分病人需要进行放射性碘治疗。服药后要与他人保持 1m 以上的安全距离,避免接触孕妇与儿童。服药后要妥善处理病人的分泌物,以免污染环境。严禁用手挤压甲状腺以免其受压后甲状腺激素分泌增多,服药后注意监测病人甲状腺功能、肝肾功能、血常规等。

5. 重症浸润性突眼的护理　指导病人保护角膜和球结膜,可戴深色眼镜或眼罩防止光线和灰尘的刺激。眼睑不能闭合者覆盖纱布或眼罩,必要时涂抗生素眼膏或用生理盐水纱布湿敷。高枕卧位和限制钠盐摄入可减轻球后水肿,改善眼部症状;每日做眼球运动以锻炼眼外肌,改善眼外肌功能。

6. 甲亢危象的护理　保证病室环境安静;严格按规定的时间和剂量给予抢救药物;密切观察生命体征和神志;昏迷者加强皮肤、口腔护理,定时翻身,预防压疮、肺炎的发生。每班详细记录病情及出入量,并做床旁交接班。

(五) 社区康复

1. 指导病人了解诱发甲亢危象的有关因素,避免精神刺激、感染、过度劳累等。

2. 教育病人在医生指导下坚持服药,不要自行停药或减药,并指导病人了解抗甲状腺药物常见的副作用,一旦发生应及时就诊。

3. 指导低碘、高热量、高蛋白、高维生素饮食。

4. 合理安排工作、学习和生活,避免过度紧张或劳累。

5. 定期门诊随访,告知病人如出现高热、恶心、呕吐、腹泻、突眼症状加重等,应立即就诊。

二、甲状腺功能减退症

（一）概述

1. 定义及流行病学　甲状腺功能减退症（简称甲减）是由各种原因导致的低甲状腺激素血症或甲状腺激素抵抗而引起的全身性低代谢综合征，其病理特征是黏多糖在组织和皮肤堆积，表现为黏液性水肿。国外报告的临床甲减患病率为 0.8%～1.0%，发病率为 3.5/1 000；我国学者报告的临床甲减患病率 1.0%，发病率为 2.9/1 000。

2. 一般临床表现　常见易疲劳、怕冷、体重增加、记忆力减退、反应迟钝、嗜睡、精神抑郁、便秘、月经不调等。体检可见表情淡漠、面色苍白、皮肤干燥粗糙、颜面、眼睑水肿，声音嘶哑，毛发稀疏。由于高胡萝卜素血症，手脚皮肤呈姜黄色。

（二）主要功能障碍

1. 肉与关节　肌肉乏力、暂时性肌强直、痉挛，咀嚼肌、胸锁乳突肌、股四头肌和手部肌肉可有进行性肌萎缩。腱反射的弛缓期特征性延长，跟腱反射的半弛缓时间明显延长。

2. 心血管系统　心肌黏液性水肿导致心肌收缩力损伤、心动过缓、心排血量下降。心室扩张和心包积液导致心脏增大。冠心病在本病中高发。

3. 血液系统　主要为贫血。

4. 消化系统　厌食、腹胀、便秘，严重者出现麻痹性肠梗阻或黏液水肿性巨结肠。

5. 内分泌系统　女性常有月经过多或闭经。长期严重的病例可导致垂体增生、蝶鞍增大。部分病人血清催乳素水平增高，发生溢乳。

6. 黏液性水肿昏迷　见于病情严重的病人，多在冬季寒冷时发病。诱因为严重的全身性疾病、甲状腺激素替代治疗中断、寒冷、手术、麻醉和使用镇静药等。临床表现为嗜睡、低体温、呼吸徐缓、心动过缓、血压下降、四肢肌肉松弛、反射减弱或消失，甚至昏迷、休克危及生命。

（三）康复护理评定

1. 评估甲减的一般表现及主要功能障碍（具体表现见上文）。

2. 评估有无黏液性水肿昏迷或先兆表现，如嗜睡、低体温、呼吸徐缓、心动过缓、血压下降等。

3. 评估病人的心理状态，是否存在抑郁或焦虑状态。

4. 实验室检查：血清 TSH 增高、TT4、FT4 降低，常合并高脂血症、贫血。

（四）康复护理

1. 一般护理　给予高蛋白、高维生素、低盐低脂饮食，宜多食粗纤维食物，适当活动以防便秘。合并心功能不全或黏液性水肿的病人，应卧床休息。同时做好皮肤及口腔护理。

2. 心理护理　由于理解力迟钝和记忆力减退，加之甲减需终生替代治疗，病人易产生悲观心理或抑郁状态。因此，要关心、体贴、鼓励病人，只要坚持治疗，就能像正常人一样生活。

3. 治疗护理　甲减需左甲状腺素（L-T4）终生替代治疗，注意观察药物替代治疗后病情有无改善。如在服药过程有无心动过速、心律不齐、心绞痛、多汗、体重减轻，提示药物剂量可能过大，需复查甲状腺功能已明确。

（五）社区康复

1. 遵医嘱按时按量服药，L-T4 于空腹（餐前 1h）服用为宜。不能随意增减或停药。

2．指导病人自我监测药物的疗效及过量的症状。

3．对于长期替代治疗者，需要监测体重、心功能等。交代病人出院后，一旦出现心动过缓、低血压、低体温等不适，及时就诊。

（郑　欣　戚艳艳）

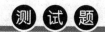

一、选择题

1．抗甲状腺药物治疗甲亢的总疗程通常是（　　）

　　A．1～2周　　　　　　B．3～4周　　　　　　C．1～2个月

　　D．3～4个月　　　　　E．1～2年

2．以下哪项不属于甲状腺功能减退症的常见表现是（　　）

　　A．易怒　　　　　　　B．乏力　　　　　　　C．怕冷

　　D．便秘　　　　　　　E．反应迟钝

二、简答题

甲状腺功能亢进症病人高代谢症状的护理要点有哪些？

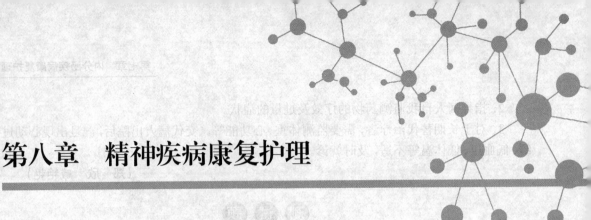

第八章 精神疾病康复护理

第一节 精神分裂症

▼ 学习目标

识记：精神分裂症的定义。

理解：精神分裂症的临床表现及主要功能障碍。

运用：精神分裂症各治疗期的康复护理。

▼ 导入案例与思考

李先生；57 岁。22 岁无明显诱因出现自语自笑，话多语乱，认为有人说他的坏话，冲动打人，曾多次到专科医院治疗。出院后不能自觉服药，需家人督促服药，偶有多疑，怀疑邻居咳嗽是针对他。生活懒散，个人卫生料理差，至今已有 5 个多月未洗澡，家人帮他洗衣服，家中难以护理，收入精神专科医院住院。

（1）精神科护士在接诊后，针对病人的病情应采取哪些护理措施？

（2）对病人应进行哪些技能训练？注意事项有哪些？

一、概述

（一）定义

精神分裂症（schizophrenia）是常见的病因尚未完全阐明的重性精神障碍，多缓慢或亚急性起病于青壮年，具有知觉、思维、情感和行为等多方面障碍，精神活动不协调，一般无意识障碍，智能尚好，有些病人可出现认知功能缺损，疾病呈反复加重衰退倾向，病程多迁延。

（二）流行病学

精神分裂症是一种常见的精神疾病，见于不同人群。据世界卫生组织（WHO）估计，全球精神分裂症的终身患病率为 3.8‰～8.4‰，美国的研究，终生患病率高达 13‰。1982 年对我国 12 地区精神疾病流行病学调查显示，精神分裂症的终身患病率为 5.69‰（1985 年发表）。1994 年进行的 12 年随访，患病率上升到 6.55‰（1998 年发表），15 岁以上人口中，城市的精神分裂症患病率为 7.11‰，农村为 4.26‰。1993 年全国流调资料显示精神分裂症的终生患病率为 6.55‰，患病率均与家庭经济水平成负相关。

精神分裂症的病因及致病过程尚不完全明确。现有研究显示,遗传因素对发病起重要作用,生物、心理、脑结构变化及神经发育异常等因素与疾病发病有关。大多数学者认为,精神分裂症是遗传因素和环境因素相互作用的结果。环境因素包括胎儿期的感染、围生期、分娩过程中的损害及社会心理压力。

（三）临床表现

精神分裂症的临床表现复杂多样,几乎涵盖了精神科的所有症状和症候群,其症状可概括为思维、感知觉、情感、意志行为障碍,精神活动的不协调及脱离现实。个体之间症状差异很大,即使同一病人在不同阶段或病期也可能表现出不同症状。

1. 感知觉障碍 精神分裂症最为突出的感知觉障碍是幻觉,包括幻听、幻视、幻嗅、幻味及幻触等,幻听最为常见,见于半数以上的病人,出现这些症状时应注意排除器质性精神障碍。

2. 思维障碍 精神分裂症最常见的症状是思维障碍,主要包括思维形式障碍和思维内容障碍。①思维形式障碍:是以思维联想过程障碍为主要表现的症状,包括思维联想过程、思维连贯性及逻辑性等方面的障碍;②思维内容障碍:主要指妄想,是在意识清晰下产生的,内容荒谬离奇,易于泛化,是精神分裂症较常见的症状。最多见的是被害妄想、关系妄想。影响妄想、特殊意义妄想与被洞悉感对精神分裂症诊断有意义。

3. 情感障碍 主要表现为情感平淡和迟钝,情感反应与思维内容、外界刺激不协调,是精神分裂症重要症状。不协调性精神运动兴奋、抑郁及焦虑等症状也较常见。

4. 意志行为障碍 意志活动减退,表现为孤僻、懒散、退缩。个人生活及居家料理困难,对前途漠不关心。有时行为使常人无法理解,如吃一些不能食用的东西,或伤害自己的身体。

5. 认知损害 精神分裂症病人中认知损害主要表现如信息处理和选择注意方面、言语流畅性、言语记忆、工作记忆、处理速度、执行功能方面。认知功能损害是精神分裂症疾病的特质性改变,与病人是否处在精神疾病发作阶段无关。

二、主要功能障碍

精神分裂症病人受疾病影响,会出现不同程度的个人和社会功能缺损,表现不能胜任社会所定义的各种角色,如父母、工人、学生、夫妻、家庭成员等角色,功能障碍有:自我照料功能障碍、家庭职能障碍、社交技能障碍、认知功能障碍、工作学习功能失调。

三、康复与护理评定、评估

精神分裂症是易于复发的疾病,复发次数增加的越多,功能恢复到原来水平的难度就越大,回归社会的概率就越小。要达到减少复发和改善或维持社会功能的目的,需要将药物治疗、康复治疗、康复护理及社会支持性干预有机的结合。

康复与护理评定主要包括以下方面:

一般情况:病人的人口学资料、文化背景、个人嗜好、宗教信仰、工作经历、家庭角色、与家庭成员关系、健康史等。

躯体功能评估:生命体征、营养状况、饮食睡眠情况、过敏史、日常活动情况、排泄情况、意识情况、主要脏器功能、关节活动、肌力、肢体运动功能、协调平衡能力、感觉反射等。

心理功能：①感知觉，如有无感觉过敏，错觉、幻觉及感知综合障碍；②思维，如有无思维联想、连贯性、逻辑和思维内容方面的障碍；③情感，如有无焦虑、抑郁、恐惧、喜怒无常、情绪不稳、易激惹、情感淡漠或迟钝；④注意、记忆、智能，如有无主、被动注意障碍，有无记忆障碍和智能损害；⑤意志和行为，有无病理性意志增强或减退，怪异行为、刻板、仪式化、强迫行为，有无暴力、自伤自杀行为，有无对立违拗或品行问题等；⑥自知力，对自身疾病有无认识能力。

社会功能：①生活自理能力，包括吃饭、穿衣、洗漱、大小便等料理能力；②环境适应能力，如有无学习、工作的能力困难。有无语言交流和表达能力障碍。有无自我控制能力、自我防卫能力下降。是否合群，有无人际交往障碍。有无社会退缩行为等。

服药情况评估：了解病人药物的依从性，是否自觉正确服药。

潜能和优势评估：发现病人的优势，利用优越感转移他们对问题的过度注意力。包括目前的能力和以前的成绩，过去积累的经验和知识，以及从外部获得的或者可以使用的资源。

职业能力：对处于成年期、中年期的病人的职业评估包括：①心理评估，如工作意愿、期望值、压力应对、性格特征；②体能评估，如工作强度和持续时间；③生活技能评估，如工具的使用、作息时间；④工作技能评估，如教育背景、工作经历；⑤社交技能评估沟通、合作能力。

家庭评估：①家庭结构，如结构是否完整，每一个成员在家庭中的位置、角色、承担的责任与权利、家庭系统的运转规则及价值观等；②家庭功能，如功能是否健全，能否提供有关生存、成长、安全等生理、心理、社交方面的基本需要；③家庭的社会支持系统，有无朋友、经济来源、宗教参与、社会接触。家庭成员对精神疾病的观念和态度，是关心、爱护，还是排斥、拒绝、放弃、过度保护；④家庭对病人存在的问题及康复护理计划的知晓情况，掌握有关精神疾病知识情况；⑤家庭环境：家庭的情感氛围与经济状况，家庭文化背景与知识水平，家庭成员对病人的看法，家庭的沟通方式、凝聚力、家庭灵活性，是否存在或潜在家庭矛盾或危机等。家庭成员精神健康水平。

四、康复护理措施

精神障碍的康复是一个系统的工程，需要用综合手段分阶段地进行才有效，基本原则是：功能训练、全面康复、重返社会、提高生活质量。功能训练是康复的方法和手段，全面康复是准则和方针，重返社会是康复的目的。

精神康复护理是指运用一切可能采取的方法，协助病人尽量纠正其病态的精神活动，最大限度地恢复其适应社会生活的能力。对精神残疾者的行为矫正与技能训练是康复护理的主要内容和任务。

（一）精神分裂症各治疗期的康复护理

1. 急性治疗期的康复护理　精神分裂症的康复应在疾病确诊后即开展实施，而不要等急性期后才开展。康复工作开始越早，预防残疾发生的机会就越大。在急性期开展康复训练时应做好综合评估、风险评估。包括病人及家属的心理状态，精神疾病知识掌握情况。护士为病人家属提供疾病知识，缓解家属的紧张心理。

2. 巩固治疗期的康复护理　巩固治疗阶段，应根据病人的情况酌情开展个人生活自理能力、药物自我管理能力、症状的自我处置、社会交往能力的训练，以提高病人的独立生活技能,为出院后的康复做准备。在护士指导下矫正不良行为,为回归社会做准备。

3. 维持治疗期的康复护理 维持治疗阶段,护理的重点是预防复发,帮助病人恢复和提高社会功能。可以开展生活、学习、社会交往、闲暇娱乐、就业行为的康复技能训练,目的在于使病人回归社会。

(二)生活行为的康复训练

1. 日常生活活动技能训练 该类训练主要针对慢性衰退始动性缺乏的病人,训练的重点是个人生活自理能力,包括个人卫生、住处卫生、进餐、排便、梳妆打扮、衣着整洁及规律作息等系列活动。

2. 文体娱乐活动训练 文体娱乐活动能唤起病人的愉悦感和满足感,在轻松愉快的气氛中病人可以稳定情绪,抵消病人的敌意和攻击性,对缓解病情及促进康复十分有利。训练包括:读书、看报、看电视、唱歌、跳舞、乐器演奏、绘画、棋牌、体操、球类运动等。

(三)药物自我处置技能训练

精神药物的维持治疗是预防疾病复发的重要途径,然而,精神障碍病人的治疗依从性很差。对病人进行药物治疗的自我处置技能训练,目的是为了帮助慢性精神障碍病人独立应用精神药物,使病人能自我管理药物,从而提高病人的服药依从性,减少疾病复发的有效方法。技能包括:人际交往基本技能、抗精神病药物的知识、正确管理药物和评估所服用药物的作用、识别并处置药物副作用、与医务人员商讨药物治疗有关的问题训练。

(四)症状自我监控技能训练

该技能训练旨在帮助病人能够独立控制自己的精神症状。技能由四部分组成:①识别疾病复发先兆的技能;②监控复发先兆症状的技能,使病人掌握先兆发生时及早控制的技能;③处理持续症状的技能;④在社会交往过程中,如何拒绝酒精等精神活性物质的技能。

(五)社会技能训练

大多数精神病病人会有不同程度的社会功能缺陷,导致社会角色障碍,在人际交往、工作和社会活动中缺乏动机,不能独立生活,因此会失业,影响生活质量。面对这样的现实,社会技能训练就显得很重要。社会技能训练是根据学习理论发展起来的干预技术,目的是帮助病人获得或恢复人际交往、自我照料以及应对社区生活所必需的技能。训练方法包括引导、示范、角色扮演、评估、纠正指导、家庭扮演、家庭作业等步骤。

(六)学习行为的技能训练

学习行为的技能训练也称为"教育疗法",对于长期不能回归社会的病人,这类训练可帮助病人学会处理,应对各种实际问题的技能。训练内容包括:

1. 一般性教育活动 应避免长期住院的慢性病人脱离社会,可开展卫生常识、科技知识、时事、历史知识等课程。可以采取上大课与小组讨论相结合的方式,内容应通俗易懂具有趣味性。

2. 家庭生活技能训练 针对病人回归社会可能遇到的社会技能而开展的训练,包括家庭清洁卫生、家庭布置、衣服洗涤、物品采购、食物烹调、钱财管理,家庭社交礼仪等。

(七)职业康复

职业康复是帮助慢性精神障碍者回归社会融入社区必不可少的组成部分,是为病人获得并保持适当职业和参与社会生活而进行帮助的过程。因条件限制,医院内职业康复多开展简单作业、工艺制作、就业前训练等项目。

（八）认知、心理功能的康复护理

在护理精神分裂症病人时护士应以平等、尊重、接纳的态度与病人进行交流,运用治疗性的沟通技巧:倾听、解释指导、疏解、保证、鼓励、支持等心理护理方法。将行为治疗、认知行为治疗、认知矫正治疗方法运用到康复护理中。

五、社区康复

精神障碍病人病情处于稳定期或恢复期的大多数病人,需要在社区、家庭中进行长期的治疗与护理。此时,防治的重点是防止或减少病情复发、保持社会功能、提高病人的生活质量。对精神障碍病人的社区治疗与护理是一项综合性的卫生服务,兼有对精神障碍病人的管理、治疗、护理、康复、监督等多项功能,因此需要多学科、多部门、多方面的协作来为病人提供全面有效的服务。

（一）家庭康复

家庭康复是指以家庭为单位,在家庭中对精神障碍病人实施康复,以护理人员为主体,指导、协助病人的家庭成员实施对病人的护理,以帮助病人对其生存空间达到更好地适应。主要内容有:

1. 疾病、药物知识的指导　指导家属认识疾病的性质、特点,懂得维持用药的重要性,家属应该指导病人遵医嘱按时按量服药,尽到监管服药的义务。指导家属了解药物的作用与副作用,学会出现药物副反应时的应对处理方法。

2. 日常生活护理指导　包括个人卫生的料理、饮食、睡眠、安全等内容。家属与病人一起制订家庭康复计划,自己料理生活,家属可给予督促,但不能一手包办。饮食原则是注意营养搭配,暴饮暴食者应控制进食量,定量供给食物。老年病人及有吞咽障碍,应防止噎食发生。养成良好睡眠习惯,制订合理的作息时间表,减少白天睡眠时间,可安排一些活动。病人受精神症状影响,可能会突发各种意外事件,家属应时刻注意安全防范。既要防止出现自伤自杀,又要防止伤害他人,如有自杀自伤、伤人毁物倾向者应24h不间断监护。

3. 识别复发先兆　睡眠障碍,原来的精神症状重新出现,工作学习效率下降,生活不规律,缺乏主动性,不与人交往,生活懒散。提示病人病情复发,应尽快去精神病专科医院或精神科门诊就诊。

4. 建立良好的家庭氛围　家庭成员不应将病人视为一个特殊的人,过分强调其"病人"身份,秉承病人是家庭的一分子,让其分担部分家务劳动,与家人一起看电视、吃饭,参与家务问题的讨论。对未婚病人还应了解他们对今后择偶的打算和态度,若谈恋爱者还应该了解与恋人相处的情况等。

5. 特殊症状护理

（1）攻击行为:病人出现攻击行为时,应了解冲动的原因,安抚病人,控制好自己的情绪,不要流露紧张和畏惧的表情,避免使用激惹性语言,而使病人再次冲动。对幻觉妄想症状丰富的病人接触时尽量避免触及其病理体验,防止突然发生攻击行为。对攻击企图严重的病人应采取必要的隔离措施,对可能受到攻击的对象要采取必要的保护措施。必要时在约束下送往医院处理。

（2）自杀、自伤行为:此种行为是精神病病人常见的危险行为,导致的原因很多,核心问题是缺乏自信和绝望感。家属应密切观察病人的病情及异常言行表现,当有异常时应严加看护。家庭成员应予病人强有力的心理支持，增强他们的信心，帮助病人正确认识疾病，鼓励他们积极的态度应对问题，探索解决问题的新途径，培养兴趣爱好。加强药物和心理治疗，改善病人的情绪，是防止自杀的重要措施。

（二）社会康复

病人重返社会，需要进行生活技能的再训练，环境再适应，社会角色改变等问题，这些需病人、家人、社会开展"社会化、综合化、开放式"的精神康复工作，使病人提高社会适应能力，从而参与社会生活。

1. 改善住院环境　封闭的环境，单调的生活，使病人更易出现"住院综合征"症状。加强康复护理，改善住院环境，增加病人与现实社会环境接触的机会，使病人的心身功能得到多方面的训练及适应，使心理处境和精神面貌获得改善。

2. 社区精神卫生机构　提供对精神病病人的监护和管理，在住房、交通设施、法律保障、文娱活动、政治活动、受教育及就业方面提供公共服务。倡导公众减少对精神病病人的歧视。

3. 社会技能训练　运用行为治疗的方法进行社交技能训练，训练步骤：①指导病人使用某一种技能；②在假定情景中进行角色扮演；③给予反馈，指导病人改进；④课后作业。通过反复强化，使病人掌握这项社交技能。

4. 日间训练及活动中心　日间训练及活动中心：为社区的精神病病人提供多元化活动场所，帮助他们融入社会、自立生活。服务包括心理健康教育（疾病知识、药物知识、疾病的自我管理）、家居自理能力训练、社交技巧训练、电脑操作、文书处理、环保清洁等。

5. 职业康复　职业康复对帮助慢性精神障碍者恢复或提高病人的工作能力有很大的帮助。职业康复包括：职业评估、职业咨询、职业培训、职业训练、职业指导与就业安置。职业康复项目有：庇护工场、工作俱乐部、过渡性工作和工作支持项目。

6. 个案管理与主动式社区服务　个案管理的概念用于精神科是在20世纪60年代，欧美国家开始了"去机构化运动"，发展以社区为基础的服务模式。个案管理是社区中的一项关键技术，社区中的每位精神障碍病人均有一位个案管理者，负责评估病人的需要，提出方案及进行护理计划等工作。

主动式社区服务内容请参照本章抑郁症章节。

▼ 知识拓展

住院综合征

精神病病人长期生活在单调的封闭式管理的病房里，其行为受到了持久的影响，以致他们依赖医院，对社会、家庭适应不良的一种综合征。主要表现是病人对一切事物都表现淡漠，缺乏兴趣。对粗暴或不公平的命令也没有不满情绪，他们逆来顺受，日复一日不断地重复下去。他们几乎不谈话，终日呆坐或动作毫无意义，甚至日常餐寝起居也需要护士督促，在病房里这种病人除了生命活动所必需的动作（或成瘾性习惯如吸烟）不得已而为之外，其他无任何欲望和要求，他们已适应了医院病房中的单调生存方式，只要一离开医院返回社区和家庭，他们即表现出明显的不适应，甚至精神疾病复发，随即返院。

（潘桂平）

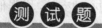

一、名词解释

精神分裂症

二、填空题

精神分裂症病人的主要功能障碍有（　　）、（　　）、（　　）、（　　）、（　　）。

三、判断题

精神分裂症是常见的病因完全阐明的重性精神障碍，多缓慢或亚急性起病于青壮年，具有知觉、思维、情感和行为等多方面障碍，精神活动协调。（　　）

四、简答题

药物自我处置技能包括哪些训练？

第二节 抑 郁 障 碍

学习目标

识记：抑郁障碍的定义。

理解：抑郁障碍的临床表现及主要功能障碍。

运用：抑郁障碍的康复护理。

导入案例与思考

小刘，女，20岁，大学在读。近1个月来出现进食少，消瘦，入睡困难且早醒，感觉胸闷，心慌，心理堵得难受，乏力，对任何事情提不起兴趣。与同学相处不好，经常哭泣，感觉生活没有意义，有轻生的念头，今日由母亲陪同看精神科门诊。

（1）精神科护士在接诊后，针对病人的病情应采取哪些护理措施？

（2）对病人护理的重点有哪些？

一、概述

（一）定义

抑郁障碍（depression）又称抑郁症，其核心症状为情绪低落、兴趣缺乏、乐趣丧失；伴有焦虑、思维迟缓、自我评价低、严重者会出现幻觉及妄想精神病性症状等心理症候群；躯体症候群有睡眠障碍、食欲和性欲减退、言语动作减少、易疲劳、头晕、头痛等，严重者可有自杀念头及行为。抑郁障碍病人大多呈反复发作倾向，多数病例发作可以缓解，但部分病人会留有残留症状或转为慢性。

（二）流行病学

抑郁障碍是一种高复发、高致残、疾病负担重的精神疾患。世界上大型流行病学研究显示，抑郁障碍目前在世界致残性疾病中排名第四，到2020年将排名第二，仅次于缺血性心脏病。越来越多的研究表明，抑郁症的发病率呈上升趋势。美国的流行病学资料发现，人群中终身罹患抑郁性障碍的概率为17.1%。目前抑郁症已经成为中国疾病负担的第二大疾病，国内抑郁症病人已经超过2 600万，按13亿人口计算患病率已达2%。1993年国内七个地区情感性精神障碍流行病学调查的抑郁症患病率0.52‰。

抑郁障碍的病理机制非常复杂，其发病与生物-心理-社会因素有关。抑郁症调查中40%～70%的病人有遗传倾向，患病率较一般人群高8～18倍，血缘关系越近患病率越高。人格因素、生长环境、教养方式、儿童期的经历对人的认知形成有重要影响。长期的不良生活环境可以诱发抑郁障碍，重大负性生活事件常为抑郁障碍的致病因素。

（三）临床表现

1. 兴趣减退、丧失愉快感　绝大多数病人具有对人对事失去兴趣和愉快感的症状。精力下降、活动减少，疲乏感，缺乏主动性，变得被动，事事要人催促。很多病人有无助感体验，感觉孤独、度日如年，与家人或周围人疏远。

2. 焦虑或激越　许多病人表现焦虑紧张，注意力常有下降，老年抑郁病人此表现更为突出。

3. 睡眠障碍　多数病人有睡眠紊乱、入睡困难、睡眠不实、典型表现是早醒。

4. 食欲减退　多数病人有食欲下降，体重减轻等症状。

5. 低自尊　自我贬低、无价值感、罪恶观念。

6. 慢性疼痛　慢性功能性疼痛是有些病人的重要主诉。

7. 其他症状　还可出现头颈痛，腰背痛、肌肉痛、恶心、呕吐、口干、便秘、心慌气短、疲乏无力。

8. 自杀　严重时病人会有悲观厌世的想法，出现自杀念头和行为。

二、主要功能障碍

轻度抑郁的病人功能障碍不明显，对于严重的抑郁症病人或有残留症状的慢性抑郁障碍病人会出现较严重的功能障碍。

（一）应对技巧严重缺陷

抑郁障碍病人对急、慢性心理社会应激如躯体疾病、工作问题、家庭问题等应对技巧缺乏，而选择自杀的极端应对方式。

（二）认知功能障碍

抑郁障碍病人的认知发生扭曲，对各种事物均作出负性的解释、将周围一切看成灰色的。正是这种歪曲的或功能失调的认知，是导致抑郁情绪的重要原因。

（三）个人日常生活料理能力下降

病人感觉疲乏无力、无精打采、生活懒散，懒于料理个人日常生活，严重时不洗漱、不洗澡、不更衣，吃喝不顾及而体重下降。

（四）人际互动能力下降

病人不主动接触他人，不主动外出活动，独处，不参加任何社会活动。

（五）家庭职能障碍

家庭日产生活中，不履行家庭义务，料理家务的能力下降，与家人关系疏远，不关心家庭成员，严重时不理家务，不参与家庭活动，什么事情也不做。

（六）职业能力障碍

学生不能按时上下学，在职者不能按时上下班，学习或工作表现下降，严重时辍学或失业。

三、康复与护理评定、评估

（一）一般情况

病人的人口学资料、文化背景、个人嗜好、宗教信仰、工作经历、家庭角色、与家庭成员关系、健康史等。

（二）躯体功能评估

生命体征、营养状况、饮食睡眠情况、过敏史、日常活动情况、排泄情况、意识情况、主要脏器功能、关节活动、肌力、肢体运动功能、协调平衡能力、感觉反射等。

（三）心理社会评估

1. 病前性格　有无明显的焦虑、强迫、冲动等特质。

2. 心理社会环境　有无创伤性生活事件，如突发的亲人亡故、离异或丧偶、职业变动或失业、长期的经济状况差等。

（四）精神状态一般表现

意识、定向力、接触、日常活动情况、感觉、知觉、注意力、思维、记忆力和智能等有无异常表现，有无自知力。

（五）抑郁情绪评估

评定抑郁症的临床评定量表：Zung 抑郁自评量表（SDS），汉密尔顿抑郁量表（HAMD）是目前最为广泛使用的他评抑郁量表。Montgomery-Asberg 抑郁量表（MADS），此量表于评定抗抑郁治疗的疗效。

（六）暴力行为评估

有过暴力行为的个体较易发生暴力。身体姿势：当病人出现肌肉强度增加，紧握拳头、搓手、僵直的姿势、表情紧张、目光凶狠、嘴唇紧闭、坐立不安来回踱步、高声讲话情况时提示有可能会有暴力行为发生。言语挑衅：谩骂、不满、抱怨要求多时，易发生暴力。情绪：焦虑不安、激动、激惹性增高时。

（七）自杀评估

评估有无自杀意念、自杀史、家族成员自杀史、绝望感、自责自罪感、生活事件、缺乏社会支持系统等。自杀征兆的评估：①消极言语，谈论死亡如："我活不了了，我要死了""我不想再给他们添麻烦了"等；②不良情绪：焦虑不安、情绪低落，偷偷哭泣，无望无助、无用感，自责自罪，严重失眠；③长时间抑郁后，某天心情突然变得开朗了。对亲人过度关心或疏远、冷淡等；④行为信息：独处，与他人和社会隔离。突然异常配合，将自己物品赠人，向病友或亲属交代后事，藏匿危险物品等行为。

（八）社会功能

1. 生活自理能力　包括吃饭、穿衣、洗漱、大小便等料理能力。

2. 环境适应能力　有无学习、工作的能力困难。有无语言交流和表达能力障碍。有无自我控制能力、自我防卫能力下降。是否合群，有无人际交往障碍。有无社会退缩行为等。

3. 服药情况评估　了解病人药物的依从性，是否自觉正确服药。

（九）潜能和优势评估

发现病人的优势，利用优越感转移他们对问题的过度注意力。包括目前的能力和以前的成绩，过去积累的经验和知识，以及从外部获得的或者可以使用的资源。

（十）职业能力

对处于成年期、中年期的病人的职业评估包括：①心理评估，如工作意愿、期望值、压力应对、性格特征；②体能评估，如工作强度和持续时间；③生活技能评估，如工具的使用、作息时间；④工作技能评估，如教育背景、工作经历；⑤社交技能评估沟通、合作能力。

（十一）家庭评估

1. 家庭结构　结构是否完整，每一个成员在家庭中的位置、角色、承担的责任与权利，家庭系统的运转规则及价值观等。

2. 家庭功能　功能是否健全，能否提供有关生存、成长、安全等生理、心理、社交方面的基本需要。

3. 家庭的社会支持系统，有无朋友、经济来源、宗教参与、社会接触。

4. 评估家庭成员对精神疾病的观念和态度，是关心、爱护，还是排斥、拒绝、放弃、过度保护。

5. 家庭对病人存在的问题及康复护理计划的知晓情况，掌握有关精神疾病知识情况。

6. 家庭环境　家庭的情感氛围与经济状况，家庭文化背景与知识水平，家庭成员对病人的看法，家庭的沟通方式、凝聚力、家庭灵活性，是否存在或潜在家庭矛盾或危机等。

7. 家庭成员精神健康水平。

四、康复护理措施

（一）抑郁障碍各治疗期的康复护理

1. 急性期康复护理　抑郁障碍急性期康复护理重点：加强安全护理，基础护理到位，给予病人支持性心理护理，药物或物理方法控制症状，充分治疗尽量缩短病程，期望达到完全缓解，以免症状复燃或恶化。护理人员应监控病人的治疗依从性和疗效。

2. 巩固期康复护理　巩固期康复护理目的是防止症状复燃、促使社会功能恢复。此阶段在药物治疗的同时，配合多种非药物治疗，个别或团体心理治疗、行为治疗等十分必要。鼓励病人自己料理个人生活、参与工娱活动。开展疾病知识、药物知识的指导，使病人知晓药物治疗的重要性，促进其社会功能恢复。

3. 维持期康复护理　此期康复护理目的在于防止复发，维持良好社会功能，提高病人生活质量。向病人和家属普及疾病知识，做到早发现，自行监控，及时复诊具有实际意义。开展社会技能训练，内容有药物的自我处置、个人生活料理、处理个人财务、症状的自我监控、日用品的采买、使用交通工具、社交技能等，还可对病人进行职业康复等康复措施。

（二）功能障碍的康复护理

1. 满足生理所需

（1）维持营养：抑郁障碍病人受疾病影响，表现为不思饮食甚至拒食、体重下降、电解质失衡。护理人员应了解情况，尽量满足符合病人饮食习惯的饭菜，以提高食欲。对于自责自罪的病人可让其自选饮食，或将饭菜搅拌谎称是"剩饭"劝其进食。拒食者可予以鼻饲混合牛奶或静脉补液。应鼓励病人增加活动，促进胃肠蠕动，增加食欲。

（2）促进睡眠：白天尽量安排活动如有氧运动，减少日间睡眠。午后不喝咖啡、茶等刺激性饮品。晚间避免看兴奋、激动的电视节目，减少会客和做剧烈运动，睡前洗热水澡或温水足浴，热牛奶可促进睡眠。安静的卧室、柔和的灯光，创造舒适的睡眠环境。

（3）日常生活照料：护理人员应予以必要的鼓励或给予协助，带领病人做力所能及的事，使病人维持正向的身心状态。木僵的病人护理人员应实施全补偿护理，做好各项基础护理，保持毛发、头面、口腔、皮肤、会阴、床单位的清洁，做好皮肤评估，定时翻身皮肤护理，防止压力性损伤发生。

2. 保证病人安全　对于有自杀意念的病人，保证病人安全是首要目标，将其安置在护士易于观察的病室，自杀高风险的病人应有专人监护，不脱离监护视线，包括陪同洗漱、如厕，不将病人带入有危险品的场所。加强病房安全管理，定期检查、清理危险品，严禁将危险物带入病房。对有消极意念的病人，要重点观察，重点巡视，对有自杀企图的病人，做好床头交接班。尤在夜间、凌晨、午睡、饭前和交接班及节假日等病房人员少的情况下，护理人员要特别防范。

3. 与病人签订协议　当自杀意念变得固定、强烈、持续存在难以排解时，及时向医务人员求助，他们会应积极的帮助他。让病人复述一下计划，并对病人表达护士对其的希望，"接下来将看您如何表达自己的愤怒或抑郁情绪，采取哪些行动保证不再绝望"。此时应该从病人那里得到直接的和明白的承诺。

4. 心理功能的康复护理

（1）支持性心理护理：运用治疗性的沟通技巧，常用的技术为倾听、解释指导、疏泄、保证、鼓励与支持等。通过耐心的诱导让病人了解自己的病情，帮助病人认识自我，忽视不适应行为，肯定病人的优点和成绩，安排或协助病人做力所能及的工作和参加社交活动，提高病人的价值感，提升病人认同感。引导病人学习新的应对技巧，设置生活事件，进行角色扮演，启发病人对角色进行认识，提高病人在处理问题、环境适应等方面的能力。

（2）纠正负性认知

1）认知行为治疗：是根据认知过程影响情感和行为的理论假设，通过认知、行为技术来改变病人扭曲认知的心理治疗方法。通过治疗者和病人的主动参与，采用定式化、短程限时的言语交谈将认知和行为矫正技术结合起来。帮助病人识别、检验、改正曲解的观念。要求病人对当下的心理和境遇问题做比较，让其使用恰当的思考方式，使症状和不适应行为得到改善。目的是帮助病人改变适应不良的思想，重建正确认知，使病人保持内心和谐，恰当地适应外在环境。方法有：①识别自动性思维；②识别认知歪曲；③改变自动性思维的做法。

2）行为治疗：行为治疗是应用实验和操作条件反射原理来认识和处理问题的一类治疗方法。治疗策略是：观察行为，明确问题；确认功能障碍；设定治疗目标；制订行为干预方案。运用：①日记法；②增加做愉快事情的计划；③自我强化；④放松练习；⑤改善提高社交技巧；⑥合理安排作息时间；⑦认知技巧训练等干预方法。

5. 社会独立生活技能康复护理　慢性抑郁障碍病人，大多会有不同程度的社会功能缺陷，表现在个人生活料理困难、社会交往人际互动能力下降、学习工作障碍，对病人开展恰当的社会技能康复护理显得尤为重要。

（1）日常生活活动技能训练：训练的重点是个人生活自理能力，包括：个人卫生、住处卫生、进餐、排便、梳妆打扮、衣着整洁及规律作息等一系列活动。

（2）药物自我处置技能训练：目的是为了帮助慢性精神障碍病人独立应用精神药物，使病人能自我管理药物治疗，从而提高病人的服药依从性。技能包括：①人际交往基本技能；②学习有关抗精神病药物的知识；③学会正确管理药物的方法和评估自己所服用药物的作用；④识别并处置药物副作用；⑤与医务人员商讨药物治疗有关的问题训练。

（3）症状自我监控技能训练：这一技能训练旨在帮助病人能够独立地控制自己的精神症状。该技能由四部分组成：①识别疾病复发先兆的技能；②监控复发先兆症状的技能，使病人掌握先兆发生时及早控制的技能；③处理持续症状的技能；④在社会交往过程中，如何拒绝酒精等精神活性物质的技能。

（4）社会技能训练：社会技能训练是根据学习理论发展起来的干预技术，目的是帮助病人获得或恢复人际交往、自我照料以及应对社区生活所必需的技能。训练方法包括引导、示范、角色扮演、评估、纠正指导、家庭扮演、家庭作业等步骤。

五、社区康复

精神障碍病人病情处于稳定期或恢复期的大多数病人，需要在社区、家庭中进行长期的治疗与护理。此时，防治的重点是防止或减少病情复发、保持社会功能、提高病人的生活质量。对精神障碍病人的社区治疗与护理是一综合性的卫生服务，兼有对精神障碍病人的管理、治疗、护理、康复、监督等多项功能，因此需要多学科、多部门、多方面的协作来为病人提供全面有效的服务。

（一）家庭康复

家庭康复是指以家庭为单位，在家庭中对精神障碍病人实施康复，护理人员指导协助病人家庭成员实施对病人的护理，以帮助病人更好地适应其生存空间。内容有：

1. 疾病、药物知识指导　护士指导家属认识疾病的性质、特点，懂得药物治疗的重要性。指导家属了解药物的作用与副作用，学会出现药物副反应时应对处理的方法。家属指导病人遵医嘱按时按量服，尽到监管服药的义务。

2. 日常生活护理指导　包括个人卫生的料理、饮食、睡眠、安全等内容。可与病人一起制订合理的康复计划，尽量自己料理生活，家属可给予督促。饮食原则是保证足够的营养摄入，注意营养搭配。养成良好睡眠习惯，制订合理的作息时间表，减少白天睡眠时间，可安排一些活动。病人受疾病影响，可能会突发各种意外事件，家属应时刻注意安全防范。既要防止出现自伤自杀，又要防止伤害他人，如有自杀自伤、伤人毁物倾向者应24h不间断监护。

3. 识别复发先兆　睡眠障碍，原来的症状重新出现，工作学习效率下降，生活不规律，缺乏主动性，不与人交往，生活懒散。提示病人病情复发，应尽快去精神病专科医院或精神科门诊就诊。

4. 建立良好的家庭氛围　家庭成员不应将病人视为一个特殊的人，过分强调其"病人"身份，秉承病人是家庭的一分子，让其分担部分家务劳动，与家人一起看电视、吃饭，参与家务问题的讨论。对未婚病人还应了解他们对今后择偶的打算和态度，若谈恋爱者还应该了解与恋人相处的情况等。

5. 特殊症状护理

（1）攻击行为：病人出现攻击行为时，应了解冲动的原因，体贴安抚病人，避免使用激惹性语言，而使病人再次冲动。对攻击企图严重的病人应采取必要的隔离措施，对可能受到攻击的对象要采取必要的保护措施。必要时在约束下送往医院处理。

（2）自杀、自伤行为：此种行为是抑郁症病人常见的危险行为，导致的原因很多，核心问题是缺乏自信和绝望感。家属应密切观察病人的病情及异常言行表现，当有异常时应严加看护。家庭成员应予病人强有力的心理支持，增强他们的信心，帮助病人正确认识疾病，鼓励他们积极的态度应对问题，探索解决问题的新途径，培养兴趣爱好。加强药物和心理治疗，改善病人的情绪，是防止自杀的重要措施。

（二）社会康复

人罹患精神疾病后，病人的内部世界和外部环境均发生了改变，如价值观、欲望、对他人的态度、社会的要求等。病人重返社会，需要进行生活技能的再训练，环境再适应，社会角色改变等问题，这些需病人、家人、社会开展"社会化、综合化、开放式"的精神康复工作，使病人提高社会适应能力，从而参与社会生活。

1. 社区精神卫生机构　提供对精神病病人的监护和管理，在住房、交通设施、法律保障、文娱活动、政治活动、受教育及就业方面提供公共服务。倡导公众减少对精神病病人的歧视。

2. 日间训练及活动中心　为社区的精神病病人提供多元化活动场所，帮助他们融入社会、自立生活。服务包括：心理健康教育（疾病知识、药物知识、疾病的自我管理）、家居自理能力训练、社交技巧训练、电脑操作、文书处理、环保清洁等。

3. 社会技能训练　运用行为治疗的方法进行社交技能训练，训练步骤：①指导病人使用某一种技能；②在假定情景中进行角色扮演；③给予反馈，指导病人改进；④课后作业。通过反复强化，使病人掌握这项社交技能。

4. 职业康复　职业康复对恢复或提高病人的工作能力有很大的帮助。职业康复包括：职业评估、职业咨询、职业培训、职业训练、职业指导与就业安置。职业康复项目有：庇护工场、工作俱乐部、过渡性工作和工作支持项目。

5. 主动式社区服务（assertive community treatment，ACT）与个案管理　ACT 是欧美国家在 20 世纪 90 年代应用于重性精神疾病病人的社区照顾模式，是通过在社区中的一只多学科病人照顾团队，为病人提供个性化的服务，帮助病人进行日常生活，如洗衣、烹饪、购物、洗漱、理财、交通工具使用等训练，使病人逐渐恢复社会功能和独立生活的能力，不再依靠住院治疗，降低病人住院率，改善预后，是一个综合性服务过程。

个案管理内容请参照本章精神分裂症章节。

🔻 知识拓展

美国威斯康星州麦迪逊市（Madison）ACT 典型案例实施方法

1. 建立一个小组，由及精神科医师、护士、社会工作者、工疗师、心理师等 10 人组成。

2. 以提高保健、医疗、社会福利方面的帮助为主，兼照顾其他各方面。

3. 负责社区内 80～120 名病人，以重性精神疾病病人为主。

4. 24h 提供服务，每周 7d 工作制。

5. 使用 ACT 忠诚度量表（ACT fidelity scale，ACTFS）来测评入组病人。

6. 一名医师负责 100 名病人，2 名护士参与。

（潘桂平）

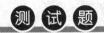

一、名词解释

抑郁障碍

二、填空题

抑郁障碍核心症状是（　　　）、（　　　）、（　　　）。

三、判断题

抑郁症表现：兴趣增强、精力旺盛、活动增多、疲乏感、无助感与家人或周围人疏远。（　　　）

四、简答题

简述自杀征兆的评估。

五、病例分析题

病人，女性，29岁，未婚，职业IT，1个月来无明显原因，出现情绪低，做事不感兴趣，乏力，不愿和人交往，食欲下降，失眠早醒，没兴趣做事，觉活着没意思，因病人有自杀念头，家人怕发生意外，遂送病人住院治疗。家族史：母亲年轻时曾有2次抑郁表现，因程度较轻，未系统诊治。个人史：平素性格细腻，好动感情，无烟酒嗜好，否认重大精神刺激。既往史：无重大躯体疾病史。无药敏史。入院躯体、神经系统及常规实验室检查未发现明显异常。精神检查：意识清楚，接触一般，定向力可，病人话少，称脑子慢，心情特别不好，感觉自己特别失败，什么也干不了，生活无出路，追问下承认有轻生的念头，想过上吊，也想过服药自杀，但想到父母还舍不得去死，交谈时表情愁苦，不认为自己有病。试问该病人的诊断是什么？

第九章　老年康复护理与健康管理

第一节　老年康复护理

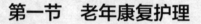

学习目标

识记:老年人主要功能障碍。

理解:老年人健康评估。

运用:老年康复护理内容。

导入案例与思考

刘某,女,73 岁,常年患有糖尿病和高血压,无子女,近期由于老伴去世,情绪低落,血糖、血压控制不好,对生活失去了希望,产生了自杀的念头。

(1)病人目前主要存在的功能障碍是什么?

(2)如何进行评估?

一、概述

人口老龄化是现代社会发展的必然趋势,是医疗卫生条件改善和医疗技术水平不断提高的结果,也是人口出生水平和死亡水平不断下降,平均期望寿命不断延长的结果。人口老龄化体现了生命科学与社会经济的进步与发展,同时对老年康复护理与健康管理提出了新要求、新挑战。

(一)老年人年龄划分标准

中华医学会老年医学学会于 1982 年建议:我国以 60 岁以上定义为老年人;老年分期按45～59 岁为老年前期(中老年人),60～89 岁老年期(老年人),90～99 岁以上为长寿期,100岁及其以上为寿星(长寿老人)。

(二)老龄化现状及其影响

目前我国老龄化的现状是:老年人口基数大、老年人口发展速度快、地区发展不均衡、城乡倒置显著、老龄化超前于现代化、高龄化、空巢化进一步加速。

老龄化对家庭和社会的影响主要体现在以下几方面:社会经济负担加重;家庭赡养功能下降;社会养老需求服务供需矛盾突出;对医疗保健、护理和生活照料的需求增加;社会文化场所不能满足老年人的需求。人口老龄化除带来上述主要问题之外，还存在其他社会问题，如老年人再婚问题、合法权益问题、赡养问题等，如果没有合理的解决途径，将会严重影响老年人群的生活质量。

（三）老年康复护理

老年康复护理是一门多学科、多领域并具有其独特性的综合性学科，与老年学、老年医学关系密切。是把关于老化和老年问题的专门知识和临床普通护理学知识综合应用于老年人康复护理的专门领域，进而研究老年人群健康问题的特殊性学科。

二、老年人主要健康问题

（一）生理方面

1. 感觉系统生理功能的老化

（1）皮肤：皮肤脂肪减少，弹性纤维变性、缩短，使皮肤松弛、弹性差，出现皮肤皱纹腺体减少，皮脂腺减少，皮肤变得干燥，对冷、热、痛觉、触觉等反应迟钝。

（2）视觉：角膜的屈光力减退引起远视及散光。视近物能力下降，出现"老视"。易发生老年性白内障。老年黄斑变性，眼底动脉硬化可导致视力减退。

（3）听觉：听神经功能逐渐减退，使老年人听力逐渐丧失，严重者导致老年性耳聋。

（4）味觉：随着年龄的增长，味蕾逐渐萎缩，数量逐渐减少，味觉功能减退。

（5）嗅觉：嗅神经数量减少、萎缩、变性。嗅觉的敏感性逐渐减退、迟钝，对气味的分辨能力下降。

2. 呼吸系统生理功能的老化

（1）鼻：老年人鼻黏膜变薄，鼻道变宽，鼻黏膜的加温、加湿和防御功能下降，容易患鼻窦炎及呼吸道感染。

（2）咽、喉：老年人的咽喉黏膜、肌肉和淋巴组织萎缩。老年人容易患呼吸道感染和吸入性肺炎。

（3）气管和支气管：老年人气管和支气管黏膜上皮和黏液腺退行性变，容易患老年性支气管炎。

（4）肺：老年人肺萎缩，硬度加大，弹性下降。易导致肺不能有效扩张，终末细支气管和肺泡塌陷，使肺通气不足。肺弹性回缩能力减弱，肺活量与最大呼气量减少。

3. 消化系统生理功能的老化

（1）涎腺：老年人涎腺萎缩，唾液分泌减少，导致口干和说话不畅及影响食物的吞咽。

（2）口腔：老年人牙齿咬合面的釉质和牙本质逐渐磨损，对冷、热刺激易过敏；牙髓的暴露易引起疼痛，并易发生感染。牙槽骨萎缩，牙齿部分或全部脱落。

（3）食管：老年人食管黏膜逐渐萎缩，可发生不同程度的咽下困难。食管下段括约肌压力的下降，胃十二指肠内容物自发性反流，使老年人反流性食管炎、食管癌的发病率增高。

（4）胃：胃黏膜萎缩，胃肠动力减低。老年人容易发生慢性胃炎、胃溃疡、胃癌、消化不良、便秘等。

（5）肝、胆、胰：肝缩小，肝细胞萎缩，肝代谢功能减弱。胆囊不易排空，胆汁黏稠，胆固醇增多，易使胆汁淤积而发生胆结石。胰腺细胞退行性变，影响了老年人对脂肪的消化吸收，易产生脂肪泻。胰腺分泌胰岛素的能力下降，导致葡萄糖耐量下降，容易患老年性糖尿病。

（6）肠：肠黏膜和肌层萎缩、肠动力减低。易造成老年人吸收不良、便秘等。

4. 循环系统生理功能的老化

（1）心脏：心脏增大，心肌细胞纤维化，心排血量减低。由于心肌细胞纤维化，脂褐素沉积，胶原增多，淀粉样变，心肌的兴奋性、自律性、传导性均降低。

（2）血管：随着机体的老化，血管弹性纤维减少，胶原纤维增多，使血管增厚变硬，外周循环阻力增加，引起血压上升。血管硬化对压力的反应性降低，致使老年人由卧位突然变为坐位或立位时出现血压下降，即发生直立性低血压。老年人易患动脉硬化、冠状动脉粥样硬化性心脏病、脑血管意外等疾病。

5. 泌尿系统生理功能的老化

（1）肾：肾皮质变薄，肾单位减少，间质纤维化，肾小球变性、硬化，肾小管细胞脂肪变性，肾功能减退。

（2）输尿管：老年人输尿管平滑肌层变薄，支配肌肉活动的神经细胞减少，输尿管收缩能力下降，将尿送入膀胱的速度减慢，并且容易反流，引起肾盂肾炎。

（3）膀胱：膀胱肌肉萎缩，肌层变薄，纤维组织增生，使膀胱括约肌收缩无力，膀胱缩小，膀胱容量减少。故老年人容易出现尿外溢、尿失禁、残余尿增多、尿频、夜尿量增多等。

（4）尿道：尿道肌肉萎缩、纤维化变硬、括约肌松弛，尿液流出速度减慢或排尿无力，甚至排尿困难。

6. 内分泌系统生理功能的老化

（1）下丘脑：随着年龄的增长，下丘脑的重量减轻，血液供给减少，细胞形态发生改变。

（2）垂体：老年人垂体重量减轻，结缔组织增多。腺垂体分泌的生长激素随年龄增长而降低，老年人的生长激素下降到较低水平。

（3）前列腺：前列腺于 40 岁后开始衰老，60 岁后出现前列腺良性增生，导致尿道阻塞而引起排尿困难。前列腺素有防止凝血和扩张血管的作用，老年时期血中前列腺素含量减少，是发生动脉硬化的原因之一。

（4）性腺：男性 50 岁以上，随着睾丸间质细胞的衰老、功能的降低。致使性功能逐渐减退；女性 35～40 岁，卵巢细胞逐渐衰退死亡，可出现性功能和生殖功能减退。月经停止，出现绝经期综合征的表现。

（5）甲状腺：老年人甲状腺发生纤维化和萎缩，甲状腺激素的生成率减少。使老年人基础代谢率下降。

（6）肾上腺：老年人肾上腺的皮质、髓质细胞均减少，肾上腺皮质激素分泌直线下降，使老年人保持内环境稳定的能力与应激能力降低。

（7）胰岛：老年人胰岛萎缩，老年人胰高血糖素分泌异常增加，使糖尿病特别是非胰岛素依赖型糖尿病的发病率增高。

7. 运动系统生理功能的老化

（1）骨骼：老年人骨骼中的有机物质如骨胶原、骨黏蛋白质含量减少或逐渐消失，骨质发生进行性萎缩。椎间盘变薄，脊柱缩短，骨质疏松导致脊柱后凸，使身材变短。骨骼容易发生变形和骨折。

（2）关节：老年人关节软骨、关节囊、椎间盘及韧带的老化和退行性变。关节活动范围随年龄增长而缩小。

（3）肌肉：随着年龄的增长，肌肉萎缩，组织内脂肪增加，皮下脂肪减少而使体重下降，使老年人容易疲劳，出现腰酸腿痛。

8．神经系统生理功能的老化

（1）脑与神经元：脑组织萎缩，脑细胞减少，脑室扩大。周围神经细胞数减少，髓鞘变薄。轴突和树突也伴随神经元的变性而减少，使运动和感觉神经纤维传导速度减慢。老年人脑血管动脉粥样硬化和血脑脊液屏障退化。

（2）知觉功能：随着脑血管的退行性变、脑血流量的减少及耗氧量的降低，老年人常出现记忆力减退、思维判断能力降低、反应迟钝等。而痴呆病人的记忆力下降常是不可逆的且进行性加重。

（3）反射功能：老年人的反射易受抑制。腹壁反射迟钝或消失；深反射如踝反射、膝跳反射、肱二头肌反射减弱或消失。我国在 2000 年与全球同步进入老龄化社会。据推测，2025 年我国老龄人口将达到 20%，老年护理将面临严峻的挑战。

（二）心理方面

老年人心理变化的特点伴随着老年人社会职务、年龄及生理等变化及离退休、子女长大成人后相继独立等问题，随之带来的是心理上的变化。如退休后随着社会环境的改变、生活圈子的缩小，老年人常会出现烦躁、焦虑、抑郁、情绪不稳等心理障碍或"退休综合征"。常导致老年人出现以下心理的变化，但并不意味着心理状态必然走向衰退。

1．健忘　脑功能减退、记忆力衰退引起健忘，是老年期最常见的症状。进入老年期后，由于机体各器官都在不同程度地衰退，记忆力、智力也在逐渐减退，但其程度有很大差异，并且与心理因素有密切关系。有的因为本人的自信心不足，自惭形秽，自认为智力减退，而实际上并非如想象的那么严重。

2．焦虑抑郁　随着各项功能的衰老，精神情感变化日益明显，表现为内心空虚，易出现焦虑抑郁的情绪反应，常伴有自责。往往有杞人忧天之感，时有大难临头的紧张感，或是抑郁苦闷，遇到问题时缺少进取态度。在经济条件拮据的老年人门诊病人中有 48% 具有抑郁情绪，而身体健康、经济条件较好的老年人具有抑郁症状者也有 44%，有不少人每月发作 1 次，持续数小时或数天之久，表现为意志消沉、烦恼、抑郁焦虑等，并对往事回忆多有自责感。

3．情绪多变　当脑组织老化或伴有某些脑部疾病时，常有明显的情绪变化，往往失去自我控制，容易勃然大怒，难以平静下来，其情绪激动程度和遭遇不顺心的事，程度上不成正比。有时为周围环境及影视中有关人物的命运而悲伤或不平，极易出现情绪高涨、低落、激动等不同程度的情绪变化。激动、天真、单纯等是其情绪多变的特征。

4．疑病　60 岁以上老年人，有半数的人可出现疑病症状，这是由于老年人的心理特点已从对外界事物的关心转向自己的躯体所致，加上这些关心可因某些主观感觉而加强，并因顽固、执拗的个性，更易出现疑病症状，常出现头部不适、耳鸣、胃肠道功能异常以及失眠等。即使稍有不适，也要向周围人去诉述。有时会过分注意报刊书籍上的一些医学常识而对照自己的不适感，常为此而心神不定，惶惶不安，甚至多次求医就诊。

5．猜疑和嫉妒　一般认为，人进入老年期后，对周围人不信任感和自尊心增强，常计较别人的言谈举止，严重者认为别人居心叵测，常为之而猜疑重重。由于生理功能减退，性欲下降，易怀疑自己配偶的行为，常因之而争吵。并且由于判断力和理解力减退，常使这些想法变得更为顽固,甚至发展成为妄想。每当目睹年轻人活泼好动等性格时,常因之而嫉妒和自责。

6. 固执己见　随着年龄的增长,许多老年人已养成了一定的生活作风和习惯,这些作风和习惯不断受到强化。因此,他们在评价和处理事务时,容易坚持自己的意见,不愿意接受新事物、新思想,偏离实际,以自我为中心,很难正确认识和适应生活现状。常沉湎于往事,悔恨无法挽回美好的过去。但大多数老年人会很快发现自身的问题,通过讨论、交流和指导,他们也会放弃己见,服从真理。

7. 矛盾性格　经过心理专家多年的研究发现,多数老年人由于神经抑制高于兴奋,不喜欢嘈杂、喧闹的环境,愿意在安静、清闲的环境中生活、工作和学习。有些老年人当离开他们熟悉的环境和工作岗位时,往往产生孤独寂寞之感。在家庭中,不少老年人既愿意享受儿孙绕膝之乐,又对持续喧闹的环境感到心烦意乱。

(三)社会方面

老年人晚年生活从老年人离退休的那一天就已经开始,离退休是老年人职业生涯的结束标志,他们的生活范围退回到家庭之中,其实质是一种社会角色的转变,而家庭中的经济状况、人际关系的变迁、老年人的婚姻状况等社会因素对于老年人的心理状态都会产生重要的影响。

1. 离退休的影响　老年人离、退休后最突出的特点是导致了老年人长期以来形成的主导活动和社会角色的转变,由此引发老年人的心理发生波动和变化,对老年人的生活和心理是一次很大的冲击。其一,工作是生活的主要收入来源,离退休首先意味着老年人经济收入的减少;其二,职业历程是人们获得满足感、充实感和成就感的重要形式,是实现自我价值的重要途径,而老年人正在丧失这一体验;其三,离退休还打破了老年人在工作时养成的特定的生活方式和生活习惯,常使老年人茫然不知所措。离退休引起的老年人社会角色的改变体现在以下两个方面。

(1)从忙碌的职业角色转变为闲暇的家庭角色:老年人离退休后,离开了原有的工作岗位和社会生活,即从职业角色转入闲暇角色。例如,一位在退休前受人尊敬、前呼后拥的高层领导,突然变成了一个每天上街买菜、回家做饭、照顾儿孙的老年人,角色的转换导致其心理发生强烈的变化。

(2)从主体角色转变为配角角色:老年人退休前,有自己的工作、人际关系和稳定的经济收入,子女在很多方面特别是经济方面依赖于父母,这使老年人在社会上有被认可、被尊重的荣誉感和成就感,在家庭中则有一家之主的权威感。退休后,工作带来的成就感消失,老年人的社会价值下降,从社会财富的创造者转变为社会财富的享受者;同时经济收入的下降,使老年人从过去被子女依赖转向依赖于子女,在家庭中原有的主体角色和权威感也随之丧失,极易产生失落感、自卑感。

2. 生活方式的改变　由于离、退休和体弱多病,使老人与社会的交往减少。看的想的少了,必然孤陋寡闻,慢慢对外界漠不关心、反应迟钝并缺乏生活的动力。有人误以为这是"享清福",实际上,老人的生活安排,也应遵循"生命在于运动"的原则,适当地做一点家务劳动,参加一些社会工作,从事一些爱好和消遣,是老人最好的精神营养。部分老人到了晚年才开始吸烟和饮酒,这种生活方式当然对老人的健康不利。但他们常辩解道:"我对烟酒没有瘾,抽点烟、喝点酒是老年人的一种生活享受。人老了,还不会享受,那有什么意思呢!"近年来,社会上赌博成风,沉溺于赌博的老年人颇多。这不仅对老人的心身健康不利,也常是老人犯罪的基础。

3. 意外生活事件的发生　在人的一生中,总会遭遇一些不幸的生活事件,给人招来烦恼、忧愁与痛苦。而在晚年遭遇到生活事件,对老年人的精神打击尤为沉重,不仅留下心灵创伤,也可诱发一些躯体疾病,如冠心病、脑血管意外等,甚至在精神创伤的折磨下,加速老人的衰老和死亡。重大的生活事件常有以下几种:

(1)丧偶:老伴死亡,自己形单影只,寂寞难熬,对未来丧失信心而陷于孤独、空虚、抑郁之中。有人统计,在失去配偶的人中,在一、二年内相继死去的人数,高于夫妇都存在者的死亡人数的7倍。

(2)再婚:老年人再婚常有阻力,使老年人苦恼。阻力或来自于社会舆论,或来自于子女的阻挠。婚后,老年人也不一定都幸福愉快。原因在于有些老年人再婚的动机不正确,多从实用主义出发,如找个老伴侍候自己;对方物质条件好,可化为公用,或有利于解决自己子女的就业问题等。所以,老年人再婚,既要慎重,也要有个恋爱过程,以增加彼此的了解和培养爱情,有了真正的爱情,才会为老年人的再婚带来幸福。

(3)丧子(女):晚年丧子是人生一大恸事,这不仅基于父母和子女之间的感情,还涉及老年人日后的赡养及善后问题。

(4)家庭不和睦:除了经济原因外,还有时代差异的因素。两代人由于对社会价值观念、伦理道德观念及生活方式诸方面的看法不一致,彼此之间又缺乏了解和理解,常导致抱怨、争吵、指责甚至发展到关系恶化、歧视和虐待老人。婆媳关系不和,则是中国封建社会文化影响的结果。总之,老年人面临的人际关系问题,已不再是来自外部,而主要是集中在家庭内部。家庭不和,为老年人的晚景投下了阴影,危害老人的心身健康。

(5)经济困窘:老人的退休金不够时,在通货膨胀的威胁下,就会人心惶惶,有一种对前景的不安全感。靠儿女赡养的老人,则有寄人篱下,看儿女脸色屈辱生活之感,这些都会挫伤老人的感情和自尊心。

此外,有的老年人还可能遭遇到自然灾害、财产损失、车祸、外伤或亲友死亡等意外生活事件,造成极大痛苦和不幸,影响老年人的心身健康。

4. 社会福利欠缺　家庭养老是我国目前最主要的养老形式,但是随着社会的发展以及家庭养老弊端的不断涌现,今后社会养老将成为趋势。通过国家和社会向老年人提供优质的生活、医疗、保健、娱乐、教育等服务,实现老有所养、老有所医、老有所为、老有所乐、老有所学。良好的社会福利无疑为老年人幸福安度晚年创造了条件,对老年人的心理也将产生积极影响。但由于传统观念的影响,许多老年人对一些社会福利机构还存在不少偏见,这对老年人的心理也会带来不良的影响。例如,养老院一直被看作是孤寡老人院,是没儿没女、没有亲情和温暖的老年人度过余生的地方,因此,一些老年人非常不愿意去养老院生活,怕被人耻笑和瞧不起,而子女送老年人进养老院也被认为是"不孝"的行为,而遭到道德的谴责,老年人决定是否去养老院往往要经过几番激烈的思想斗争。

三、老年人健康评估

(一)躯体健康评估

1. 健康史采集　老年人健康史采集中的常见问题包括:记忆不确切、反应迟钝、表述不清、症状隐瞒等。

采集技巧包括：建立良好护患关系、选择舒适的环境和合适的距离、反复核实、求助家属或照顾者、注意非语言沟通、足够的耐心、询问顺序合理。

老年人健康史采集的主要内容包括生理状况、精神心理状况、既往史、伴随症状、活动能力、社会交往、营养状况等。

2. 躯体的评估

（1）皮肤黏膜、淋巴结：皮肤黏膜主要评估老年人的皮肤颜色、温湿度、皮肤完整性与特殊感觉，有无癌前病变等。卧床老年人重点检查易于破损的部位，观察有无压疮的发生。淋巴结主要是检查颈部、锁骨上窝、腋下淋巴结有无肿大淋巴结表面是否光滑、与周围组织有无粘连、触痛及质地等情况。

（2）头面部与颈部：主要评估老年人头面部与颈部的外观和内在变化。如头发颜色，有无脱发；眼睛有无双侧角膜老年环、老视眼、青光眼、玻璃体混浊、老年性白内障、眼底出血等；听力的改变情况，有无耳鸣、老年性耳聋，甚至听力丧失的情况；鼻腔是否干燥，以及嗅觉情况；食欲情况，牙齿有无缺失，同时应注意鉴别老年人口唇黏膜的色素沉着；颈部应包括颈部的活动范围、颈静脉充盈度及颈部血管杂音、甲状腺等。

（3）胸部与腹部：主要评估老年人胸壁有无压痛、胸廓外形、顺应性、呼吸运动形式等；乳房有无硬结及包块；心脏有无杂音、心肌肥厚及心脏扩大等改变。主要评估老年人腹部有无压痛、肿块，肠鸣音减退或亢进情况。

（4）泌尿生殖系统：老年男性主要评估前列腺有无组织增生而引起排尿困难；老年女性重点检查有无外阴瘙痒、外阴炎及老年性阴道炎等情况。

（5）脊柱与四肢：主要评估老年人的关节与活动范围，注意有无疼痛、运动障碍、畸形等情况；关节有无退行性变及水肿、脊柱活动是否受限等。检查时应注意有无下肢皮肤溃疡、足冷痛等。

（6）神经反射：主要评估老年人的动作协调能力，有无步态蹒跚、老年性震颤，是否容易发生跌倒等。此外，可通过检查老年人手足的精细触觉、针刺觉、位置觉、闭眼手指的精细动作和握拳动作、下肢肌力、腱反射和膝跳反射等情况，判断老年人感觉功能是否减退。

（二）心理健康评估

1. 认知状态的评估　认知是人们认识、理解、判断、推理事物的过程，通过个体的行为、语言表现出来，反映了个体的思维能力；正确评估认知功能的意义是对提高老年人的独立生活能力和生活质量起着重要的影响作用。老年人认知的评估的内容包括外观行为方面、语言方面、思考知觉方面、记忆力和注意力方面、高等认知功能方面等。

认知的评估通常采用简易精神状态量表（mini-mental state examination，MMSE），该量表包括以下 7 个方面：时间定向力、地点定向力、即刻记忆、注意力及计算力、延迟记忆、语言、视空间（见本书表 2-1-6）。

2. 情绪与情感的评估　情绪和情感是指人对客观事物是否符合自己的需要而产生的态度体验，是心理健康与否的重要标志。虽然老年人较中青年人更倾向于控制自己的情感，但面对衰老、疾病、丧偶等各种意外生活事件，焦虑、抑郁、悲伤等负性情绪随之而来，严重困扰老年人的心身健康。焦虑和抑郁是老年人最常见的和最需要进行护理干预的情绪状态。护理人员应正确评估老年人的焦虑、抑郁情绪并及时采取护理措施，促进老年人的心理健康。

（1）焦虑的评估：焦虑是个体受到威胁时的一种不愉快的情绪体验，是人们对环境中一些即将面临的、可能会造成危险的重大事件或者预示要做出重大努力的情况进行适应时，心理上出现的一种紧张和不愉快的期待情绪。表现为紧张、不安、急躁，又说不出具体明确的焦虑对象。焦虑的评估通常采用汉密尔顿焦虑量表（HAMA）、状态-特质焦虑问卷（STAI）。

（2）抑郁的评估：抑郁是个体在失去某种其重视或追求的东西时产生的情绪体验，是一种最常见的情绪反应。抑郁的评估通常采用抑郁自评量表（SDS）。

3. 人格变化特点的评估　老年人人格变化的特点以自我为中心、性格内向化、适应能力下降、缺乏灵活性、猜疑与妒忌心理、办事谨小慎微。对老年人进行人格变化的评估可以及时发现不良的人格特点，并及时采取相应的护理措施。人格变化的评估通常采用艾森克人格问卷。

4. 压力与应对的评估　进入老年期后，老年人的应激能力下降，各种应激事件增多，例如退休、社会角色的改变、丧偶、好友去世、慢性疾病折磨、经济状况的改变等，这些压力源（又称应激源，是指任何能使人产生反应的内、外环境的刺激）的刺激，再加上机体应对方式不当，将威胁到老年人的心身健康。

压力与应对的评估常用生活事件量表、各种应对方式问卷以及社会支持量表等。

（三）社会健康评估

1. 角色评估　社会角色是指在一定文化背景下，处于某一特定社会位置的社会成员遵循一定社会规范所表达的社会行为。角色不能独立存在，需要存在于与他人的相互关系中。角色评估的目的：了解个体的角色行为是否正常，有无角色适应不良和冲突，以便认识到其原因和影响因素。老年期角色变更主要包括：社会角色的变更、家庭角色的变更、角色期望的变更。

2. 家庭评估　家庭是指由婚姻、血缘或收养而产生的亲属间共同生活的一个群体。家庭评估的目的：有助于了解家庭对老年人健康的影响。家庭评估的内容包括：家庭成员的基本资料、家庭结构、家庭功能、家庭压力等。

3. 环境评估　环境是指人类生存空间中的任何一种客观存在，或指人类生存的环绕区域，是人类赖以生存、发展的社会与物质条件的综合体。环境评估的目的：帮助老年人选择一个良好的独立生活的养老环境。老年人生活居住环境的原则是安全、省力、方便、适用、舒适、美观。

4. 文化评估　文化是在某一地域内，大多数社会成员所必须遵循的社会规范。文化在一定的社会背景下产生和发展，并被人们自觉地、广泛地接受。文化对个体的健康会产生积极或消极的影响。文化评估的目的：了解老年人的文化差异从而制订有效的护理措施

四、老年康复护理

对老年人的康复护理，应当考虑到他们的特点。首先，了解和掌握老年人伴随年龄的增长，机体各系统的生理功能会有不同程度降低而导致疾病的发生。其次，病程较长，并发症多，恢复慢。另外，还有老年人在心理上的影响和变化，常常因身体功能低下所致各个方面的能力低下，如思维能力、判断能力、生活能力以及各种刺激的承受能力都可能下降。因此，无论从疾病的治疗、预防、健康的维护、心理的支持，以及老年人生活自理能力的获得等，都离不开康复治疗与康复护理。老年人与儿童一样比成年人更需要呵护，所以，康复护

理在老年人康复中具有十分重要的意义。

老年康复护理的内容包括评估、诊断、计划、实施、评价。

（一）评估

评估是提供老年人个性化护理的基础，包括入院时总体评估以及在护理全过程中还应不断进行评估，及时发现出现的问题来决定是否需要修改、中断原有的护理计划。护理评估是连续地、全面地，收集老年人身体状况、心理、社会、文化、经济等方面的资料，并且整理、归纳、分析、总结，作为老年护理的理论指导。

老年康复护理的评估内容包括认知功能评定、吞咽功能评定、言语功能评定、肌力评定、关节活动度评定、平衡与协调功能评定、日常生活活动能力评定、跌倒风险评估、压疮高危因素评估、营养风险筛查等。

（二）诊断

老年康复护理诊断是关于老年人、家庭或社区现存或潜在的健康问题或生命过程的反应的一种临床诊断。

按照奥瑞姆的自理理论体系，可以得出护理诊断为自理能力缺陷，而根据缺陷的水平可分为以下三类：

1. 完全性缺陷　老年人完全丧失了自我照顾的能力，需要提供全部的帮助才能维持日常的生活能力。

2. 部分缺陷　老年人有能力完成一部分的自我照顾，另一部分需要护理人员协助完成才能满足日常生活能力的需要。

3. 支持和教育缺陷　老年人和家属由于相关康复知识不足，不能满足自我照顾的需要，需要康复护理人员提供正确的指导、咨询、康复教育，才能达到最佳的健康状态预防并发症。

（三）计划

康复护理计划就是根据护理诊断制订护理目标及护理措施，使得康复护理措施具有针对性和可行性。

1. 制订康复护理目标　康复护理目标是理想的康复护理结果，其目的是指导康复护理措施的制订，衡量康复护理措施的有效性和实用性。康复护理目标的特点：

（1）必须以老年人为中心，反映老年人的行为。

（2）必须现实，以能够实现为目的。

（3）能够观察到和测量到，并且有具体的监测标准和时间限度。

（4）康复护理的目标应该由康复护理人员与老年人以及家属双方共同来制订，以确保目标的可行性和个性化的特点。

2. 制订康复护理措施

（1）依赖性康复护理措施：康复护理人员执行康复医嘱具体方法，它描述了贯彻康复护理措施的行为。

（2）相互依赖性的康复护理措施：包括康复医师、康复护士、运动治疗师、作业治疗师、言语治疗师、文体治疗师、理疗师、康复工程师、心理治疗师等之间的合作共同完成。

（3）独立性康复护理措施：完全由康复护士设计并实施，不需要康复医嘱。康复护士凭借自己的康复知识、经验、能力、根据康复护理诊断来制订，是其在职责范围内的独立思考判断决定的措施。

（四）实施

老年人康复护理实施是为了达到康复护理目标而将康复护理计划中各项康复护理措施执行的过程。包括康复护理人员所采取的各种具体护理活动，以解决康复护理问题并记录康复护理活动的结果，以及老年人的反应。重点是促进健康、维持机体功能正常状态、预防功能减退和丧失、满足老年人的基本需要、预防、降低或者是限制不良事件的发生，康复护理计划的实施由计划者亲自制订或指定他人执行，但必须由老年人及其家属共同参与。

（五）评价

老年人康复护理再评定是将老年人康复护理的结果与原先制订的康复护理目标进行有计划的、系统的比较的过程。进行康复护理评价的主要目的是确定老年人康复功能恢复的程度，同时也是判断康复护理制订和实施的效果，为下一步制订康复护理目标和制订康复护理措施提供依据，以便于制订新的康复护理措施。康复护理再评价的结果：达到目标；部分达到目标。如未达到目标，重新评价修改康复护理计划及康复目标，以便于下一阶段康复护理的实施。

知识拓展

义齿的正确使用和保养

一些老年人的牙齿因龋病或牙周病未能得到控制而逐步被拔除，牙齿缺失的数目增多，需要装配义齿（义齿），戴义齿后必须耐心使用，逐渐适应。戴活动义齿，每次饭后都应取出，用牙刷清洗干净其上面的食物残屑后再戴。夜间睡前应将义齿取下，浸泡在盛有清水的漱口杯中，第二天早上取出再戴。

（白晓丽）

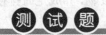

一、名词解释

老年康复护理

二、填空题

老年康复护理的内容包括（　　　）、（　　　）、（　　　）、（　　　）、（　　　）。

三、简答题

简述我国目前老龄化的现状。

第二节　老年人健康管理

学习目标

识记：老年人安全管理。

理解：老年保健的具体内容。

运用：老年人慢病管理及临终关怀。

导入案例与思考

张先生,81岁,常年患有甲肝和高血压,但是从不抽烟不喝酒,病情也在通过药物控制,但是目前效果不佳,而且越来越严重了。主要症状:①每天反复整理他的东西,而且很多都故意掩藏起来;②从来不认为他自己患病或者记性不好,也不愿意别人说他的病情;如果给他一些算术题或者增强记忆力的东西,他都不太配合;③几乎能忘了所有刚刚做过的事情,但是远期记忆却很清晰;④不记得时间和年月,有时刚进入冬天,他却以为是在夏天;⑤身体状况很好,很健康,每天喜欢一个人出去遛弯,对好多人都不记得了;⑥逻辑思维尚在,能与人正常交流(除了反复重复一个事情或忘记刚刚的谈话内容外)。

(1)病人目前主要护理问题是什么?

(2)如何进行康复护理?出院后如何进行健康管理?

一、老年保健

世界卫生组织(WHO)老年卫生规划项目认为,老年保健是指在平等享用卫生资源的基础上,充分利用现有的人力、物力、以维护和促进老年人健康为目的,发展老年健康事业,使老年人得到基本的医疗、护理、康复、保健等服务。

老年保健是以维持和促进老年人健康为目的,为老年人提高疾病的预防,治疗、功能锻炼等综合性服务,它包括的具体内容如下:

(一)生活规律

起居有规律,保证睡眠充足。老年人要学会有规律地生活,合理安排作息时间,保证一天有不少于6h的睡眠时间。多饮水,每天饮水量1200~1600ml;坚持每天晒太阳,时间控制在15~20min;多食富含纤维素的食物,养成定时排便的习惯。

(二)适量运动

选择安全有效的运动项目,如步行、游泳、练太极、跳广场舞等,掌握合适的运动时间、次数和强度以加强肌肉锻炼增强体质;重视大脑运动,保持大脑的活力。用进废退,老年人要多用脑,如坚持读报看书,绘画下棋,培养各方面的兴趣爱好;转换不同性质的运动。在较长时间的单调工作或读书、写作后,应及时转换为不同性质的活动,使大脑神经松弛而不过分疲劳,使脑力保持最佳状态。

(三)合理膳食

做到粗细混杂,荤素搭配,兼收并蓄,多吃维生素和矿物质丰富的红枣、牛奶、豆浆、蛋黄、桑葚、芥菜、芝麻、核桃仁、百合、猪脑、猪心、黑木耳以及大部分蔬菜水果;少吃动物脂肪和含糖类食物。在医生的指导下合理补充微量元素。

(四)良好心态

学会发泄情绪,主动向家人、朋友倾诉;积极参加社会活动和体育活动。结交年轻朋友,以接受青春活力的感染,经常保持愉快的情绪,脱离孤僻的生活环境;多听优美动听的歌曲,以调节中枢神经系统的功能,使人有一种心旷神怡的欢乐感觉。

(五)健康管理

每年进行一次健康体检,内容包括:询问症状、病史、住院史与预防接种史等;进行一般体格检查,如测量血压、身高、体重等;进行空腹血糖、心电图与尿常规检查。对危险因素控制到正规医院寻求帮助与指导,如测量体温、脉搏、呼吸、血压等。

二、安全管理

老年人存在的安全隐患主要包括跌倒、噎呛、烫伤、压疮、走失、用药安全等。

(一)跌倒

跌倒是指病人突发的、不自主的、非故意的体位改变,倒在地上或更低的平面上。国际疾病分类(ICD-10)对跌倒分为两类:①从一个平面至另一个平面的跌落;②同一个平面的跌倒。

预防跌倒的护理措施:明确告知老年人及陪护人员,老年人是发生跌倒意外的高危人群,应多加防范;卧床时床两边设置床栏并固定好床闸;乘坐轮椅时系好安全带;轮椅转移时及时刹闸;康复训练时指导穿硬底防滑鞋,避开潮湿的地面;身体转移时陪护人员随时在旁保护,以免发生跌倒;积极防治直立性低血压,尤其是晨起体位改变时;合并糖尿病的病人做好低血糖的预防工作,防止意外跌倒;老年人居住的环境应适当改造,将环境中的危险源移除,需要用的物品尽量放置在手能拿及的位置,在楼梯、浴室等处装扶手,并将扶手调整至适当的高度。

(二)噎呛

噎呛指食物堵塞咽喉部或卡在食管的第一狭窄处,甚至误入气管,引起呼吸窒息。噎食一般发生突然,轻者呼吸困难、面色发绀、双眼直瞪、双手乱抓或抽搐,重者意识丧失、全身瘫软、四肢发凉、大小便失禁、呼吸停止、心率快而弱进而停止。如抢救不及时或措施不当,死亡率较高。

噎呛的急救措施:抢救者站在病人身后,从病人身后抱住其腹部,双臂环绕其腰腹部,一手握拳,将拇指侧顶住病人腹部正中肚脐之上,剑突之下的部位,用另一只手的手掌按在拳头之上,双手快速用力向内、向上挤压冲击病人的腹部,反复数次,直至阻塞物吐出为止,急救成功后扶病人取舒适卧位。如有特殊情况请及时前往医院就医。

(三)烫伤

烫伤是指由高温液体、高温固体或高温蒸汽等所致的损伤。

预防烫伤发生的护理措施:告知老年人及陪护人员,由于老年人感觉功能减退,极易引起烫伤的发生,让老年人及陪护人员引起足够的重视;使用热水袋时应外裹毛巾,并有人看护;使用热水泡脚时应先由感觉正常的陪护人员测试水温,确保适宜;避免感觉障碍的肢体意外长时间接触热源引发意外烫伤,如:乘坐轮椅时将不隔热的水杯或长时间将发热的笔记本电脑直接放于双腿上等,以免引起严重的意外烫伤。

(四)压疮

压疮也称为压力性损伤,指局部组织长时间受压,血液循环障碍,局部持续缺血、缺氧、营养不良而致的软组织溃烂和坏死。易发生在骨质凸出的部位,如骶尾部、坐骨结节、股骨大转子、足跟部等。

预防压疮的护理措施:鼓励和协助卧床老年人经常更换卧位,每2个小时翻身1次,必要时30min翻身1次;更换床单时,避免拖、拉、拽、推等动作;为了减轻骨隆突处的压力和支持身体空隙处,可用气垫、海绵垫、水裤等;保持局部皮肤的清洁和干燥;为老年人按摩背部及受压局部,促进局部血液循环;改善全身营养状况,保证充足的营养,给予高热量、高蛋白、高纤维素、易消化的饮食;另外,对于使用夹板、石膏、牵引固定的老年人,应加强观察局部皮肤的变化。

(五)走失

走失是指出去后迷了路,回不到原地或下落不明而导致的出走、失踪事件。

预防老年人走失的护理措施:家人要细心照看有走失风险的老年人,有条件的还可以请专人照看或是将老年人进行托管;可以利用现在的科技,为老人配备通讯设备,这样即使老人走失,也可以立即用电话进行联系,老人不会用电话的,旁人也可以为其拨打电话通知家人;还可将联系电话缝在老人衣服上,或是制作一张联系卡片,上面详细注明老人的身份信息和家人的联系方式,这样在发现老人走失的情况下,好心人也可以立即联系到老人的家人。

(六)用药安全

老年人由于身体的衰老,多数都不同程度上患有一种或多种疾病,再加上记忆力减退,常因疏忽而发生药物漏服、错服、多服的现象,故需多多关注老年人用药问题,确保用药安全。

确保老年人用药安全的护理措施:做好心理疏导,避免盲目用药;正规渠道购药,切勿轻信广告,老年人应从正规的医院、药店选购药品;做好用药记录,防止重服漏服,平时可做一些用药提醒或用药记录,列出药品名称、用法用量、服药时间等,或用餐药(分装)盒摆放常用药以防止漏服;定期清理药箱,建立药品目录,建议每 3 个月检查整理一次家庭药箱,同种药品按效期顺序排列,近效期的先用,避免服用到过期和变质的药品;家属多加关心,提高用药依从性,作为儿女子孙要有耐心,要经常关心老人的用药情况,特别是对于记忆力或视力较差、独居或生活不能自理的老人,帮助老人建立用药记录、整理家庭药箱,可以有效防止误服、漏服、重服等现象的发生;健康均衡饮食,切勿滥用补药。

三、慢病管理

随着全球人口老龄化趋势的日益突出,老年期延长,与年龄相关的慢性疾病随之而来。如高血压,糖尿病,冠心病,老年痴呆等。目前,我国老年疾病的发病率日趋上升,做好老年疾病的管理,最大限度地促进疾病康复,减少疾病致残率,增强老年人的自理能力,提高生活质量至关重要。

(一)老年高血压病人的管理

1. 合理膳食　指导病人合理膳食,要特别关注食盐总量,每人每天尽量不超过 6g;控制总热量的摄入,减少饱和脂肪酸的摄入,多吃蔬菜水果;注意平衡膳食,食物多样化。同时,养成良好的饮食习惯,细嚼慢咽,避免过饱,防止便秘。若有便秘时,避免过分用力,必要时服用缓泻剂。

2. 保证充足的睡眠　养成早睡早起的习惯,保证充足的睡眠。晨起时不要立即坐起,防止直立性低血压。

3. 劳逸结合　根据年龄和病情,选择适量的运动,如步行、慢跑、打太极等,并注意劳逸结合,运动频率、时间和强度以不出现不适为度,如出现心慌、气急时要就地休息。避免竞技性和力量型运动。

4. 戒烟限酒　指导病人戒烟限酒。加强劝阻,使其付诸行动。

5. 用药指导　告知病人有关降压药物的名称、剂量、用法、作用及不良反应。用药后要定期测量血压，以观察药物疗效。

6. 观察病情　指导病人学会观察病情变化，如有异常立即就医：一是血压急剧升高或降低，或血压波动大；二是出现眼花、头晕、恶心呕吐、视物不清、偏瘫、失语、意识障碍、呼吸困难、肢体乏力等立即到医院就医。如病情危重，请拨打 120 电话求救。

（二）老年糖尿病病人的管理

1. 疾病知识指导　向老年病人讲解糖尿病的病因、临床表现、治疗和护理方法。指导病人做好饮食控制、体育锻炼和药物治疗。

2. 日常生活指导　教会老年人饮食和运动治理的原则和方法，并鼓励其所参加各种活动，保持平和的心态。加强基础护理，老年病人体质弱，抵抗力差，除给予一般常规护理外，更要保持皮肤清洁，讲究口腔卫生，预防各种感染。对卧床老人每晚用温水擦浴，并观察按摩骨突部位，每 2h 翻身 1 次，防止压疮形成。女性病人要做好尿道口及阴道口的护理。

3. 自我护理指导　向病人讲解降糖药的种类、剂量、给药时间和方法。告知病人低血糖的临床表现。使用胰岛素的病人，教会家属注射方法。

4. 心理护理指导　老年糖尿病病人由于长期服药和饮食控制非常苦恼，加上缺乏糖尿病防治知识，认为糖尿病无法根治，思想包袱很重，易产生烦躁、悲观、失望等消极情绪，针对这一情况，护士应多与他们沟通交流，向病人讲解有关糖尿病的科普知识时，态度要和蔼，语言要亲切，做到不是亲人胜似亲人。用高尚的情操唤起病人战胜疾病的乐观情绪，帮助他们丢掉包袱，树立信心战胜疾病，减少和延缓并发症的出现。要让病人知道如果没有良好的心理状态，稳定的情绪，不利于糖尿病的控制。

（三）老年冠心病病人的管理

1. 注意防暑降温　冠心病病人在室外活动时应戴遮阳帽并备足水，天气闷热时，室内可以开启空调，但温度不要太低，25℃左右为宜。身体锻炼应在清晨较凉爽时进行，切忌在烈日下锻炼；锻炼时间不宜太长，当天气闷热、空气中湿度较大时，应减少户外活动。

2. 起居规律有序　嘱病人禁烟、禁酒，适量运动和自我心理调适。只有心理平衡才能生理平衡，各脏器功能正常，血流通畅，远离心梗的威胁。

3. 合理膳食，饮食清淡　冠心病病人应多吃新鲜蔬菜、水果、黑木耳、豆制品，可适当吃一些瘦肉、鱼类，尽量少吃过于油腻或高脂肪食物；在睡前半小时、半夜醒来及清晨起床后最好喝一些开水；如果有条件，可以多喝绿豆汤、莲子汤、百合汤、菊花茶、荷叶茶等饮料。此外，冠心病病人要保持大便通畅，要养成每日 1 次定时排便的习惯。

4. 保持情绪乐观　心胸豁达，遇事不怒，宽厚待人，乐做善事，家庭和睦，这样能保持心境平和，血管放松，再配合用药，心绞痛等发作也会减少或消失。

5. 预防心肌梗死的发生　剧烈的心绞痛，如持续时间较长，未见缓解者，应高度警惕心肌梗死可能。必须立即去医院急诊为妥。

6. 用药指导　遵医嘱按时按剂量服药，不可擅自减量或增量。外出时随身携带硝酸甘油以备急用。

（四）老年痴呆病人的管理

1. 日常生活的照顾　穿舒适、宽松的衣服，鼓励病人参与穿脱衣服的过程。进食无刺、无骨、容易消化的食物。睡觉时予以床栏保护。

2. 用药护理　协助并督促病人服药,检查并确定病人是否将药物全部服下,并观察病人的不良反应。

3. 安全照顾　病人床边放置床栏,活动室应有人陪伴或搀扶。避免病人单独外出,以防迷路走失,需在病人衣服里放置联系卡片。

四、临终关怀

临终关怀是一种特殊的卫生保健服务,主要针对濒死者,包括对病人及其家属进行生理、精神和经济方面的全方位服务,不以治愈疾病、延长生命为目的,而是通过缓解病痛来给病人安慰,提高人生最后一站的生活质量,让他们有尊严地离开。

(一)临终关怀的内容

医护人员对临终病人定期的巡诊;进行生理、心理、疾病的全方位疗护;志愿者给予生活照料等。能够在病人家中对病人进行缓和疗护,如注射药物、伤口换药、疼痛控制等。对病人进行生活护理的同时,还应给予病人必要的心理安慰,以解决病人的孤独、寂寞甚至恐惧、焦虑等不良心理状态。病人出现紧急情况下能够妥善处理。

(二)临终关怀的意义

1. 临终关怀是一项符合人类利益的崇高事业,符合人类追求高生命质量的客观要求。随着人类社会文明的进步,人们对生命的生存质量和死亡质量提出了更高的要求,向迎接新生命、翻开人生历程的第一页一样;送走、合上人生历程的最后一页,划上一个完美的句号。以便让病人在死亡时获得安宁、平静、舒适,让家属在病人死亡后没有留下任何遗憾和阴影;临终关怀也是社会文明的标志,它标志着每一个都希望生的顺利,安详地去世。

2. 临终关怀正是为让病人尊严、舒适到达人生彼岸而开展的一项社会公共事业。

3. 临终关怀体现了医护职业道德的崇高医护职业道德的核心内容就是尊重病人的价值,包括生命价值和人格尊严。

4. 临终关怀则通过对病人实施整体护理,用科学的心理关怀方法、高超精湛的临床护理手段,以及姑息、支持疗法最大限度地帮助病人减轻躯体和精神上的痛苦,提高生命质量,平静地走完生命的最后阶段。医护人员作为具体实施者,充分体现了以提高生命价值和生命质量为服务宗旨的高尚医护职业道德。

🔽 **知识链接**

烫伤分级:一级烫伤会造成皮肤发红有刺痛感;二级烫伤发生后会看到明显的水疱;三级烫伤则会导致皮肤破溃变黑。

急救办法:一旦发生烫伤后,立即将被烫部位放置在流动的水下冲洗或是用凉毛巾冷敷,如果烫伤面积较大,伤者应该将整个身体浸泡在放满冷水的浴缸中。可以将纱布或是绷带松松地缠绕在烫伤处以保护伤口。绝对禁止:不能采用冰敷的方式治疗烫伤,冰会损伤已经破损的皮肤导致伤口恶化。不要弄破水疱,否则会留下瘢痕。也不要随便将抗生素药膏或油脂涂抹在伤口处,这些黏糊糊的物质很容易沾染脏东西。

(白晓丽)

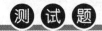

一、名词解释

临终关怀

二、填空题

老年人存在的安全隐患主要包括（　　）、（　　）、（　　）、（　　）、（　　）、（　　）等。

三、简答题

临终关怀的意义是什么？

第十章 常见并发症预防与康复护理

第一节 废用综合征

学习目标

识记：识记废用综合征定义及局部和全身的废用综合征的表现。
理解：理解废用综合征的发生原因。
运用：局部和全身废用征的预防措施和康复护理。

导入案例与思考

病人，男性，53岁，2个月前无明显诱因右侧肢体活动不灵，急送医院 CT 示脑梗死，经对症治疗后病情稳定，现病人神志清楚，右侧肢体活动障碍，一直卧床不起，未进行康复训练。

(1) 病人可能出现哪些废用综合征？
(2) 如何预防废用综合征发生？

一、概述

废用综合征是脑卒中病人常见的继发障碍，是指由于长期卧床或活动减少、失重及各种刺激减少等引起的以生理功能衰退为主要特征的综合征。废用综合征与来自运动、重力、感觉、精神、环境等刺激减少有关，确切的发病机制尚不清楚。受医务人员的治疗方法、病人的病情程度、家庭环境及社会的支持等影响，可以引发各个系统的功能低下。废用综合征不仅在脑卒中急性期易发生，在恢复期也可发生，其中一些症状仅能部分逆转，影响康复预后，加重残疾。

二、发生原因

1. 原发病的性质及病情，为了治疗需要长期保持安静和卧床状态。
2. 神经系统疾病导致的运动障碍，中枢性、周围性或肌肉性疾病。
3. 抑郁症病人常处于静止不动、不活跃状态。
4. 有严重感觉障碍者，特别是深感觉障碍，因缺少刺激而活动减少。

5. 因疼痛限制躯体活动。

6. 老年人日常生活习惯和性格喜欢静不喜动所致活动减少。

7. 骨关节疾病所致活动受限。

8. 长期使用支具、石膏、夹板固定，限制肢体活动。

三、预防与康复护理

（一）局部废用

主要表现为肌肉骨骼系统受累，是长期卧床病人最早出现的、最显著的表现。

1. 废用性肌无力和肌肉萎缩　抗重力的下肢肌肉比上肢肌肉更容易无力、萎缩。完全不运动的肢体，大约每天肌力减少 1%～3%，3～5 周即可减少 50%；绝对卧床 2 个月，机体的肌容积可减少一半。

（1）每天用最大肌力的 20%～30% 做运动。

（2）对于脑卒中病人病情允许应尽早进行运动疗法训练。不但患侧肢体运动，健侧肢体也要同时运动。

（3）促进患侧肢体运动功能的恢复，如正确的被动运动、电刺激、电针，促进患侧肌肉的被动收缩。尽可能利用健侧肢体带动患侧肢体做主动运动，随着主动运动能力的增加逐渐加大运动量。

（4）运动疗法应循序渐进，运动范围从小到大进行，兼顾力量、耐力和协调性的训练。

（5）病人的饮食应选择富含维生素及钙质。如豆制品、海产品、乳品类、橙子、西柚等食品。

2. 关节挛缩　是由于关节、软组织、肌肉缺乏活动或被动运动范围受限而导致的。最常见的因素有疼痛、肢体运动功能障碍、长时间关节静止不动、未能及时康复。

（1）保持良肢位、定时变换体位。

（2）尽早进行各关节的被动运动是治疗挛缩最基本最简单的手段。被动运动在无痛范围内进行关节活动。

（3）病人神志清楚、生命体征稳定即可进行小负荷的主动运动。持续性小力量的牵拉，改善关节挛缩所致的关节活动度减少。

（4）在主动和被动运动之前进行热疗，目的在于镇痛、松弛肌肉。

（5）抑制痉挛治疗，如 Bobath 法、PNF 法。

3. 废用性骨质疏松　是由于骨骼缺乏负重、重力影响及肌肉活动刺激，使骨质反应增加。由于长期不活动，影响内分泌系统，导致钙排泄增加。静卧 12 周的病人，骨密度降低到正常人的 40%～50%，充分说明骨质疏松与病人肢体活动能力、自主生活能力及肌肉活动有关。表现为疼痛、骨骼变形、易骨折。

（1）脑卒中病人由于卧床和肢体瘫痪等原因，合并骨质疏松易导致骨折，使生活质量下降。应早期诊断、预测并及早采用药物、康复等综合措施，防止脑卒中合并骨质疏松的发生、发展。

（2）早期应进行被动关节活动。被动活动时避免用力过度，以免组织损伤和骨折。

（3）进行规范性负重训练、力量、耐久和协调性的训练、肌肉等长、等张收缩等训练。训练时注意病人安全防止跌倒骨折。

（4）主动运动训练是利用残存肌力进行上肢或下肢主动运动训练。

（5）药物治疗分为骨吸收抑制剂和骨形成促进剂。钙质剂、维生素 D 制剂、雌激素、降钙素类、二磷酸盐类药物等。

（6）保证合理饮食，膳食钙可吸收性差是造成缺钙的重要原因。牛奶是最好的天然钙源，牛奶中的乳糖能促进钙的吸收，每天坚持喝 250～500ml 牛奶即可满足人体对钙的需要。豆制品、排骨和各种瘦肉含钙比例较高。适当的补充微量元素如锌、锰、铜等比单独补钙效果好。

（7）骨质疏松的发生与日光照射不足有密切的关系。因为紫外线照射可以使 7- 脱氢胆固醇在皮肤内合成维生素 D_3，维生素 D_3 可促进钙的吸收，从而有效地预防骨质疏松的发生。

（二）全身性废用

1. **直立性低血压**　脑卒中病人偏瘫后长期卧床，突然由卧位到坐位或立位等体位变化时，出现头晕、恶心、呕吐、面色苍白、冷汗甚至晕厥等脑缺血、缺氧表现，收缩压较平日下降 20mmHg 或舒张压下降 10mmHg，称为直立性低血压。因此，长期卧床病人给予足够的重视，采取必要措施，避免发生。

（1）病程较长、长期卧床的情况下，尽早开始做坐位训练是防止直立性低血压最佳的方法。

（2）定时变换体位，开始时动作缓慢，逐渐提高速度，卧位时头高于足 3～5cm，随着病情的稳定，逐渐抬高。每次以病人能耐受为准。

（3）适应性四肢主动或被动运动，抑制过度的交感神经兴奋，改善血液循环，通过血管运动神经增加反射的敏感性。

（4）给予交感神经刺激，保持肾素产生，改善血容量，增强血管收缩力。

（5）深呼吸运动可刺激反射性血管收缩，颅压高者禁忌。

（6）健侧肢体、躯干、头部做阻力运动，增加心搏出量，刺激循环反射，推动内脏及下肢血液回流。

（7）按摩皮肤，冷水擦浴。下肢、腹部着弹性绷带。

2. **深静脉血栓**　由于血液回流障碍，血液黏稠度增加，形成高凝状态，长期卧床不动，使下肢深静脉血栓形成，不仅严重影响下肢静脉回流，更会导致肺及脑部栓塞，出现无症状或局部疼痛、压痛、远端肢体水肿。

（1）非药物预防：主要包括肢体的活动，是预防深静脉血栓的简单有效手段，有利于预防静脉血液淤滞。还包括下肢腔静脉滤器和机械性辅助预防。机械性辅助预防利用机械装置改善肢体血流淤滞，包括弹力袜、间歇气体压迫装置、足底静脉泵等。临床证实能在一定程度上减少静脉血栓发病率。

（2）药物预防：低剂量普通肝素和低分子肝素，皮下注射有效预防静脉血栓的形成。还有维生素 K 拮抗剂、血小板抑制剂、直接凝血酶抑制剂等药物预防。

（3）宣教病人及家属了解静脉血栓发生病因、危险因素及后果。避免高胆固醇饮食、多饮水、禁烟、保持大便通畅。注意患肢抬高，避免久坐久站。

3. **压力性损伤**　因长期卧床，由于躯体的重压与摩擦，使受压部血液回流受阻，加之病人全身营养状况不佳，造成皮肤破损溃烂和组织坏死，若不及时处理，创面可深及筋膜、肌层、骨膜。

（1）避免身体组织长时间受压，减轻局部压力，定时翻身强调更换体位。肢体运动障碍的病人，使用防治压力性损伤气垫床，骨突出使用透明敷贴减压。

（2）减少皮肤的摩擦力与剪切力，避免与床铺之间产生剪切力和摩擦力，造成组织内毛细血管供血中断，皮肤完整性受损。

（3）大小便失禁的病人应及时清洗，避免潮湿，保持皮肤及床单位清洁干燥。感觉障碍的病人注意防止烫伤和冻伤。

（4）营养不良可使皮肤失去活力和减少皮肤的弹性，低蛋白血症引起水肿，增加压力性损伤的风险。

4. 泌尿系感染　长期卧床的病人，由于膀胱充盈不足、排尿不畅、尿中钙增高、磷酸分泌排泄增加等因素诱发结石，结石损伤膀胱黏膜及刺激黏膜，促使细菌生长，造成尿路感染。

5. 呼吸系统感染　因长期卧床、纤毛功能下降、分泌物排出困难，易导致坠积性肺炎。

6. 内分泌改变　表现为激素和酶的反应降低，包括糖耐量下降、生活节律改变、体温及汗排泄反应改变、甲状腺、甲状旁腺、肾上腺垂体激素等调节能力改变。

7. 神经、情绪及认知的改变　包括注意力、时间、空间定向力差、共济失调、认知能力下降、情绪及行为改变。鼓励病人积极与家庭成员和其他病人多沟通，调整心理参与社会活动，进行娱乐性治疗。

8. 消化、代谢及营养改变　营养失衡、脂肪增加、无机物和电解质缺失。消化腺分泌减少、食欲下降、肠蠕动减慢、营养吸收差。需增加营养提高抵抗力，促进康复。

9. 脑卒中慢性期废用综合征　病人在达到一定步行能力、日常生活能力和体力并回归社会、家庭后不久，治疗时所恢复的能力出现倒退。多是由环境孤独造成的，除身体功能障碍及年龄因素使活动能力下降外，也与对家属的依赖、与周围人群的接触程度有关。这三者构成一个孤独的环境，三者互相影响，形成恶性循环，使活动性下降，产生废用综合征。要调整家庭环境，创造一个充满支持、鼓励的氛围，有利于病人在生活中维持一定的活动范围，发展社区康复，病人在社区中延续康复。

🔻 知识拓展

"用进废退"理论

"用进废退"是荷兰生命公寓突破常规养老理念的又一个独特之处。传统养老机构认为，"好"的服务或所谓的"高端"服务就是让老人"饭来张口，衣来伸手"。但是这种护理理念，在汉斯贝克教授看来，是对老人有百害而无一利的。

"过度护理和没有护理一样有害。"汉斯贝克教授认为，如果总是不活动，老人会一直关注自己的病痛。这就是传统养老模式的弊端。"用进废退"理论就是颠覆传统养老模式的一次成功实践。汉斯贝克教授认为，不能事事给老人包办，要让他们自己照顾自己。不知不觉接受治疗，康复中心被装修得像健身房一样，墙壁上和天花板上画满了各种有趣的图案，老人们心情愉快地接受各种康复训练。避免加剧身体功能持续变坏。

（张红云）

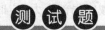

一、名词解释

废用综合征

二、填空题

关节挛缩由于（　　）、（　　）、（　　）缺乏活动或被动运动范围受限而导致的。最常见的因素有（　　）、（　　）、长时间关节静止不动、未能及时康复。

三、判断题

尽早开始做坐位训练不是防治直立性低血压最佳的方法。（　　）

四、简答题

发生废用综合征的原因是什么？

五、病例分析

病人，男性，10d前诊断为脑梗死，持续卧床。既往史包括糖尿病、高脂血症。分析如何进行静脉血栓预见性护理和血栓护理？

第二节　深静脉血栓

学习目标

识记：深静脉血栓的概念与临床表现。
理解：深静脉血栓的病因及病理。
运用：深静脉血栓的预防和康复护理。

导入案例与思考

病人，男性，右下肢疼痛伴肿胀一周，查体：右下肢明显肿胀，上至腹股沟区，皮肤紧绷发亮，张力高，呈凹陷性水肿伴下肢活动障碍。

思考

（1）病人目前的诊断是什么？

（2）如果你是责任护士，应该采取什么护理措施？

（3）责任护士应该在哪方面进行健康宣教？

一、概述

深静脉血栓形成（deep venous thrombosis，DVT）指血液在深静脉血管内不正常凝结，阻塞管腔导致静脉回流障碍。其发病急，按解剖部位分为三种类型：躯体型、中心型、周围型。疼痛是DVT最早出现的症状，肿胀是最主要的症状。DVT多见于下肢，血栓脱落可引起肺动脉栓塞和栓塞后综合征等严重并发症，常表现为呼吸困难、胸痛、咯血，肢体沉重不适、肿胀，久站或活动后加重，可伴有静脉性间歇性跛行、浅静脉曲张、皮肤色素沉着、增厚粗糙、瘙痒、湿疹样皮炎、经久不愈或反复发作的溃疡等，不仅影响病人生活质量、增加住院天数及治疗费用，甚至威胁病人生命安全。

二、发生原因

19世纪中期，Virchow提出：静脉损伤、血流缓慢和血液高凝状态是造成深静脉血栓形成的三大因素。

（一）静脉损伤

静脉内膜受损可致静脉内血栓形成。常见于化学性损伤、机械性损伤、感染性损伤。化学性损伤包括静脉内注射各种刺激性溶液和高渗溶液，如各种抗生素、有机碘溶液、高渗葡萄糖溶液等均能在不同程度上刺激静脉内膜，导致静脉炎和静脉血栓形成。机械性损伤如静脉局部挫伤、撕裂伤或骨折碎片创伤均可引起静脉血栓形成。股骨颈骨折损伤股总静脉，骨盆骨折常能损伤髂总静脉或其分支，均可并发髂股静脉血栓形成。感染性损伤如化脓性血栓性静脉炎，由静脉周围感染灶引起，较为少见；感染性子宫内膜炎可引起子宫静脉的脓毒性血栓性静脉炎。

（二）血流缓慢

造成血流缓慢的外因有久病卧床、术中、术后以及肢体制动状态及久坐不动等。因静脉血流缓慢，血液在瓣窦内形成涡流，使瓣膜局部缺氧，引起白细胞黏附及迁移，促成血栓形成。

（三）血液高凝状态

血液高凝状态见于妊娠、产后或术后、创伤、长期服用避孕药、肿瘤组织裂解产物等，使血小板数增高，凝血因子含量增加而抗凝血因子活性降低，导致血管内异常凝结形成血栓。典型的血栓包括头部的白血栓、颈部的混合血栓与尾部的红血栓。血栓形成后可向主干静脉的近端和远端滋长蔓延。其后，在纤维蛋白溶解酶的作用下，血栓可溶解消散，血栓脱落或裂解的碎片成为栓子，随血流进入肺动脉引起肺栓塞。同时，静脉瓣膜被破坏，导致继发性下肢深静脉瓣膜功能不全，即深静脉血栓形成后综合征。

三、预防与康复护理

（一）深静脉血栓的预防

DVT是导致危重病人死亡的重要原因之一，有效地进行预防可减少DVT的发生。DVT预防措施包括基本预防、物理性预防和化学性预防。基本预防措施包括术后抬高患肢、肢体主动/被动运动、早期功能锻炼，指导多饮水、勤翻身。物理预防包括穿戴梯度压力弹力袜、使用间歇充气加压装置和足底静脉泵、应用经皮穴位电刺激等。化学性预防即药物性预防，主要是皮下注射低分子肝素、口服华法林、阿司匹林等。

（二）康复护理

1. **心理护理** 注意观察病人情绪变化，建立良好护患关系，向病人介绍下肢静脉血栓的病因、治疗方案、预后及注意事项，减轻病人心理压力。

2. **饮食指导** 进食低脂肪、高纤维膳食、清淡饮食，如青菜、豆制品，避免血液黏稠度升高，血液淤滞，减少因排便困难引起腹腔压力增高，影响下肢静脉回流。

3. **患肢及体位的护理** 卧床休息，下肢抬高15°～30°，膝关节屈曲15°，使髂股静脉呈松弛不受压状态，有利于患肢静脉回流，减轻肿胀。严禁挤压、按摩患肢，告知病人绝对卧床休息的重要性,防止血栓脱落导致肺栓塞。

4. 抗凝治疗　是最主要的治疗措施。对确诊病人及高度怀疑者,如无禁忌证,应即刻开始抗凝治疗。抗凝药物包括普通肝素、低分子肝素、华法林等。

5. 溶栓治疗

(1)术前护理:术前备皮,范围上至脐部,下至膝上 10cm,两侧至股外侧。于双下肢下段留置静脉留置针,多留置在血栓侧,为术中用药方便,也为术后患肢溶栓治疗做准备。术前留置尿管,密切观察病人有无呼吸困难、胸痛、咳嗽、咯血,监测生命体征,观察有无肺栓塞表现。

(2)术后护理:穿刺侧下肢伸直 12h,用弹力绷带加压包扎 24h。术中患侧植入溶栓导管,并使用造影剂,术后遵医嘱静脉补液,观察尿量,术后 24h≥2 000ml。妥善固定导管,为保证用药准确采用微量泵泵入治疗,溶栓药物输入完毕用肝素盐水 10ml 封管处理。用药期间注意观察皮肤、牙龈、大小便有无出血及静脉穿刺点有无渗血出血,评估下肢远端皮温及足背动脉波动情况,测量大腿周径。按医嘱服用抗凝剂,勿随意停药或加量。鼓励病人早期下床活动,撤除加压包扎后下床锻炼,进行正常日常活动,避免新的血栓形成,近期避免过度弯腰动作和重体力劳动,以免滤器移位。

知识拓展

深静脉血栓的影像学检查方法

如果病人出现一侧肢体突然发生肿胀,伴有疼痛、浅静脉扩展,都应怀疑是否存在深静脉血栓形成。下列检查有助于确诊和了解病变的范围。

1. 超声多普勒检查　采用超声多普勒检查仪,利用压力袖阻断肢体静脉,放开后记录静脉大量流出率,可以判断下肢主干静脉是否有阻塞。彩色超声可以显示静脉腔内强回声、静脉不能压缩,或无血流等血栓形成的征象。如重复检查,可观察病程变化及治疗效果。

2. 下肢静脉顺行造影　主要征象:①闭塞或中断。深静脉主干被血栓完全堵塞而不显影,或出现造影剂在静脉某一平面突然受阻的征象。常见于血栓形成的急性期;②充盈缺损。主干静脉腔内持久的、长短不一的圆柱或类圆柱状造影剂密度降低区域,边缘可有线状造影剂显示形成"轨道征",是静脉血栓的直接征象,为急性深静脉血栓形成的诊断依据;③再通。静脉管腔成不规则狭窄或细小多枝状,部分可显示扩展,甚至扩展扭曲状。上述征象见于血栓形成的中、后期;④侧支循环形成。邻近阻塞静脉的周围,有排列不规则的侧支静脉显影。大、小隐静脉是重要的侧支,呈明显扩展。

3. 其他检查　如容积描记仪、螺旋 CT 静脉造影、磁共振静脉显像也有助于诊断。

(刘文国)

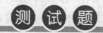

一、名词解释

深静脉血栓形成

二、填空题

（　　）、（　　）和（　　）是造成深静脉血栓形成的三大因素。

三、判断题

急性下肢深静脉血栓形成时出现股青肿，临床表现为下肢肿胀青紫，足背动脉搏动明显减弱或消失。（　　）

四、简答题

深静脉血栓的症状、体征是什么？

五、案例分析题

病人，女性，64岁，无明显诱因发现左下肢肿胀一天，无疼痛，查体：双下肢肌力1级，左下肢明显肿胀，双下肢未见明显红、肿、热、痛，无溃疡，左下肢胫前区可见局部色素沉着，双足背动脉搏动尚可。该病人可能发生了什么？如何确诊？

第三节　肩部并发症

学习目标

识记：识记脑卒中肩部障碍包括的内容和定义。
理解：理解肩部障碍发生的原因。
运用：肩部障碍的预防和康复护理。

导入案例与思考

李女士，62岁，主因右侧肢体活动不灵7d，布氏分期上、下肢为Ⅰ期。肩关节半脱位一横指，现病人神志清楚，语言流利。

（1）护士如何给予病人肩关节半脱位康复护理？
（2）使用肩吊带的注意事项有哪些？

一、概述

脑卒中病人70%～80%发生肩痛、肩关节半脱位和肩手综合征肩部障碍。主要原因有盂肱关节半脱位、冻结肩、创伤综合征、旋转袖扭伤、臂丛牵拉损伤、反射性交感神经营养不良、滑囊炎、肌腱炎和中枢性疼痛等。疼痛和关节活动受限常与不当体位、牵拉或痉挛有关。疼痛和半脱位可单独或同时存在。肩部障碍是影响上肢功能恢复的重要因素。近年来，肩部肌张力低下也成为影响上肢功能康复的又一因素，不仅对病人上肢功能恢复带来不良影响，给病人造成痛苦，而且影响病人的积极性。因此应重视早期预防、早期康复治疗。

二、发生原因

（一）肩关节半脱位

肩关节半脱位在上肢呈弛缓性瘫痪，发生率23%～60%。主要表现为肩胛带下降，肩关节腔向下倾斜,严重时在肩峰与上肢肱骨之间出现凹陷,轻者可用触诊方法触及凹陷,肩胛骨下角的位置比健侧低,患侧呈翼状肩。

1. 发生原因

(1)肩关节固定结构失去作用:由于肩关节是个多轴关节,关节囊薄弱松弛,韧带少而弱,依靠周围强壮的肌肉系统部分弥补肩关节的不稳定,特别是冈上肌、三角肌,冈下肌的肌纤维是水平走向,从肩关节上方、后方和前方跨过肩关节,并与关节囊紧贴,称之为肩关节的固定结构。固定结构把肱骨头保持在肩关节腔内,维持肩关节正常功能,保持上肢和手的完整性。患肢处于弛缓性瘫痪,以冈上肌及三角肌后部为主的肩关节周围肌肉的功能低下及肩关节周围起稳定作用的肌肉瘫痪,肌张力低下固定结构作用丧失,是导致肩关节半脱位的重要原因。肌张力低下的软瘫期,肩关节半脱位的发生率明显高于痉挛期病人,随着肌张力的逐渐增高半脱位随之减轻或消失。

(2)解剖结构不稳性:由于肩关节的解剖结构特点决定其不稳定性。肩胛骨关节盂面向上方倾斜,在预防向下脱位方面起着重要的作用。偏瘫病人由于痉挛,肩胛骨盂向下倾斜,肩关节固定结构失去作用,肱骨头容易滑出关节盂。

(3)肩胛带周围肌肉的张力不均衡:肩胛带张力丧失和提肩胛肌的主动活动丧失。另一方面,颈区增高的神经张力上提锁骨和肩胛骨,软瘫的躯干肌不能从下面对抗肩胛带的上提,更诱发肩关节半脱位。

(4)患侧上肢自身重力牵拉:当病人坐起或站立时,患侧上肢与地面垂直,上肢自身重量向下牵拉作用,诱发上肢从肩关节腔内脱出形成肩关节半脱位。

(二)肩痛

肩痛是脑卒中常见的并发症,通常表现为活动肩关节时出现疼痛,严重者静息时自发痛。病人非常痛苦,严重干扰康复训练,影响心理状态和日常生活活动能力康复。据报道约72%的卒中病人在一年内至少出现一次肩痛。

1. 发生原因

(1)体位不正确:早期病人卧床期间未摆放良肢位,长时间肩胛下旋,内收或后缩,肌腱受压、损伤导致畸形。

(2)肌肉痉挛:是肩痛的主要原因。

(3)肩关节半脱位:关节囊和韧带受到牵拉,导致肱骨的半脱位伴严重的肩痛。

(4)肩-手综合征:由于自主神经系统功能障碍引起,疼痛多为持续性。

(5)关节囊损伤:不能正常移动偏瘫手臂导致关节囊挛缩,当与痉挛方向移动手臂时,因牵拉产生疼痛。

(6)臂丛损伤:脑卒中迟缓期臂丛过度牵拉,导致周围神经损伤和半脱位,继而引起肩痛。

(三)肩-手综合征

肩-手综合征又称反射性交感神经性营养不良,在脑卒中病人中发生率为12.5%~70%,多突然发病,也可隐秘、缓慢发展。典型表现是肩痛、手肿、疼痛(被动屈曲手指时更为剧烈)、皮温升高,消肿后手部肌肉萎缩,甚至挛缩畸形。近几年,反射性交感神经营养不良被更名为复杂性局部疼痛综合征。

1. 发病原因

(1)交感神经受刺激后出现血管运动和皮肤腺体功能紊乱。

（2）Moberg 的"肩 - 手泵"理论：脑卒中病人肢体瘫痪后，肌肉收缩活动几乎为零，没有泵的功能，造成患手肿胀疼痛。

（3）腕屈曲位长时间受压，被迫屈曲影响手静脉回流。

（4）手关节的过度牵拉可能引起炎症刺激性反应，出现水肿和疼痛。

（5）输液时液体渗漏至手背组织内。

（6）手部小意外受伤。

2．分期

（1）Ⅰ期（急性期）：肩部疼痛，活动受限，同侧手腕、手指肿胀，皮肤潮红、皮温升高等血管运动性改变。被动活动腕关节、掌指关节、手指外展、背伸等出现疼痛。X 线检查多见手和肩骨质改变。

（2）Ⅱ期（营养障碍期）：症状明显，疼痛加剧，手部小肌肉萎缩加重，手掌筋膜肥厚，手指关节活动明显受限。背侧腕骨连结中部，出现明显坚硬的隆凸。X 线检查出现骨质变化。此期持续 3～6 个月，若不适当治疗，则转入第Ⅲ期。

（3）Ⅲ期（末期或后遗症期）：肩或手部的疼痛减轻或消失，手部血管运动性改变消失而肌肉萎缩明显，形成一种典型的畸形。X 线有广泛的骨腐蚀，不可逆，关节活动度永久消失。

三、预防与康复护理

（一）肩关节半脱位预防与康复护理

肩关节半脱位的预防和康复护理从卧床时开始，生命体征稳定神经症状不再发展尽早进行，减少和纠正偏瘫后肩关节半脱位起到举足轻重的作用。

1．保持肩关节良肢位　仰卧位时，整个患肩及肘部垫薄软枕，患肩伸展，上肢外旋，肘伸展，前臂旋后；健侧卧位时，患肩上肢充分前伸，伸展的上臂放于高于心脏的软枕上；患侧卧位时，注意患肩不能与床面垂直，承受整个上身的重量，略微轻轻拖出；坐位时，保持中立位将患肢部放置在桌上和轮椅扶手上交替处于前屈和外展位。

2．不损伤肩关节及周围组织的条件下，全范围无痛性关节活动度训练，如用健侧手帮助患侧上肢伸展上举，肩部外展外旋。

3．刺激稳定肩关节的肌群

（1）患侧负重法：患侧肘关节伸直，腕关节屈曲，患手放在坐位臀部水平略外侧，然后躯体向患侧倾斜，利用体重向患侧各关节受压及负重，反射性刺激稳定肩关节肌群，保持肩关节功能位；将患肘伸直，面向墙壁取坐位和站立位，然后托起患肢，使前臂外展，前屈 90°，将其手压在墙上，通过其臂施以水平压力；将患侧上肢托于病人前方，另一只手迅速有力地从腋下向上轻拍肱骨头。

（2）按摩：用冰块快速的按摩相关肌肉群，刺激肌肉活动，由患肢近心端到远心端，施以揉、捏，肌张力高的可采用推法，手法要轻柔。

4．保护肩关节　防止周围软组织损伤、破坏而延长松弛。软瘫期病人维持肩关节正确位置，使用肩吊带加以保护，肌张力出现后不主张使用肩吊带，会产生不利影响。肩吊带强化和促进患侧上肢的屈肌痉挛模式；易使患侧失认，与全身运动功能分离；重心转移时，阻碍患侧上肢保持身体平衡；步行训练时，妨碍患侧上肢摆动及患侧的刺激引导；由于不运动或压迫，血液和淋巴液回流障碍。所以当病人取坐位时与其使用肩吊带，还不如采用

Bobath支撑姿势。

5. 针灸治疗提高肌张力　尤其是电针治疗可以缓解肩关节半脱位。

（二）肩痛预防与康复护理

1. 确保在正常范围内进行肩关节活动训练，避免痉挛体位。鼓励病人进行上肢自主性训练，健手带动患手臂上举，防止肩部处于屈曲状态，肩部充分的前伸。

2. 正确体位摆放，仰卧位时用薄软枕将整个肩关节充分垫起；健侧卧位时患侧上臂充分前伸放于胸前枕头上；患侧卧位时肩前屈状，肘伸直，前臂旋后，防止患肩受压；坐位时将患侧手臂放于桌子上或扶手上，避免腕屈曲，防止患手受压和悬垂在一侧。

3. 病人双手交叉前伸，肘关节伸展，身体前倾，尽量使双上肢前伸，通过双手触脚、推地上大球、推桌面的毛巾等动作逐渐上抬上肢。

4. 降低肩关节周围肌张力、抗痉挛、恢复正常肩肱节律。由于肌痉挛，被动外展患侧上肢时，肩胛骨的旋转落后肱骨外展，肩峰突起与肱骨之间产生挤压引起疼痛，所以做肩关节活动时，须先活动肩胛骨。

5. 增加肩胛骨被动活动范围，通过手法抑制使肩胛骨内收、后伸和向下旋转的肌肉张力。

6. 赢得病人的信赖，消除疼痛。恐惧会增加屈肌张力，使肩胛下沉、后缩及肱骨内旋。

7. 正确搬运病人，避免动作粗鲁，防止肩关节被动过度外展。避免患肢输液。

8. 药物治疗采用镇痛剂口服，如双氯芬酸二乙胺乳胶、阿司匹林、吲哚美辛等；局部外涂镇痛剂；局部封闭和麻醉治疗。

9. 局部使用短波、超声波、电刺激、水疗等物理疗法缓解痉挛、止痛、促进血液循环。

10. 中医针灸、按摩治疗。

（三）肩-手综合征预防与康复护理

1. 防止引起肩手综合征的原因，避免患侧上肢尤其是手部受伤、疼痛、过度牵张及长时间悬垂。避免在患肢输液。

2. 良肢位摆放卧位时，患侧上肢适当抬高；坐位时，患侧上肢放在小桌上并使腕部轻度背伸，有利于静脉和淋巴回流。

3. 避免腕部屈曲，改善静脉回流，腕关节保持背伸，用夹板保持腕关节轻度的背伸位，佩戴的同时能自主活动，保持关节活动度。

4. 压迫性向心缠绕，用直径1~2mm纯毛毛线，在指端做成一个小环，由远端向近心端依次快速缠绕，从手指、手掌、直至腕关节以上，缠完后迅速拉开指端的绳环。向心性缠绕是一种简单、安全、有效的治疗周围性水肿的方法。

5. 正确的主被动运动，确保动作轻柔，操作规范，避免医疗性损伤，加重症状。肩关节被动活动，对肩痛起预防作用；手指关节在无痛情况下小范围活动，从扩大腕关节活动开始，把患侧上肢上举，促进静脉回流。鼓励病人主动运动患侧手，用健侧手带动患侧手做上肢上举动作，来回左右摆动，刺激肘伸肌的活动性，起到泵的作用。但患侧负重训练是禁忌的，是发生肩手综合征的因素之一。

6. 冷疗法有止痛、解痉及消肿效果。用水和冰（3:1）混合，将双手同时放到混合液中。避免长时间浸泡，因反射性血管收缩后扩张，反而水肿加重。

7. 药物治疗有类固醇制剂，口服或鞘内注射减轻局部炎性反应，改善交感神经活动亢进引起的血管通透性增加和渗出或免疫调节。

8.手术治疗适用于其他治疗无效的剧烈手痛的病人,行掌指关节掌侧腱鞘切开或切除术,有利于缓解手指痛和肩关节痛。

⬇ **知识拓展**

肌内效贴

肌内效贴由日本人加濑建造博士在 1973 年发明,是一种带有极佳弹性的超薄透气胶带。其作用包括:

(1)缓解疼痛:根据闸门控制理论,增加触觉传入神经的感觉输入,减轻或消除疼痛。

(2)改善循环:改变筋膜及组织液的流向趋势,改善局部血液循环。

(3)减轻水肿:借散状贴布产生的池穴效应,以及贴布皱褶产生的方向性将组织间液引导向最近的淋巴结,减轻水肿。

(4)支持软组织:当贴布的自然回缩方向与被贴扎的肌肉收缩方向同向时,此时贴布协助肌肉收缩。

(5)放松软组织:贴布的自然回缩方向与被贴扎的肌肉收缩方向相反时,贴布能减缓肌肉紧绷或痉挛,适度放松肌肉与局部筋膜。

(6)训练软组织:借贴扎对局部皮肤的触觉感觉输入,给予该处软组织一个诱发动作的信息,达到肌肉再教育的目的。

肌内效贴是利用弹性或非弹性胶布的张力,起到保护运动者肌肉骨骼系统、促进运动功能的一种非侵入性治疗技术。随着运动医学与康复医学的不断发展,在康复医学、运动训练等领域得到广泛的使用。

(张红云)

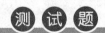

测 试 题

一、名词解释

肩-手综合征

二、填空题

肩关节半脱位主要表现为(　　)下降,肩关节腔向下倾斜,严重时在肩峰与上肢肱骨之间出现(　　),轻者可用触诊方法触及凹陷。肩胛骨下角的位置比(　　)低,患侧呈翼状肩。

三、判断题

肩-手综合征Ⅲ期(末期或后遗症期)肩或手部的疼痛减轻或消失,手部血管运动性改变消失而肌肉萎缩明显,形成一种典型的畸形。X线有广泛的骨腐蚀,不可逆,关节活动度永久消失。(　　)

四、简答题

肩-手综合征分哪几期?

五、病例分析题

病人,女性,70 岁,15d 前脑梗死,经药物治疗后病情稳定,为进一步康复收入康复科,现病人神清语利，右侧肢体活动不灵，肩关节活动时出现疼痛，近期出现静息时自发痛，请问对该病人的肩痛进行护理时应注意哪些问题？

第四节 关 节 挛 缩

学习目标

识记：关节挛缩的临床特点。

理解：关节挛缩的发生原因。

运用：关节挛缩预防与康复护理、良肢位保持、抗痉挛体位的要点。

导入案例与思考

刘先生，48岁，主因：双侧肢体活动不利伴言语不利17个多月，以"脑出血恢复期"来院康复。查体：双侧肩关节活动受限，左上肢屈曲挛缩，右侧髋关节内收、外展受限，左侧髋关节屈曲、内收受限，双足内翻畸形。双上肢屈肌张力升高，改良Ashworth 3级，双手Ashworth 3级，呈屈曲挛缩状态，双下肢肌张力3级，伸肌张力升高。采取综合性康复治疗方案。

（1）长期卧床病人，若得不到及时翻身和正确体位摆放容易出现哪些并发症？

（2）针对病人的病情应配合医生采取哪些护理措施？

（3）此类病人在疾病早期和恢复期康复护理的重点是什么？

一、概述

挛缩（contracture）是指由于各种原因造成肌肉、肌腱等软组织发生变性、纤维增生使其解剖长度缩短而致相应关节的强直畸形。挛缩是康复医学中最常遇到的问题，在外伤或肢体关节周围发生病变，手术及外固定以后，未经系统的康复治疗，特别是不适当的外固定、超时间的外固定都将导致关节囊的挛缩、关节周围韧带的纤维化、周围肌肉的失用性萎缩。挛缩影响机体的运动和完成基本日常活动的能力，且可造成关节疼痛，影响对病人的护理。

二、发生原因

（一）关节源性挛缩

挛缩可直接由关节本身的病变引起，如构成关节的软骨、滑膜和关节囊。通常这些组织的蜕变、急性损伤、炎症或感染是导致关节挛缩的主要因素。

（二）软组织性挛缩

软组织性挛缩为关节周围软组织、皮肤及皮下组织、肌腱及韧带疾病引起。皮肤烧伤容易引起挛缩，跨越关节的烧伤、瘢痕形成和瘢痕挛缩是导致关节挛缩的重要因素。腱鞘炎、滑膜炎、滑囊炎及韧带的撕裂伤也是引起关节挛缩的常见原因。

（三）肌肉性挛缩

肌肉性挛缩是由肌肉本身（内在的）的疾病或外在的病因引起肌肉的短缩，导致关节的挛缩。肌肉的炎症或创伤引起肌肉结构的改变，导致内在性肌肉挛缩。外在性肌肉挛缩多继发于神经功能障碍、制动等因素。大多数脑卒中病人在运动功能恢复的过程中都会出现痉挛，主要是由于上运动神经元受损后导致牵张反射亢进所致。痉挛不仅影响功能恢复，而且导致继发性损害，如肌肉挛缩、肌肉无力和肌肉疼痛。

三、预防与康复护理

（一）挛缩的预防

烧伤和骨骼肌软组织的损伤，必须保持关节于功能位。对于卧位病人可以用枕头、毛毯等软性织物保持关节的固定。对于有明显挛缩倾向的病人可用石膏或塑料矫形器。

（二）康复护理

适时介入康复护理，可以有效预防继发性功能障碍。

1. 早期康复护理与良肢位保持　抗痉挛体位卧床时的正确体位和体位变换对预防压疮、预防肢体挛缩和畸形、减少痉挛和保持关节活动度有重要意义。

2. 运动疗法和作业疗法　以维持和增加关节活动范围为目的，关节运动可以做被动运动、主动助力运动、主动运动、抗阻力运动。

（1）被动运动是矫治关节挛缩的基本方法，主要是利用软组织的可塑性和对粘连松解的作用。基本原则有二，一是每次运动要达到关节的最大活动范围，二是力量程度以轻度疼痛为限。保证每个挛缩关节上下午各活动一次，每次使关节屈伸均达到极限，来回共 10 次。

（2）通过关节松动和关节牵张技术，关节牵引术，使关节周围组织、关节囊松弛、恢复弹性。康复治疗可以使轻、中度的瘢痕组织变得柔软、有弹性和长度得到改变。严重的关节外瘢痕可经手术松解和整形延长术，改善局部条件，术后再行关节功能训练，如徒手牵伸、外力牵伸。

（3）关节僵硬和瘢痕挛缩可造成不同程度的步行能力受限，要将增加关节活动度、肌力增强训练和步态训练结合起来，辅助行走步行器、轮椅增加活动时间，提高日常生活活动能力。

3. 物理因子治疗　在治疗前后均可以采用蜡疗、光疗、超声波、超短波、微波治疗等手段，镇痛、缓解关节的紧张性，改善局部血液循环，增强关节周围组织和皮肤的弹性，对关节功能恢复有明显的作用。

4. 牵引术　可以通过有支架的牵引床和支具的牵引装置以及徒手对肢体的牵引，使关节周围组织及关节囊处在一个松弛状态，防止关节的挛缩，有利于关节功能的恢复。轻、中度的挛缩，每次 20～30min，每日 2 次。严重的挛缩，每次 30min 或更长，每日 2 次。

5. 矫形器的应用　用支具或夹板将关节固定在抗痉挛位置，防止挛缩进展，对关节挛缩还可以装配可调节角度的可调试支具。

6. 压力治疗　早期的瘢痕组织可以采用弹性压力绷带，使用间歇式梯度空气波压力治疗仪对瘢痕进行压力治疗，改善循环，可以有效地减少瘢痕生长，使其变软，增强弹性。

7. 传统中医治疗　中药熏蒸治疗可以减少瘢痕形成。推拿和按摩可促进局部血液循环，减少关节囊的挛缩和瘢痕对关节的限制，改善关节的运动范围。

8. 手术松解及术后康复　如果关节挛缩已经发生，限制了关节的功能，则需要进行松解手术。可根据挛缩的具体情况采取不同的手术方式，如皮肤瘢痕可行瘢痕切除术和瘢痕Z字延长术、皮瓣转移修复术、关节周围组织切断、延长修复术等，以改善关节运动范围。而术后的康复非常重要，一般在 2～3d 后即行康复治疗，以主动运动为主，辅助被动功能训练，并且逐渐加强训练时间和运动强度，防止挛缩和粘连的发生。辅助 CPM 机治疗，也能较好地防止挛缩和改善关节的活动度。

> **知识拓展**
>
> 　　长期卧床病人由于得不到及时翻身和维持正确体位容易出现压疮、肺部感染、深静脉血栓、肢体挛缩。长期卧床、错误的姿势体位造成的关节挛缩，均可使关节运动受到限制，出现关节僵硬甚至关节强直。超早期良肢位摆放对于偏瘫病人预防关节挛缩、恢复肢体功能有积极效果。
>
> 　　关节挛缩的临床特点有：
>
> 　　1. 外伤手术治疗或肢体关节的炎性病变，产生疼痛限制了关节活动。
>
> 　　2. 关节周围有皮肤瘢痕存在。
>
> 　　3. 关节处于限制性体位状态，活动受限。
>
> 　　4. 关节周围组织或同侧肢体有明显肌肉萎缩、肌力减退。
>
> 　　5. 上、下肢均有功能障碍的表现，下肢可有步态的改变或严重影响日常生活。
>
> 　　6. X 线检查常能提示关节骨质的改变和骨化性肌炎及内固定物的不合适固定等限制关节活动的因素；MRI 可显示挛缩关节、韧带、滑膜及肌腱等组织的改变；肌电图可显示受累肌肉损害的原因及程度，可判断预后。

（杜晓霞）

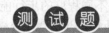

一、名词解释

挛缩

二、填空题

挛缩的发生原因有（　　）、（　　）、（　　）。

三、判断题

关节强直畸形是挛缩关节的主要特点，长时间的关节挛缩引起关节活动减少可造成相应肌肉失用性萎缩。（　　）

四、简答题

挛缩康复评定的主要内容是什么？

五、病例分析题

病人，女，42 岁，脑干出血，意识模糊 6 个月，双肘关节屈曲受限，伸展不能，双足跖屈内翻畸形，双侧跟腱缩短。造成该病人关节挛缩的主要依据是什么？如何预防挛缩的发生？

第五节　直立性低血压

学习目标

识记：直立性低血压的概念、临床表现、诱发因素。
理解：直立性低血压的发病原因。
运用：直立性低血压的预防与康复护理。

导入案例与思考

孙先生，40 岁，半年前在工作中不慎被钢管撞击颈部，导致第 6 节段颈髓不全损伤。查体：左侧最低感觉平面为 C_6，右侧最低感觉平面为 C_7，双侧运动平面为 C_7，三角肌肌力 5 级，屈肘肌 5 级，下肢各关键肌肌力为 0 级。大小便功能障碍。目前病人小便间歇导尿每日 4 次，大便需借助开塞露隔日一次。病人 2 个月前开始出现平卧位时收缩压波动在 85～95mmHg 之间，舒张压波动在 50～60mmHg 之间，而坐起下轮椅后出现头晕、眼前黑矇、恶心等症状，测血压 70/40mmHg，病人平卧休息后上述症状得到缓解。

（1）该病人可能的诊断是什么？

（2）如果你是责任护士，了解到病人的这些症状后应采取哪些护理措施？

（3）责任护士应该加强哪些方面的健康宣教？

一、概述

直立性低血压（orthostatic hypotension，OH）是指体位改变时由于自身代偿不足导致血压下降伴或不伴有临床症状。诊断标准为从卧位转为站立位后 3min 内出现收缩压下降 ≥20mmHg 或（和）舒张压下降≥10mmHg。直立性低血压是临床上常见的一种并发症，常继发于脊髓疾病、心脑血管疾病、内分泌疾病。临床表现可分为有症状型和无症状型两种。有症状型主要是由于大脑中动脉血流速度下降导致脑供血不足引起的，常见的表现主要是大脑缺血的症状，例如，头晕目眩、视物模糊、头痛、颈部或者头部不适、恶心、肌肉无力等。还有些病人可表现为周身乏力、疲劳，认知迟缓等非典型症状。无症状型是指虽然血压有所下降，但是没有造成脑供血不足的情况，没有出现相应的症状。

二、发生原因

（一）发生机制

体位变化时血流重新分布，以及与年龄相关的大动脉弹性减弱和心血管反应性降低。当人体由卧位转变为立位时，重力作用可使 500～1 000ml 血液转移至下肢和腹部内脏器官，导致静脉血液回流减少和心输出量下降约 20%，引起血压降低。脊髓损伤后交感神经受到损害，当自身变换体位后，血液因重力流向下肢时，机体不能通过交感神经反射调节血管张力，增加外周阻力和增加心排血量而对血压变化产生相应的反应。高血压病人大血管壁硬化，弹性减弱，顺应性下降，动脉反射性代偿调节功能变差，加之心脏自律神经功能呈退行性改变，当体位变化时，因重力使血液滞留在低位，心输出量减少，因此易发生直立性低血压。糖尿病病人由于神经病变使得自主神经受累，胰岛素也可导致血管扩张和抑制血管活性物质对外周血管的作用，从而也容易发生直立性低血压。

（二）诱发因素

某些自主神经疾病或中枢神经系统疾病累及到下丘脑、脑干或脊髓时，可导致自主神经调节功能障碍，是引起直立性低血压的重要原因之一。脱水、失血和肾上腺功能不全等可以导致血容量不足也可引起直立性低血压，服用 α-受体阻滞药等干扰血管收缩机制药物的病人也容易发生直立性低血压。在一般人群中发生率仅有 6%，老年人及高血压病人中的发生率约为 23.8%～30%，而糖尿病病人合并直立性低血压的发生率高达 8%～44%。病人每次变换体位时血压迅速下降，可出现头晕、晕厥、跌倒、骨折、外伤甚至脑出血等情况，严重影响病人的生活质量。

三、预防与康复护理

直立性低血压的预防和康复护理包括脊髓损伤病人直立性低血压的预防、心脑血管疾病病人直立性低血压的预防、内分泌疾病病人直立性低血压的预防。

（一）脊髓损伤病人直立性低血压的预防和康复护理

直立性低血压是脊髓损伤病人从卧位到坐位或到直立位时血压明显下降，表现为头晕、视物不清甚至一过性意识丧失，脊髓损伤病人常见心血管系统并发症。OH 非常影响病人康复训练，从而推迟病人达到康复目标并延长住院时间。直立性低血压的预防和治疗首选为非药物治疗，必要时可应用药物，非药物预防治疗措施包括以下几点：

1. 摇床训练和斜床站立训练　定期变换体位对刺激血管收缩反应有重要作用，定期逐步抬高床头的训练可缓解直立性低血压。如无不良反应可以每天将病人床头升高 15°，直至正常坐位 90°。若有不良反应则应将病人床头调低，恢复原体位。循序渐进训练，达到良好的防治效果。斜床站立训练也是防治直立性低血压的有效手段。在病人刚开始训练时，斜床站立的角度应该在 15°～30° 之间，当病人适应后不会出现头晕症状时，在此基础上增加 5°～10°，并维持继续训练。每天训练 1～2 次，每次 20～30min，康复期病人开始使用轮椅后，可逐渐适应直立性低血压（图 10-5-1）。

2. 应用腹带和高质量的长腿弹力袜　腹带的标准：位于肋缘以下和腹股沟以上。腹带型号可根据病人的腹围体重选择（图 10-5-2）。要注意防止腹带过紧影响病人呼吸。腹带过松影响治疗效果。弹力袜长度必须是长至大腿上部，通过对腹部和大腿的加压减少体位改变时血液在下肢和腹部的灌注，从而改善低血压症状（图 10-5-3）。

3. 功能性电刺激对于预防和治疗脊髓损伤早期直立性低血压是非常有效的。对于脊髓损伤后出现直立性低血压时，应立即改变体位至卧位或头低位，症状可立即缓解。

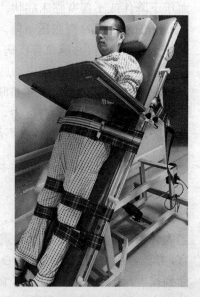

图 10-5-1　站立床训练

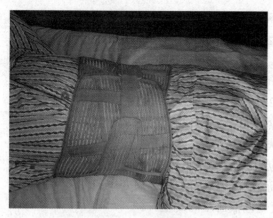

图 10-5-2 腹带

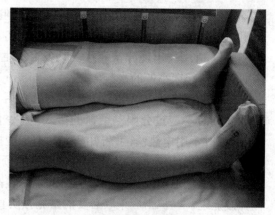

图 10-5-3 弹力袜

4．运动疗法中的坐位训练也可有效预防和治疗直立性低血压。

5．同时应该增强病人的体质，注意饮食营养和良好的睡眠。

6．当上述方法不能有效预防及缓解直立性低血压症状，就应采取药物治疗。平均血压低于 70mmHg 者，则应考虑应用药物治疗。药物治疗的最终目标是增加外周血管阻力或者有效循环血量。目前被临床上证明有一定效果的药物有：麻黄碱、氟氢可的松、麦角胺、可乐定、盐酸米多君片等。

7．注意事项　药物治疗后不应停止其他防治措施和训练活动，由于直立性低血压随着受伤时间的推移可逐步缓解，因此不应长期应用药物治疗。部分病人随着伤后时间的推移、肌张力的增加、神经功能的部分恢复，可以通过斜床站立训练以及坐位训练而适应。

（二）心脑血管疾病病人直立性低血压的预防和康复护理

心脑血管疾病病人出现直立性低血压，常因血压调节功能存在障碍。直立性低血压的发生频率随年龄、心脑血管病变程度和基础血压的增高而增加，常出现于体位突然改变时。主要表现为眩晕、眼黑、视物模糊、恶心，也表现为站立不稳、步态蹒跚、面色苍白等。

1．健康教育　首先应向病人及家属讲解引起直立性低血压的原因及应对措施，使其掌握直立性低血压的预防，一旦出现眩晕、眼黑、视物模糊、恶心等症状时，应立即坐下或躺下，并向医护人员呼救。

2．提高病人对体位改变的耐受力，病人在卧床时采用半卧位，床头抬高 5°～20°，可减轻起床时的不适症状。

3．协助病人在床上进行双下肢锻炼，以增强下肢肌肉的收缩强度和肌肉耐力，使下肢肌肉泵维持正常功能，可进行下肢屈曲和伸展运动，每天 4～5 次，每次 5～10min，锻炼时应以坐位为主。离床活动时尤其是长期卧床后的第 1 次下床活动，应逐渐改变体位，先抬高病人头部使处于半卧位，然后在床边坐几分钟，让双下肢垂于床边，间歇摆动几下，适应后再帮助病人，使体位性代偿反射得以适应体位的改变，同时床边预备椅子、拐杖或其他可扶助的设备，以防晕厥时摔倒。

4．体位变化发生直立性低血压时，立即让病人平卧，并给予按摩下肢肌肉，以促进静脉回流。

5．高血压病人服用的许多药物与直立性低血压的发生关系密切，如利尿药吲达帕胺、血管紧张素转换酶抑制药卡托普利、α受体阻滞药酚妥拉明、β受体阻滞药美托洛尔、钙通道阻滞药硝苯地平、中枢性降压药可乐定等，因此，护士应告知病人服药的注意事项，定期监测血压、心率，出现异常症状及时报告医生。对服用利尿药的病人，尽量在白天服用，减少病人夜间起床小便的次数。

6. 饮食及生活护理　告知病人在进食后2h内应避免过度活动，最好能坐或躺一会儿。病情允许时不应过分限制钠盐的摄入，宜少食多餐，避免环境温度过高、直接日晒或洗桑拿，睡眠时不用电热毯，并告知病人盆浴后应扶物缓缓站起。

（三）内分泌疾病病人直立性低血压的预防和康复护理

直立性低血压在糖尿病病人中发生率较高，是糖尿病自主神经病变中的较为常见的慢性并发症之一。护士应采取必要的措施预防直立性低血压的发生。

1. 重视在餐后、便后、沐浴等特殊时段对血压的监测。

2. 补充足够液体量。保证每天2000～3000ml（包括食物含水量及饮水量），餐后休息1h再活动，每餐不宜过饱。

3. 帮助病人选择合适的弹力裤和弹力袜，指导其正确使用。

4. 预防便秘，防止长期蹲踞后突然站立也是预防直立性低血压发生的重要手段。

5. 改变不良生活方式和习惯，合理饮食，坚持适当体育锻炼，保证足够睡眠，避免劳累和长时间站立。

6. 指导病人改变体位时应动作缓慢，在床边坐几分钟并轻微活动四肢后再站立，卧床休息时应抬高床头15°～20°。

7. 采用健康宣教等方式提高病人及家属对各类诱因及预防措施的认识，正确积极地开展血压的自我管理。

总之，长期直立性低血压影响生活质量，使视力听力下降，不能坚持正常工作，诱发心情压抑，忧郁，心脑各重要脏器血液灌流不足，血液循环发生障碍，使毛细血管缺血，组织和细胞缺氧，代谢废物排泄困难。严重的直立性低血压病人，会发生心肌梗死、心肌缺血、脑梗死、老年痴呆、晕厥、跌倒、骨折等的发生。因此，预防直立性低血压对提高生活质量保证病人安全有很重要意义。

▼ 知识拓展

产后直立性低血压

产后直立性低血压具有卧位时血压正常、直立位时血压迅速降低、急性、一过性、可逆的特点，产妇在分娩前后身体状况发生了巨大改变，分娩后，站立时，由于重力的作用，大量血液汇集在腹腔和盆腔脏器血循环中，静脉回心血量减少，心室充盈度降低，进而导致心输出量减少和血压降低。在产妇分娩后护士应采取积极地护理措施，针对病人特点采取针对性的护理措施，必要时给予心理支持。

（夏艳萍）

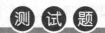

测 试 题

一、名词解释

直立性低血压

二、填空题

直立性低血压常见的主要临床表现为（　　）、（　　）、（　　）、（　　）、（　　）、（　　）。

三、判断题

发生直立性低血压时，治疗措施应首选非药物治疗，辅以药物治疗。（　　）

四、简答题

脊髓损伤病人直立性低血压的主要康复护理措施有哪些？

五、病例分析题

孙某某，男性，56岁，主诉活动及运动减少，活动时感觉困难吃力，有时感觉不自主的手发抖，而且站着不动时也会发抖，面部表情僵硬1个月，在当地医院诊断为帕金森病，最近几天，感觉在站立时，会头晕目眩，眼前发黑。病人于15d前开始出现在平卧位时收缩压波动在85～95mmHg之间，舒张压波动在50～60mmHg之间，而站立后血压为75/45mmHg。

问题：

1. 根据该病人目前的情况，应考虑什么诊断？

2. 120人员应针对病人病情采取哪些措施？

第六节　压力性损伤

学习目标

识记：压力性损伤的定义与分期。

理解：引起压力性损伤的原因。

运用：压力性损伤的预防与护理措施。

导入案例与思考

刘大妈，女，64岁，1个月前晨起如厕后被家人发现晕倒，急送医院CT示脑梗死，经药物治疗后病情稳定，现病人神志清楚，右侧肢体活动障碍，可乘坐轮椅，为进一步康复收入康复科。

（1）病人入院后对皮肤的风险评估内容有哪些？

（2）病人特殊的预防性护理措施有什么？

一、概述

压力性损伤曾被称为压疮、压力性溃疡，2016年4月美国压疮咨询委员会（NPUAP）对压疮的定义及分期进行了重新的界定，指南将压疮更名为压力性损伤，指出其是发生在皮肤和/或潜在皮下软组织的局限性损伤,通常发生在骨隆突处或皮肤与医疗设备接触处。该压力性损伤可表现为局部组织受损但表皮完整或开放性溃疡,并可能伴有疼痛。剧烈和/或长期的压力或压力联合剪切力可导致压力性损伤出现。皮下软组织对压力和剪切力的耐受性受环境、营养、灌注、合并症和软组织条件的影响。

压力性损伤分期主要是根据解剖组织的缺失量分为1期压力性损伤、2期压力性损伤、3期压力性损伤、4期压力性损伤、不明确分期的压力性损伤、深部组织压力性损伤。另外,新纳入黏膜压力性损伤、医疗设备相关压力性损伤。

二、发生原因

(一)危险因素

压力、剪切力、潮湿、局部皮温升高、营养不良、运动障碍、体位受限、手术时间过长、高龄、吸烟、使用医疗器具、合并心脑血管等。

(二)高危人群

脊髓损伤病人、老年人、ICU病人、手术病人、营养不良病人、肥胖病人、严重认知功能障碍的病人等。

三、预防与康复护理

(一)风险评估

1. 风险评估表　一旦发生压力性损伤会对病人身心产生不利影响,甚至造成不利后果,所以预防是最重要的环节,风险评估是预防的第一步,目前可以评估病人压力性损伤风险的工具有40多种,其中,使用较广泛的有三种量表。

(1) Norton量表:是第一个用于压力性损伤风险评估的量表,至今仍被广泛使用,采取4级评分法对5个因素进行评估,包括:身体因素、精神因素、活动能力、移动能力和失禁。得分范围为5～20分,20分表示无任何压力性损伤风险因素存在,小于14分表示有发生压力性损伤的风险。此量表是针对卧床老年人的压力性损伤风险评估工具。

(2) Waterlow量表:经过多次修订,最终修订后细条目包括体形、皮肤类型、性别、年龄、控便能力、运动能力、组织营养状态、神经系统缺陷、大手术/创伤、药物治疗等10个条目。小于(包括)9分为无风险,10～14分为有风险,15～19分为高度风险,大于(包括)20分为极高风险。此量表适用于所有住院病人,具有较高的灵敏度,但是特异性不理想,容易造成过度预测而导致过度预防。

(3) Braden量表:采取3～4级评分法对6个风险因素进行评估,包括:感觉、潮湿、活动、移动、营养、摩擦力和剪切力。得分范围为6～23分,得分越高说明发生压力性损伤的风险越低。与其他量表相比此量表敏感性和特异性较均衡,是A级推荐的风险预测工具,但需注意不能单独用于手术期间病人的压力性损伤风险因素评估,需结合其他评估方法。

2. 皮肤评估　病人入院后应在8h内做系统的全身皮肤评估,评估压力性损伤好发的部位,除身体的骨隆突处还应注意医疗器械与皮肤和黏膜相接触的部位,具体评估时包括指压不褪色红斑、皮温、水肿、硬结、疼痛等情况。

3. 营养评估　住院期间对压力性损伤高危病人需进行营养评估,包括体重、病人进食能力、总营养摄取是否充足、血生化评估。

4. 特殊人群

(1) 肥胖病人：首先对病人肥胖程度进行分类，对皮肤褶皱处进行常规检查，注意区分皮炎与1、2期压力性损伤。

(2) 老年病人：老年病人要进行综合评估，要注意老年人的认知能力。

(3) 手术室病人：考虑病人术前制动的时间、手术持续时间、术中低血压和低温以及术后活动能力。

(4) 脊髓损伤病人：病人的体型体态，姿势及畸形导致的压力再分布、活动的需要以及器具的影响。

(5) 其他：还应注意姑息治疗病人及儿科病人，根据病人特点选择适合的评估方法。

5. 评估注意事项　尽快对住院病人进行评估（不超过8h），根据病人的病情特点进行评估，当病情有变化时需要再次进行评估，记录评估内容。

(二) 预防性护理

1. 体位安置与变换　部分病人由于意识丧失、感觉功能减弱或躯体移动能力障碍等原因无法改变体位，从而导致局部长时间受压形成压力性损伤，为病人更换体位，缩短身体受压时间，合理安置病人体位并且定时改变体位是预防压力性损伤的必要措施。

(1) 卧位：研究发现采用30°侧卧位和俯卧位时压力最小，而半坐卧位时压力最大，所以建议侧卧位时尽量选择30°侧卧位，可以使用体位垫或枕头支撑；充分抬高足跟，在小腿下垫一个软枕；除非病情需要应避免长时间摇高床头超过30°体位、半坐卧位和90°侧卧位。

(2) 坐位：应使压力和剪切力减到最小，同时能够维持病人适宜的活动程度，使用靠背可以后倾的椅子，将双腿平放于支撑物上，在腰部使用靠垫，轮椅座位面上使用减压垫；限制病人坐在椅子上的时间；脊髓损伤病人使用轮椅时，采取多种坐姿，如前倾、斜倚、直立等。

(3) 体位变换注意事项：要定时改变体位，减少身体受压部位承受压力的时间和强度。

1) 常规使用普通床垫应每2h变换体位，使用高弹性泡沫床垫可以每4h变换体位。遇特殊病人应具体情况具体分析。

2) 病人坐轮椅时应采取正确的自我减压方式，每15~30min减压15~30s，每1h需减压60s，病人用手支撑完成臀部腾空，或身体躯干前倾或侧倚，若自己无法完成可以使用电动轮椅或他人协助完成。

3) 协助病人进行体位变换时应尽量抬举而不要拖拽病人。

4) 避免将病人直接放置在医疗器械上，包括管路、引流设备或其他异物上。

5) 为卧床病人翻身时注意观察受压面的皮肤。

2. 皮肤护理　改变体位避免使已发生红斑区域受压；保持皮肤清洁干燥；不可用力擦洗有压力性损伤风险的皮肤；做好个体化失禁管理；适当使用皮肤保护产品；适当使用预防性敷料，注意敷料贴敷及去除是否方便，应做到敷料可反复打开，形状和尺寸合适。

3. 营养计划　根据评估结果，通过营养师制订个体化营养治疗方案并督导病人执行，注意能量、蛋白质、维生素与矿物质的摄入以及液体补充，当个体经口摄入不足时，应与医师沟通考虑肠内营养或肠外营养。

4. 支撑面　支撑面是可以将病人放置于表面上的装置，包括各种床垫、坐垫、医用羊皮垫等，目前采用的技术角度分为压力及压力分布控制型、压力-时间控制型，剪切力控制型、温度控制型、湿度控制型，但需要注意的是使用支撑面仍需要定时进行体位变换，并进行有效预防的持续评估。

5. 早期活动　卧位病人一旦能够耐受，应尽快开始进行早起活动，活动计划有助于降低病人卧床期间发生压力性损伤的概率。

（三）压力性损伤的治疗护理

1. 解除压迫　当发生压力性损伤后，应避免发生部位再次受压，同时预防其他部位发生压力性损伤。

2. 清创和换药　清除坏死组织，选择正确的伤口敷料，目前普遍认为湿润的伤口环境可使上皮细胞增生加快，促进伤口的愈合。

3. 物理治疗　应用红外线、紫外线、高频电等方法。

4. 手术治疗。

知识拓展

传统理论认为，创面的愈合需要干燥的环境和充足的氧气，因此在治疗过程中采用无菌纱布覆盖以保持创面周围的干燥与清洁。

近年来研究表明，适当的湿性环境对促进伤口愈合更为有利，湿性环境可使创面处于密闭及半密闭环境，避免新生肉芽组织在换药时再次受到机械性损伤，减轻换药疼痛，并提供创面愈合的适宜环境，促进多种生长因子释放，加快创面愈合速度。还可以调节氧张力与促进血管生成，有利于坏死组织与纤维蛋白溶解，减轻疼痛，降低感染发生率。且以高分子材料制成的新型敷料如液体类、喷雾类、水凝胶类、水胶体类、泡沫类、银离子类等具有吸湿性、透气性、弹性及保持创面湿润的功能，逐步形成了伤口湿性愈合理论。

（王希悦）

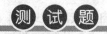

一、名词解释

压力性损伤

二、填空题

与其他量表相比敏感性和特异性较均衡，是 A 级推荐的风险预测工具，此量表为（　　　）。

三、判断题

避免压力性损伤可以长时间摇高床头超过 30 度体位、半坐卧位和 90 度侧卧位。（　　）

四、简答题

压力性损伤的预防护理措施有哪些？

五、病例分析题

女性，70 岁，15d 前脑梗死，经药物治疗后病情稳定，为进一步康复收入康复科，现病人神清语利，右侧肢体活动障碍，感觉正常，留置胃管，卧床状态，不可自行翻身，不能独坐，体重为超重，请问对该病人的风险评估应注意哪些问题？

第七节　自主神经反射亢进

学习目标

识记： 自主神经反射异常的概念、临床表现、诱发因素、预防与康复护理。

理解： 自主神经反射异常的发病机制。

运用： 自主神经反射异常的预防与康复护理。

导入案例与思考

　　刘先生，27岁，2年前在交通事故中受伤，导致第5节段颈髓完全性损伤。查体：双侧最低正常感觉平面位于 C_5，双侧肱二头肌肌力为5级，双侧伸腕肌、肘伸肌、指深屈肌、小指展肌肌力为0级，双下肢肌力为0级。目前病人一般状况良好，留置尿管管理膀胱，每两天排大便一次。规律口服的药物为大便软化剂和巴氯芬。一天突然出现剧烈头痛、出汗、鼻塞，立即被送往当地医院，测量血压为135/95mmHg。病人自述其平时血压为90/60mmHg。

　　(1)该病人可能的诊断是什么？

　　(2)急诊科护士在接诊后，针对病人病情首先应采取哪些护理措施？

　　(3)急诊科护士在护理过程中应注意什么？

一、概述

　　自主神经反射亢进，也称为自主神经反射异常（autonomic dysreflexia，AD），是一种由不能控制的交感神经过度兴奋引起的心血管并发症，出现动脉血压急剧升高，可引起严重临床事件，一般发生在脊髓损伤病人，尤其常见于胸6或胸6以上节段的脊髓损伤，也可发生于胸8～胸10节段的脊髓损伤病人。临床表现包括：动脉血压急剧增高（收缩压超出基线水平20～40mmHg以上或超过基线水平20%以上，部分病人收缩压显著增高可达250～300mmHg、舒张压可达200～220mmHg），心动过缓（偶尔也出现心动过速），头痛，恶心，呕吐，视物模糊，鼻塞，胸闷不适，损伤平面以上皮肤潮红、出汗增多、皮肤温度增加，损伤平面以下竖毛（鸡皮疙瘩）、皮温降低、皮肤苍白、支气管痉挛、阴茎勃起、肌肉痉挛、颤抖等；部分病人可以无明显临床症状。根据常见临床表现及血压变化可帮助早期识别AD发作，这对于及时启动治疗、避免严重后果至关重要。

　　脊髓损伤水平和损伤程度是影响AD的两个重要因素，损伤水平越高、损伤程度越完全AD越容易发作。若损伤水平以下存在不止一个有害刺激，AD可能会更容易发作、发作时更严重。AD在高位截瘫和四肢瘫病人中的发生率据报道为48%～98%，可在脊髓损伤后任何时期发生，常发生在伤后最初6个月内，有报道在伤后13年时仍有发作。AD是脊髓损伤病人严重并发症之一，血压骤升会引起脑卒中、癫痫发作、视网膜出血、昏迷，或引起神经源性肺水肿；部分病人出现房颤、室性早搏、房室传导异常等心律失常，轻则影响日常生活、康复训练，重则危及生命。

二、发生原因

（一）发生机制

在脊髓损伤平面以下任何有害或无害刺激都可促发交感神经过度兴奋，在胸6水平或胸6以上水平脊髓损伤时下肢、内脏血管床收缩将大量血液挤入体循环从而引起血压升高。无脊髓损伤的人群对血压升高的正常反应为脑干发出下行抑制信号调节交感神经反应以纠正全身性高血压。但脊髓损伤会阻断对交感神经的下行抑制信号，导致血压持续升高；损伤平面以上副交感神经占优势，可引起反射性心动过缓，会引起颅内血管与损伤平面以上周围血管舒张，临床表现为头痛、鼻塞、头颈部皮肤潮红、出汗增多等症状（图10-7-1）。

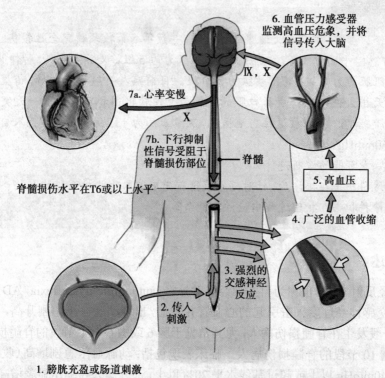

图 10-7-1　脊髓损伤病人自主神经反射异常发病机制模式图

（二）诱发因素

AD不仅由创伤性脊髓损伤引起，也会由非创伤性脊髓损伤引起，如肿瘤、脱髓鞘、炎性疾病。任何损伤平面以下的伤害性或无伤害性刺激都可能引起AD的发作。最常见的诱发因素为泌尿道或结直肠受刺激，其中膀胱膨胀占所有病例的75%～85%。粪便嵌顿所致的肠道膨胀占所有病例的13%～19%，结直肠刺激还有便秘、混合痔、肛裂，以及肠道日常管理中手指刺激或手指扣便。次常见原因有压力性损伤（皮肤压疮）、足趾嵌甲、阑尾炎、胆囊炎、食管反流、溃疡或穿孔、下肢长骨骨折、异位骨化、髋关节脱位等。另外，其他因素还包括：导尿、膀胱镜检查、尿流动力学检查、手术操作等刺激，泌尿系结石、尿路感染、怀孕或生育、任何创伤性刺激或疼痛刺激；其他少见刺激有深静脉血栓、肺栓塞、射精、性生活等。

某些药物也可能诱发 AD 发作,如鼻充血减轻剂(含麻黄碱类药物)、米索前列醇(表 10-7-1)。

表 10-7-1 自主神经反射异常的诱发因素

分类	伤害性刺激	分类	伤害性刺激
膀胱	感染	皮肤	压力性损伤
	膨胀		足趾嵌甲
泌尿道	尿道扩张	骨骼肌肉	异位骨化
	泌尿道器械操作		骨折
	结石		关节脱位
胃肠道	膨胀	生育	怀孕分娩
	器械操作		月经
	感染		射精
	溃疡		性交
	反流	血液学	深静脉血栓
	胆结石		肺栓塞
肛直肠	膨胀	中枢神经系统	脊髓空洞症
	器械操作	药物	鼻充血减轻剂
	痔疮		拟交感药物
	肛裂		米索前列醇

三、预防与康复护理

(一)预防

AD 的有效预防包括病人和家人教育、恰当的膀胱、肠道和皮肤管理、识别与避免伤害性刺激、预防性药物使用。

1. 健康教育 应对所有存在 AD 发生风险的病人及其家属或照顾者进行充分教育,使其掌握 AD 相关的症状、诱发因素和治疗措施,以便能尽早识别、并给出恰当处置。

2. 膀胱管理 恰当膀胱管理是预防 AD 发作的重要途径。根据病人膀胱状况选择留置尿管或间歇导尿。留置尿管病人更换尿管时操作轻柔,并每日检查尿管通畅性;间歇导尿操作要轻柔,必要时可选用材质好的导尿管;膀胱冲洗使用与体温温度相同的液体,定期检查尿常规、泌尿系彩超等及时发现泌尿道感染、结石等并发症。

3. 肠道管理 实现可预见性、规律、彻底排便。帮助病人建立规律的排便习惯,均衡膳食、摄入足量水和适量膳食纤维调整大便性状为软便;手工排便要轻柔,出现质硬粪块可采用弄碎粪块、甘油润滑等措施小心清除;腹部按摩、手指刺激肛门排便时动作应轻柔;使用经肛灌肠排便时注意避免液体灌入过多、过快,灌肠过程中要注意观察病人反应。

4. 皮肤管理 皮肤管理内容详见本章第六节压力性损伤。

5. 预防性药物使用 对于反复发作的病人,可考虑使用预防性药物减少发作频率和严重程度。这类药物包括 α 肾上腺素受体阻滞药、钙离子拮抗剂等。如特拉唑嗪、坦洛新。手术、膀胱镜、尿流动力学检查等可能诱发 AD 时,可在操作前预防性口服硝苯地平片。

6. 其他处理 保守性措施无效时,可考虑其他治疗策略,如减少传入性刺激,包括肉毒毒素逼尿肌注射、辣椒辣素膀胱灌洗、抗胆碱能药物使用、膀胱尿道括约肌手术。在肛管镜、乙状结肠镜检查前使用肛门括约肌内利多卡因注射可减少 AD 发作。

7. 脊髓损伤女性怀孕与分娩过程中 AD 预防　脊髓损伤女性在怀孕和分娩过程中发生不可控 AD 发作的风险高，在大多数 T$_{10}$ 水平以上脊髓损伤女性中子宫收缩可能仅表现为腹部不适、痉挛加重或 AD 发作。脊髓损伤女性无论经引产或剖宫产在分娩过程中均应充分麻醉，4 级证据研究表明首选硬膜外麻醉，对于大多数 AD 发作病人可能是有效的。

8. 手术中 AD 预防　脊髓损伤病人在局麻或无麻醉下手术有高达 90% 的个体发生 AD。5 级证据水平研究表明全麻或脊椎麻醉可减少术中 AD 的发生。

9. 功能电刺激（FES）训练中 AD 的预防　有报道功能电刺激在康复治疗中可引起 AD 发作，然而皮肤局部麻醉剂对于预防 AD 发作无帮助。在使用 FES 康复训练过程中应该考虑到诱发 AD 发作的可能。

（二）康复护理

尽管部分脊髓损伤病人 AD 发作时无任何症状，但大多数 AD 发作有临床症状，根据这些症状和病人血压明显升高可帮助确定脊髓损伤后 AD 的诊断。AD 的管理包括非药物性与药物治疗首选非药物性措施。如果非药物措施无效，成人收缩压持续维持在 150mmHg 或 150mmHg 以上（青少年 140mmHg、6～12 岁儿童为 130mmHg、5 岁以下儿童 120mmHg），应使用药物控制血压。AD 的处理过程中应密切监测血压和心率，每 2～5min 测量血压一次，直至血压平稳后 2h。可参考表 10-7-2 中列出的流程管理 AD。

表 10-7-2　自主神经反射异常的干预治疗

干预步骤
1. 帮助病人取直立坐位
2. 松开任何紧身衣服或束缚性装置
3. 密切监测血压和心率，每 2～5min 测量一次
4. 如果未留置尿管，进行间歇导尿操作
5. 如果留置尿管，检查尿管是否通畅，必要时冲洗尿管
6. 如果症状仍无改善，收缩压持续维持在 150mmHg 或超过 150mmHg 则开始降压药物治疗
7. 如果症状仍存在，收缩压低于 150mmHg，可手指解除粪块嵌塞
8. 若症状仍存在，需找其他可能的诱发因素

1. 非药物管理　首先，帮助病人坐直，通过诱发体位性血压降低控制血压。同时，松开任何紧身衣服或束缚性装置，如弹力袜、腹带、矫形器或支具等。第二步，去除诱发因素。最常见诱发因素为膀胱、肠道膨胀。检查是否存在膀胱过度充盈，可通过耻骨上触诊或叩诊判断膀胱充盈情况，有条件单位可使用床旁超声检测膀胱充盈量；并询问病人膀胱管理方案及执行情况，如存在漏尿现象或尿流动力学检查提示有逼尿肌过度活动则提示膀胱膨胀可能是此次 AD 发作的主要诱发因素（膀胱充盈量低于 200ml 也有诱发发作的可能）。如果病人留置尿管，应检查是否有尿管堵塞或受压扭曲，可以尝试使用 10～15ml 体温温度的生理盐水轻柔冲洗，或尝试更换导尿管。如果病人没有留置尿管，应该先往尿道内灌注 2% 利多卡因凝胶再插入导尿管。如果没有膀胱膨胀的证据，则应排除粪便嵌塞。如果收缩压小于 150mmHg，应向直肠内灌注 2% 利多卡因凝胶，然后检查是否存在粪便嵌塞，如有粪便嵌塞可用手指轻柔抠出粪块。如果没有膀胱膨胀或直肠粪便嵌塞存在，则需要查找其他可

能的诱发因素,如压力性损伤、下肢静脉血栓、骨化性肌炎等。

2. 药物管理 某些情况下很难确定引起血压急剧升高的诱发因素,非药物措施无效,收缩压仍维持在 150mmHg 或 150mmHg 以上,需要立即药物治疗。应使用起效快、作用维持时间短的抗高血压药物,如硝酸酯类、硝苯地平、卡托普利、哌唑嗪等,可含服或吞服药物。给予降压药物后应密切监测血压,以免出现低血压。

预防 AD 的发生是最有效的治疗措施。

 知识拓展

自主神经反射异常的治疗

硝苯地平是一种二氢吡啶类钙通道阻滞药,常用于高血压、心绞痛治疗,也是迄今为止最常用的治疗自主神经反射异常(AD)的药物。硝苯地平可抑制心肌收缩、舒张外周阻力血管,降低舒张压和收缩压(收缩压可降低 5～10mmHg),血压有时下降非常显著。口服后吸收迅速、完全,碎服或舌下含服硝苯地平片,相对生物利用度基本无差异;肝肾功能不全的病人,硝苯地平代谢和排泄速率降低。口服 15min 起效,1～2h 作用达高峰;舌下给药 2～3min 起效,20min 达高峰。在 AD 急性发作需要药物控制血压时,通常使用"咀嚼和吞咽"10mg 剂量的硝苯地平控制血压。

男性脊髓损伤病人性活动中 AD 的预防与治疗。生育与性行为是男性脊髓损伤病人的重要心理与社会需求。90% 以上的男性病人可以通过振动电刺激等措施实现这一目标。然而,部分病人在性行为活动中仍有发生 AD 的风险,硝苯地平仍是此类情况 AD 急性发作治疗与预防的最佳药物。体格健全的男性在性活动中收缩压可以达到 140～180mmHg,而对于男性脊髓损伤病人 AD 急性发作启动硝苯地平药物干预的收缩压阈值仍需进一步明确。

（杨德刚）

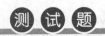 测 试 题

一、名词解释

自主神经反射异常或自主神经反射亢进。

二、填空题

自主神经反射异常的最常见诱发因素为( )、( )。

三、判断题

自主神经反射异常发作时,经非药物措施无效,成人收缩压持续维持 150mmHg 或 150mmHg 以上应该立即使用药物控制血压。( )

四、简答题

自主神经反射异常的预防措施包括哪些?

五、病例分析题

袁某某,男性,52 岁,3 年前工地施工高处坠落致 C_4、C_5 骨折脱位、C_3 脊髓完全性损伤。目前查体:神清,双侧最低正常感觉平面位于 C_3,双侧耸肩有力,双侧肱二头肌、腕伸肌、肘

伸肌、指深屈肌、小指展肌肌力为 0 级，双下肢肌力为 0 级，四肢肌张力增高（改良 Ashworth 2 级），目前留置尿管，每两天排大便一次。目前规律口服酒石酸托特罗定片 2mg bid，一天突然出现双颞部头痛、颜面潮红、胸闷憋气，呼叫 120，测量血压为 170/100mmHg。病人自述其平时血压为 110/60mmHg，近 1 个月来出现多次类似发作。

问题：

（1）该病人目前情况应考虑什么诊断？

（2）120 人员应针对病人病情应采取哪些措施？

第八节　吸入性肺炎

学习目标

> **识记：**吸入性肺炎的定义。
>
> **理解：**理解吸入性肺炎的发病原因。
>
> **运用：**熟练运用吸入性肺炎的预防措施与实施康复护理。

导入案例与思考

> 刘大爷，74 岁，半个月前情绪激动后晕倒，急送医院 CT 示脑出血，经对症治疗后病情稳定。现病人神志清楚，右侧肢体活动不灵，吞咽障碍，留置胃管。病人突然发热至 39℃，X 线为右下肺炎。
>
> （1）病人引起肺炎的可能原因什么？
>
> （2）如何预防吸入性肺炎的发生？

一、概述

吸入性肺炎是任何原因导致的各种不同的异物经喉部进入气管，支气管和肺部，致使细支气管阻塞，造成远端肺组织萎缩，使异物带入的细菌在肺内繁殖，引起肺组织的化脓性炎症改变。吸入性肺炎占护理机构感染事件的 13%～48%，在医院感染中排第二位。吸入性肺炎与吞咽障碍密切相关，大多数吸入性肺炎是由误吸引起的。病人常表现发热、咳嗽、咳痰等典型症状，还可表现不典型的症状，健康状况日益恶化、食欲减退、倦怠不适、活动能力下降、意识障碍、恶心、呕吐、大小便失禁甚至精神错乱等。双肺闻及湿啰音及哮鸣音。严重者发生呼吸窘迫综合征，并伴二氧化碳潴留和代谢性酸中毒。疾病的结局各有不同，与误吸发现和吸入性肺炎的治疗时机有关。对于吞咽障碍病人，显性误吸容易识别，而隐性误吸直到发展为吸入性肺炎后才被察觉，因此需要详细的观察和评估，避免危险因素。

二、发生原因

（一）意识障碍和吞咽障碍

吸入性肺炎是脑卒中病人严重的并发症之一。由于脑卒中后双侧皮质脑干束损害导致假性延髓性麻痹致吞咽困难、饮水呛咳、误吸、吞咽障碍病人口腔自净作用减弱，口腔内代谢物不断积累，细菌增加，易引发吸入性肺炎。病人并发意识障碍导致张口发声下降，咳嗽反射减弱，胃排空延迟，贲门括约肌阀门作用下降，体位调节能力丧失以及抵御咽喉部分泌物及胃内容物反流入呼吸道的能力下降，从而更加导致吸入性肺炎。一旦发生会严重影响神经功能的恢复，甚至导致死亡。

（二）老年病人长期卧床

脑卒中病人多发生中老年人群，卧床时间较长。全身及呼吸道免疫功能减退，组织退行性病变，加之肺部长期受压不利于咳痰，气道堵塞痰液引流不畅，导致肺部感染。

（三）长期辅助呼吸

病人行人工气道支持呼吸时，改变机体生存模式和防御线，上呼吸道直接暴露空气中，完全丧失气体的加温、加湿、过滤作用，天然保护屏障消失，防御功能减弱，呼吸道黏膜极易干燥。如果病室环境管理不到位，温度高、湿度小及人工气道的湿化不够，将在人工气道内或上呼吸道上形成痰痂，阻塞支气管，使气道阻力增大，导致呼吸困难、引起或加重肺部感染、窒息等并发症。肺部感染随气道湿化程度的降低而升高，是医源性感染的主要途径。

（四）侵入性操作

吸痰、滴药、鼻饲等侵入性操作是并发吸入性肺炎的高危因素。鼻饲和鼻饲管的长期刺激造成环状括约肌损伤及功能障碍，在病人呕吐、吸痰时、鼻饲管位置及鼻饲体位不当易发生食物反流，导致吸入性肺炎。喂养滴注的速度和容量影响胃内的压力，并对食管反流造成影响。

（五）体位因素

不正确的进食和睡眠体位也是导致吸入性肺炎的重要因素。

（六）药物使用不当

药物/酒精中毒、镇静剂过量，危重病人使用吗啡和巴比妥，抗精神病药物和抗焦虑药物等使病人的意识状态改变，小剂量的多巴胺对胃肠动力产生不利影响，易发生误吸。

（七）胃肠功能紊乱

胃食管反流、反流性食管炎、气管食管瘘、食管裂孔疝是胃肠功能最常见的误吸危险因素。

（八）口腔清洁卫生不良，菌群失调

口腔或牙科疾病、牙龈炎、慢性疾病及牙齿退化都可以改变口腔菌群和唾液菌群的组成。管饲病人不能经口进食，口腔清洁护理不到位，导致唾液中的菌群生长，唾液和食物混合误吸时，导致肺部的感染。通气装置刺激口腔及黏膜分泌，病人有气管内插管或导管松动之虑，提供优质口腔护理困难，增加误吸的发生率。

三、预防与康复护理

（一）一般护理

加强生命体征及症状的观察，尤其是高龄、并发吞咽障碍和意识障碍病人。应掌握病人的既往史和基础病史，用药情况、饮食、大小便情况。详细做好记录，发现问题及时通知医生，给予相应的治疗与护理。

（二）病室管理

保持室内空气清新，流通。室温 20～30℃，相对湿度 60%～70%。定期开窗通风。减少探视人员，医护人员操作严格执行无菌技术，避免交叉感染。

（三）正确的体位管理

老年、肥胖、吞咽障碍病人在睡眠时采取侧卧位或抬高床头 15°～30°，活动性义齿及时取下，避免堵塞呼吸道，以利于呼吸道的分泌物排出，减少误吸。吞咽障碍病人因延髓及相关脑神经损伤致腭、咽、舌部肌张力下降致舌后坠引起的气道阻塞，抬高床头可减少舌后坠引起的气道阻塞。进食体位推荐床头提高 30°～60° 健侧在下的侧卧位、半坐卧位或端坐位，进食或鼻饲后保持该体位 30～60min。此体位能加速胃的排空，有利于维持胃肠的生理位置，使食物在一定时间内充分消化吸收，避免胃对膈肌及肝脏组织的压迫，有利于病人的呼吸，促进脑部血液循环，改善颅内压，防止因体位过低引起食物反流发生误吸。

（四）翻身拍背

长期卧床无力咳嗽的病人，定时协助翻身叩背。痰液黏稠不易咳出，给予辅助排痰仪、震动排痰叩背、雾化和药物治疗，使痰液震动、稀薄易于咳出。避免因吞咽障碍病人误吸口咽部分泌物及食物造成吸入性肺炎。

（五）咳嗽训练

加强呼吸咳嗽训练，排出呼吸道堵塞物并保持肺部清洁，是呼吸疾病康复治疗的一个组成部分。

1. 采用有效咳嗽法　病人放松舒适体位，深而放松的吸气，短暂闭气，关闭声门，增加胸膜腔内压，迅速打开声门，用力收腹将气体排出，接着急剧双重咳嗽。

2. 诱发咳嗽训练　手法压迫腹部协助产生较大的腹压，诱发咳嗽动作。

（六）有效的排痰

1. 主动排痰　保持呼吸道通畅，对意识清醒的病人指导有效咳嗽排痰。

2. 被动排痰　吸痰是减少反流和误吸的有效手段，吸痰的时机与吸入性肺炎病程进展有十分密切的关系。

（1）翻身、拍背、吸痰等工作在病人空腹时或餐前进行，餐中或餐后半小时内尽量不吸痰，一小时之内不翻身。

（2）吸痰前后给予病人加大氧流量，过程中严格无菌操作。

（3）避免吸痰管反复上下抽吸刺激呼吸道黏膜，减少吸痰造成的误吸，增加吸入性肺炎的概率。

（4）吸痰后观察病人有无痰鸣音、心率和血氧饱和度情况。

（七）饮食护理

1. 吞咽困难是导致误吸、吸入性肺炎的主因，占整体发生率的80%。入院 24h 内进行吞咽功能筛查。根据筛查结果进行相应摄食指导，包括食物的种类、性状、进食方法、一口量等，同时选择低盐低脂、高维生素、易消化的食物。

2. 向病人及家属进行宣教，进餐时注意力集中，周围环境安静。

3. 留置胃管病人，鼻饲前应确定胃管是否在胃内，胃残留小于 100ml 才可使用鼻饲。鼻饲液温度保持在 37～40℃。每次鼻饲 200～300ml，缓慢推注。使用鼻饲泵的病人起始推注速度为 20～40ml/h，逐步调整到 80～100ml/h。一次摄入量过多或过快，会导致病人恶心、呕吐、反流、误吸造成吸入性肺炎。

（八）吞咽功能训练

吞咽障碍病人积极进行间接摄食训练，提高口腔颜面肌及咽部肌肉力量，如咽部冷刺激训练、舌操、唇部力量训练、声门上吞咽、空吞咽、点头吞咽等。为防止误吸与窒息造成吸入性肺炎，需做好吞咽障碍的基础训练。

对于中、重度吞咽障碍者，经过基础训练产生一定的吞咽能力后方可进行摄食训练。如食物性状的选择，开始选择食物密度及性状均一、湿润、适当黏度不易松散。遵循先从糊状开始、依次为胶冻状、流食、固体状、水、水和固体混合。进行摄食训练时，一口量过多会导致食物从口中漏出和咽部残留引起误咽；一口量过少会因咽部刺激强度不够而难以诱发吞咽反射。喂食的食具可选择薄而小的勺子，大约容量5ml。从健侧喂食，尽量将食物放在舌根以利于吞咽。用杯子饮水需要仰头吞咽及颈部过于伸展则会加重对液体误吸的机会，因此，使用水杯可以采用杯沿一侧高一侧低的特制杯子，或者带有切口的纸杯，有助于防止颈部过于伸展避免误咽而减少误吸。

（九）加强口腔护理

吞咽障碍病人口腔分泌减少，抗病能力减弱，细菌在口腔内定植。病人吞咽、咳嗽反射障碍极易将食物残渣、口腔内致病菌随唾液误吸到肺内。因此高质量精致的口腔护理是预防吞咽障碍病人并发吸入性肺炎的保证。每餐前后及临睡前都要进行一次口腔护理，根据病人口腔培养结果选择漱口液，没有感染的病人可采取温开水或生理盐水漱口。

（十）心理护理

做好病人及家属的心理疏导工作。患吞咽障碍的病人因咳嗽反射功能减退易并发吸入性肺炎，病人心理精神压力大，表现为急躁、自卑、抑郁。加强护患沟通，尽量满足病人需要，了解治疗护理方案，减少不安情绪。配合治疗。

（十一）预防感染、积极治疗

在各项护理操作中遵守无菌操作流程，认真执行消毒隔离制度是预防院内感染的有效措施。尤其加强使用呼吸机、气管切开、鼻导管、氧气雾化装置的消毒处理是减低肺部感染的重要措施。将高龄、有基础疾病的病人作为重点观察对象，观察生命体征的变化，及时配合各项检查，如胸部X线检查，血常规、痰液的病原学检查等。

吸入性肺炎的抗生素的选用依据病原体使用，常用方法为气管吸出物、脓胸液体的定量培养。在社区发生的获得性肺炎，一般为厌氧菌感染。但医院内吸入肺炎涉及多种微生物，包括革兰氏阴性菌、金黄色葡萄菌及厌氧菌，这些微生物在痰培养中发现，体外药敏实验有助于抗生素的选择。其次，再辅以超声雾化吸入、纤维支气管镜及理疗，增强抵抗力，控制感染，促进炎症吸收，缓解症状，缩短病程，防止并发症。

知识拓展

海姆利希手法

海姆利希手法即海姆利希腹部冲击法。急性呼吸道异物堵塞在生活中并不少见，由于气道堵塞后病人无法进行呼吸，故可能致人因缺氧而意外死亡。海姆利希手法（Heimlich Maneuver）也称为海姆利希腹部冲击法，是美国医生海姆利希先生发明的。1974年他首先应用该法成功抢救了一名因食物堵塞呼吸道而发生窒息的病人，从此该法在全世界被广泛应用，拯救了无数病人，其中包括美国前总统里根、纽约前任市长埃德、著名女演员伊丽莎白·泰勒等。因此该法被人们称为"生命的拥抱"。

（张红云）

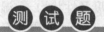

一、名词解释

吸入性肺炎

二、填空题

进食体位推荐床头提高 30°～60°（　　　）的侧卧位、半坐卧位或坐位，进食或鼻饲后保持该体位（　　　）。防止因体位过低引起食物反流发生误吸。

三、判断题

口腔护理是预防吞咽障碍病人并发吸入性肺炎的保证。（　　　）

四、简答题

有效咳嗽训练是什么？

五、病例分析题

病人，男性，70 岁，脑出血恢复期，吞咽障碍鼻饲饮食，2d 前出现体温增高，咳嗽，痰多不易咳出，X 线示右下肺炎症，诊断为吸入性肺炎。请分析如何指导病人正确排痰和给予的病人护理措施？

第九节　泌尿系统感染

学习目标

识记：泌尿系统感染定义、分类及防治感染发生的主要康复护理措施。

理解：泌尿系统感染的主要评定内容。

运用：泌尿系统感染的健康教育内容。

导入案例与思考

病人女性，50 岁，寒战高热一天，体温 40℃，右侧肾区叩痛（+），尿常规比重 1.025，白细胞（+++），白细胞管型 0～1/HP，红细胞+，蛋白+。

（1）病人的可能诊断是什么？针对病人病情应配合医生采取哪些护理措施？

（2）为了尽快选用有效的治疗药物，最应采用何种检查？检查过程中注意什么问题？

（3）在治疗过程中护士应重点观察什么内容？

一、概述

(一) 定义

1. **泌尿系统感染**　泌尿系统感染又称尿路感染(urinary tract infection,UTI),是肾脏、输尿管、膀胱和尿道等泌尿系统各个部位感染的总称,是尿路上皮对细菌侵入的炎症反应,通常伴随有细菌尿和脓尿。

2. **细菌尿**　正常尿液是无菌的,如尿中有细菌出现,称为细菌尿。细菌尿定义本身包括了污染。因此,应用"有意义的细菌尿"来表示尿路感染。

3. **无症状菌尿**　无症状菌尿指病人无尿路感染症状,但中段尿培养连续两次(同一菌株),尿细菌数 $> 10^5$ CUF/ml,即"有意义的细菌尿",CFU 即菌落形成单位(colony-forming units)。

4. **脓尿**　脓尿指尿中存在白细胞,通常表示感染和尿路上皮对细菌入侵的炎症应答。

(二) 分类

根据感染发生部位,临床分为上尿路感染(肾盂肾炎为主)和下尿路感染(主要是膀胱炎)。

根据病程分急性感染和慢性感染。

依据两次感染之间的关系可以分为孤立或散发感染(isolated or sporadic infection)和复发性感染(recurrent infection)。复发性感染可以进一步分为再感染(reinfection)和细菌持续存在(bacterial persistence):再感染指外界细菌再次侵入泌尿系统引起的新的感染;细菌持续存在指复发性感染由存在于泌尿系统中的同一细菌再次发作产生,也称为复发(relapse)。

根据有无尿路功能或结构异常,又可分单纯性尿路感染和复杂性尿路感染。单纯性尿路感染是指发生于泌尿系统的解剖结构功能正常而又无糖尿病或免疫功能低下等合并症病人的尿路感染,短期抗菌药物治疗即可治愈,通常不会对肾脏功能造成影响。复杂性尿路感染是指尿路感染伴有增加感染或治疗失败风险的其他疾病,例如泌尿生殖道的结构或功能异常,或肾功能不全、移植肾、糖尿病、免疫缺陷等其他潜在疾病。临床护理过程中由于留置导尿管或间歇导尿而引起的泌尿系统感染属于复杂性尿路感染。

根据病人有无临床症状可分为无症状菌尿和症状性尿路感染。

(三) 流行病学

尿路感染是仅次于呼吸道及消化道的感染性疾病。在美国,每年因尿路感染就诊的门诊病人超过 700 万,住院病人约 100 万,而尿路感染致休克而死亡者在所有因感染致死者中居第 3 位;在我国尿路感染约占院内感染的 20.8%～31.7%。尿路感染是人类健康所面临的最严重的威胁之一。

(四) 临床表现

1. **膀胱炎**　膀胱炎约占尿路感染的 60%,病人主要表现为尿频、尿急、尿痛等膀胱刺激症状,伴耻骨上不适,一般无全身毒血症状,常有白细胞尿,30% 有镜下血尿,偶有肉眼血尿。

2. **急性肾盂肾炎**　急性肾盂肾炎临床表现因炎症程度不同而差异较大,多数起病急骤,表现如下:

(1) 全身表现:常有寒战、高热,伴有疼痛,全身酸痛、无力、食欲减退。轻者全身表现较少,甚至缺如。

（2）泌尿系统表现：常有尿频、尿急、尿痛等膀胱刺激症状，多伴有腰痛或肾区不适。肋脊角压痛和/或叩击痛。可有脓尿和血尿。部分病人可无明显的膀胱刺激症状，但以全身症状为主，或表现为血尿伴低热和腰痛。

（3）并发症：较少，当细菌毒力强，合并尿路梗阻或机体抵抗力下降时可发生肾乳头坏死和肾周脓肿。前者主要表现为高热、剧烈腰痛和血尿，可有坏死组织脱落随尿排出，发生肾绞痛；后者除原有肾盂肾炎症状加重外，常出现明显单侧腰痛，向健侧弯腰时疼痛加剧。

3. 无症状性菌尿　无症状性菌尿又称隐匿型尿路感染，有真性菌尿但无尿路感染的症状，多见于老年人、孕妇和神经源性膀胱病人。

（五）体格检查

除一般查体外，应进行全面的泌尿系统体检，男性病人行外生殖器和直肠指诊检查。

急性膀胱炎病人可有耻骨上区压痛，但缺乏特异性。发热、心动过速、肋脊角压痛对肾盂肾炎的诊断特异性高。

盆腔和直肠检查对鉴别是否同时存在合并疾病有意义。女性患慢性、复发性、难治性尿路感染时必须行盆腔检查。

当病人存在不明原因的发热、严重的低血压、感染中毒性休克时，要考虑存在肾盂肾炎的可能。

（六）实验室检查

1. 尿常规　尿常规检查包括尿液理学检查、尿生化检查和尿沉渣检查。不同单位使用的检查方法不同，应用最普遍的是尿液的干化学分析仪检查和尿沉渣人工镜检。

（1）尿液的理学检查：尿液外观混浊对诊断症状性菌尿的敏感性为 90.4%，特异性为 66.4%。

（2）尿生化检查：用于诊断尿路感染的敏感性较低，阴性结果对除外尿路感染的特异性较高。

尿液生化检查包含 8～11 项检查，其中与尿路感染相关的常用指标包括：

1）亚硝酸盐（nitrite, NIT）：正常值为阴性。阳性见于大肠埃希菌等革兰氏阴性杆菌引起的尿路感染，尿液中细菌数 $>10^5$/ml 时多数呈阳性反应，阳性反应程度与尿液中细菌数成正比。应注意尿中有大量淋巴细胞时该结果为阴性。

2）白细胞酯酶（leukocyte esterase, LEU）：正常值为阴性，尿路感染时为阳性。

3）尿蛋白：正常定性为阴性，定量 <100mg/24h。尿路感染可有蛋白尿，通常 <2g/24h。

（3）尿沉渣显微镜检：有症状的女性病人尿沉渣显微镜检诊断细菌感染的敏感性 60%～100%，特异性 49%～100%。应注意，尿检没有 WBC 不能除外上尿路感染，同时尿 WBC 也可见于非感染性肾疾病。

2. 尿培养　治疗前的中段尿标本培养是诊断尿路感染最可靠的指标。

美国感染疾病学会和欧洲临床微生物学和感染疾病学会规定的尿路感染细菌培养标准为：急性非复杂性膀胱炎中段尿培养 $\geq 10^3$CFU/ml；急性非复杂性肾盂肾炎中段尿培养 $\geq 10^4$CFU/ml；女性中段尿培养 $\geq 10^5$CFU/ml、男性中段尿培养或女性复杂性尿路感染导尿标本 $\geq 10^4$CFU/ml。

3. 影像学检查　尿路感染病人通常不需要进一步的影像学检查。反复发作的尿路感染、复发性肾盂肾炎、合并无痛血尿或怀疑合并有泌尿系结石或梗阻时，推荐进行进一步的影像学检查。

泌尿系超声作为首选项目,可以发现合并的尿路梗阻、积脓、结石等病变。在超声有阳性发现时,可进行电子计算机断层扫描检查(computed tomography,CT),CT 是进一步明确病变的有效检查,优于核磁。

尿路平片和静脉尿路造影可以发现上尿路结石和畸形。

根据疾病具体情况可以考虑选择膀胱镜等相关检查。

二、发生原因

(一)尿路感染的病原微生物

尿路感染的病原微生物主要是细菌,极少数为病毒、真菌、衣原体、支原体及滴虫等。革兰氏阴性杆菌为尿路感染最常见的致病菌,其中大肠埃希菌约占全部尿路感染的 80%~90%,其次为变形杆菌和克雷伯杆菌。5%~10% 的尿路感染由革兰氏阳性细菌引起,主要是粪链球菌和凝固酶阴性的葡萄球菌(柠檬色和白色葡萄球菌)。

临床上尿路感染常常为单一细菌感染,但在长期使用抗生素或免疫抑制剂治疗、长期留置尿管或输尿管插管以及机体抵抗力差、泌尿器械检查者,可见多种细菌混合感染、厌氧菌及真菌感染。

> **知识拓展**
>
> 尿路感染最常见的细菌为大肠埃希菌,大肠埃希菌具有 O、H、K 三种抗原,具有大量 K 抗原的大肠埃希菌容易引起肾盂肾炎。大肠埃希菌表面的 P 型菌毛是引起肾盂肾炎最重要的毒素因子,可以与膀胱黏膜上的甘露糖受体结合,使细菌在膀胱内立足,生长繁殖,引发感染,菌毛也可以介导细菌对细胞的入侵。细菌进入膀胱引起膀胱炎后,可影响膀胱输尿管连接处的功能,导致膀胱输尿管反流,促使感染尿液逆流而上。细菌释放的内毒素可作用于输尿管平滑肌,使其蠕动减弱,致输尿管尿液淤滞,管腔内压力升高,形成生理性梗阻。最后细菌可逆行而上进入肾盂。细菌在膀胱壁上形成生物膜,导致对抗菌药物敏感性差、常规细菌培养困难及病程延长和容易复发。

(二)感染途径

1. 逆行感染 逆行感染是指病原菌由尿道逆行道膀胱,甚至输尿管、肾盂引起的感染,约占尿路感染的 15%。多发生于尿道插管、尿路器械检查感染、生殖器感染、性生活后,全身抵抗力低下及尿流不畅者更易发生。

2. 血行感染 血行感染是指病原菌通过血液循环到达肾脏和尿路其他部位引起的感染。约占尿路感染的 3%。多继发于全身败血症或菌血症,见于患有慢性疾病或接受免疫抑制剂治疗的病人。常见致病菌有金黄色葡萄球菌、假单胞菌属、沙门菌属、白色念珠菌及结核分枝杆菌等。

3. 直接感染 直接感染是指外伤或泌尿系统周围脏器的感染性炎症时,病原菌直接侵入的泌尿系统引起的直接感染。

4. 淋巴道感染 下腹部和盆腔器官的淋巴管与肾脏毛细淋巴管吻合支相连。相应器官感染的病原菌可经此路感染肾脏。

（三）尿路感染的基础疾病/易感因素

1. 尿路梗阻　各种原因（前列腺增生症、狭窄、肿瘤、结石、异物等）引起的尿路梗阻是尿路感染的最易感因素，合并尿路梗阻者尿路感染发生率是正常人的 12 倍。此外，膀胱输尿管反流、妊娠（2%～8% 的妊娠妇女）时增大子宫压迫和分泌增多的黄体酮抑制输尿管蠕动引起的尿液排泄不畅等也是引起尿路梗阻的主要原因。

2. 医疗器械操作　导尿、留置尿管、膀胱镜、输尿管插管以及逆行尿路造影等均可损伤泌尿道黏膜，并可将病原菌直接带入而引起尿路感染。

3. 机体抵抗力低下　长期卧床、合并糖尿病等慢性疾病、免疫功能不全或长期应用免疫抑制剂容易发生尿路感染。而长期高血压、高尿酸血症、高钙血症等造成的肾间质损伤，局部抵抗力低下者也容易发生尿路感染。

4. 神经源性膀胱　支配膀胱的神经功能障碍，如脊髓损伤、糖尿病、多发性硬化等疾病，因排尿功能障碍、残余尿增多或长时间的尿潴留或应用导尿管引流尿液等导致感染。

5. 性别和活动　女性尿道短（4cm）而宽，距离肛门较近，而女性尿道括约肌作用弱及尿道口与阴道口距离近而易损伤、感染等，因此更易发生尿路感染。在年轻女性，单纯性尿路感染最重要的危险因素是性生活活跃或近期有性生活，这是一个独立的危险因素。有多项研究表明，雌激素水平降低是绝经后女性尿路感染的危险因素。其他潜在的危险因素包括应用避孕药进行节育、性生活后未及时排尿、穿紧身内裤、排便后的卫生习惯，使用盆浴以及非分泌型体质等。成年女性尿路感染的发生率为男性的 8～10 倍。男性前列腺增生、包皮过长、包茎也是尿路感染的诱发因素。

6. 遗传因素　有尿路感染的家族史（直系女性亲属）等也是潜在的危险因素，越来越多的证据表明宿主的基因影响尿路感染的易感性。由于遗传而致使尿路黏膜局部防御能力降低，如尿路上皮细胞 P 菌毛受体的数目增多，可使尿路感染的危险性增加。

三、预防与康复护理

（一）原则及目标

康复护理的原则是以抗感染为主，纠正其他易患因素为辅，同时通过各种措施加强全身营养，提高机体免疫力。康复护理目标为减轻临床症状、减少肾功能损害、改善日常生活活动能力、提高生活质量。

（二）感染期间的治疗及护理

1. 一般治疗

一般治疗包括降温等对症治疗、多饮水及生活方式的调整等。

（1）饮食护理：给予清淡、营养丰富、易消化食物。高热者注意补充水分，同时做好口腔护理。

（2）休息和睡眠：增加休息和睡眠，为病人提供一个安静、舒适的环境，加强生活护理。

（3）观察病情：监测体温、尿液性状的变化，有无腰痛加重。高热持续不退或体温升高等情况，警惕肾周积脓、肾乳头坏死等并发症发生，需及时通知医生。

（4）物理降温：高热病人可采用冰敷、酒精擦浴等措施进行物理降温。

2. 抗菌药物治疗　抗菌药物治疗是尿路感染的主要治疗方法，遵医嘱给予抗菌药物，注意药物用法、剂量、疗程和注意事项。

通常推荐根据药敏试验选择用药,所以需在使用抗生素前留取中段尿培养及药敏,在药敏结果未出来前可以对有尿路感染的病人首先施行经验性抗菌药物治疗。

知识拓展

由于抗菌药物应用的不规范,细菌的耐药性逐渐增强。国内资料显示大肠埃希菌临床分离株对氟喹诺酮类、庆大霉素和哌拉西林的耐药率近50%或以上。国外报道有50.1%和22.1%的革兰氏阴性杆菌对氨苄西林和复方磺胺甲噁唑耐药,而对左氧氟沙星和环丙沙星的敏感性较高达到91.9%。在社区脊髓损伤截瘫病人中,大约24%对左氧氟沙星耐药,对氟喹诺酮类药物耐药的革兰氏阴性杆菌在长期应用抗菌药物的病人中较为普遍存在,复杂的尿路感染致病菌更容易产生耐药现象。所以在治疗泌尿系感染时需选用敏感的抗生素,并且足量、足疗程使用,避免药物耐药的发生。

对于以下特殊情况下的无症状菌尿病人不需要常规抗菌药物治疗,可嘱病人调节生活方式,多饮水,密切观察病情变化。

(1)非妊娠女性的无症状菌尿病人。

(2)老年人无症状菌尿病人。

(3)患糖尿病的女性,健康的男性,有长期护理设备;留置导尿管、肾脏造瘘管或输尿管支架管;脊髓损伤的病人。

3.手术治疗 在适当时机针对感染病灶或引起感染的病因实施相应的手术治疗。

4.中医治疗 目前应用于临床治疗的中药种类很多,可通过口服中药抗炎抗感染,提高机体免疫力,减少膀胱炎的复发。

(三)预防感染发生的康复护理措施

泌尿系感染诊断治疗指南中指出,尿路感染占院内感染的比例高达40%,为院内感染首位,约80%的尿路感染与留置导尿管有关,而接近25%的住院病人由于各种原因曾在医院内进行过导尿。因此在本章节将重点介绍导管相关的尿路感染的康复护理措施。

1.导尿管相关尿路感染的预防措施

(1)限制不必要的导尿

1)必须要在有留置导尿指征的情况下才实施留置导尿;尿失禁病人不宜通过留置导尿来解决,除非其他解除尿失禁的方法都无效且病人要求时方选择留置导尿。

2)需要有医生的书面医嘱,方可实施留置导尿。

3)对于术后病人,可以考虑使用便携式膀胱超声仪确定是否需要实施导尿。

(2)及时拔出导尿管

1)如果不需要继续留置导尿时,应尽快拔除尿管以降低发生导尿管伴随无症状菌尿或尿路感染的风险。

2)护士应该考虑提醒医生及时拔除导尿管,以减少不适当的导尿和降低导尿伴随尿路感染的发生。

2.留置导尿管的护理

(1)留置导尿管的正确维护

1)无菌操作留置导尿管后,保持引流系统的密闭性。

2）避免导尿管及引流管的扭曲、打折,保持引流的通畅。

3）集尿袋始终低于膀胱水平。

4）排放集尿袋中尿液时,要遵循无菌操作原则,防止尿袋开放活塞接触未灭菌的容器。

5）更换导尿管及集尿袋,不推荐固定更换的时间间隔,指南推荐依据临床指征进行更换,例如发生感染、梗阻等。

6）避免常规使用抗生素来预防导尿管相关性尿路感染。

7）除非可能发生膀胱及前列腺手术后出血,应尽可能避免使用膀胱灌注冲洗的方法。

8）在病人拔除导尿管前,无需夹闭导尿管。

（2）留置导尿管的日常护理

1）向病人及家属讲解留置导尿的目的和护理方法,使其认识到避免发生尿路感染的重要性。

2）对每名病人都要建立个人护理方案,以尽量减少阻塞和导管结垢问题。

3）每日为病人使用黏膜安尔碘或碘伏等会阴护理2次。

4）鼓励病人多饮水,达到内冲洗的目的。发现尿液混浊、沉淀、有结晶时应及时给予膀胱冲洗。

5）病人离床活动时应妥善固定尿管及集尿袋,有条件使用抗反流尿袋,防止尿液逆流。

6）导尿管和引流袋接口部位无需使用复杂装置或用胶带固定。

7）每天评估留置导尿管的必要性,不需要时尽早拔除导尿管,尽量缩短留置导尿时间。

8）尿液引流不畅时,若是管道扭曲或打折,及时予以纠正。

（3）留置导尿管的尿液标本采集护理

1）采集尿标本时严格执行无菌原则。

2）如果只需要少量标本(如尿常规、尿培养)进行检测时,应在使用消毒剂消毒导尿管接头后,用去针头的注射器从导尿管接头处抽吸尿液。

3）如需大量尿液标本时,可更换新的尿袋,自尿袋中抽取尿液。

4）怀疑尿路感染病人,留取尿液标本应在抗感染治疗之前。

5）尿路感染后,尿液标本应从新置的导尿管中获得。

6）长期导尿病人留取尿标本时建议在更换导尿管后再进行。

3. 留置导尿管的替代护理措施

（1）对于能够配合、没有尿潴留、膀胱出口阻塞的男性尿失禁病人,可采用外部集尿器如阴茎套的方法替代留置导尿;对于女性尿失禁的病人可以采用尿垫等方法。

（2）对于满足间歇导尿条件的病人可尽早采用间歇导尿短期或长期替代留置导尿管。

4. 心理护理　常采用的方法有支持性心理护理、认知康复护理等。对于尿路感染者,护理者可通过与病人沟通,对病人指导、安慰及疏导来减轻病人焦虑、忧郁、沮丧的情绪,并可帮助病人缓解心理压力,解决病人所面临心理障碍,正确地认识疾病,树立战胜疾病的信心,配合治疗。

5. 健康宣教　尿路感染病因明确,经积极治疗及护理后大多数可治愈,但容易复发。因此,在临床护理过程中,要认真开展病人及家属健康教育,使病人及家属了解疾病的易发因素,采取积极的预防措施,防止其复发。对于神经源性膀胱导致的尿路感染,应尽可能查明原因,排除高压膀胱以及膀胱输尿管反流等因素。

告知病人如何正确认知尿路感染的症状，帮助病人了解尿路感染及其危害性。告知病人如何采集、储存和检验尿液、各种可供选择的治疗方法、疾病预防知识、各种泌尿系检查的目的和原因、疾病的预后。对需长期治疗和随访的病人解释原因和具体时间安排。

对尿路感染病人的一般教育包括足量饮水、不要憋尿、勤换内裤和卫生巾、使用棉质内裤、从前向后擦肛门、性交前后男女均应清洗会阴区、性交后立即排尿以及在性交时充分使用润滑剂防止阴道干燥等。

日常生活中注意合理饮食，补充维生素，经常食用利尿水果，如冬瓜、西瓜等。新鲜的蔬菜与水果有一定的利尿作用，对清除尿路感染有好处。同时在疾病允许的情况下，要坚持不懈开展体育运动，如跑步、体操等，让血脉活络，增加泌尿系统血液循环，也就增强了御病能力。

（丛惠伶　高丽娟）

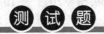

一、名词解释

1. UTI

2. 尿路逆行感染

二、单选题

1. 预防导管相关泌尿系感染的不正确护理措施是（　　）

　　A. 坚持无菌原则　　　　　　　　　B. 常规使用抗菌药物

　　C. 每日评估拔除尿管的必要性　　　D. 不把膀胱冲洗作为常规措施

2. 泌尿及男性生殖系感染的预防措施包括（　　）

　　A. 终止感染途径　　　　　　　　　B. 多饮水

　　C. 注意会阴部清洁　　　　　　　　D. 以上都是

3. 上尿路感染最常见的致病菌是（　　）

　　A. 大肠埃希菌　　　　　　　　　　B. 铜绿假单胞菌

　　C. 变形杆菌　　　　　　　　　　　D. 葡萄球菌

三、X型题

1. 导尿管伴随性尿路感染的常见症状（　　）

　　A. 急性血尿　　　　　　　　　　　B. 盆腔不适

　　C. 尿管拔出后尿痛、尿急、尿频　　D. 无其他明确原因发热、寒战

　　E. 无明确原因的全身乏力

2. 何种无症状菌尿病人不需要抗生素治疗（　　）

　　A. 妊娠女性的无症状菌尿病人　　　B. 老年人无症状菌尿病人

　　C. 糖尿病女性病人　　　　　　　　D. 留置导尿管、肾脏造瘘或输尿管支架管

　　E. 脊髓损伤的病人

四、简答题

1. 泌尿系感染分为哪几类？

2. 简述留置导尿管的正确维护。

第十节　异 位 骨 化

学习目标

识记：异位骨化的定义。

理解：引起异位骨化的原因。

运用：异位骨化的预防与护理措施。

导入案例与思考

病人，男性，26岁，脊髓损伤恢复期。2017年10月19日工作中不慎从高空坠落，双下肢运动感觉障碍。急送至当地医院，诊断为"胸11不完全性脊髓损伤"，经对症治疗后于2018年1月转往康复医院进行康复治疗。目前病人双上肢运动自如，双下肢瘫痪，运动、感觉功能障碍，右髋关节处有明显肿痛，关节活动受限。小便间歇导尿2次/d。大便便秘，需借助开塞露辅助排出。饮食、睡眠正常。

(1) 病人目前现存的并发症是什么？

(2) 预防及护理措施是什么？

一、概述

异位骨化是机体在正常骨骼系统之外（通常是软组织）形成成熟骨组织的病理现象，根据其形成原因可分为原发性和获得性两大类。原发性异位骨化即进行性纤维发育不良性骨化，它是一种常染色体显性遗传性疾病。获得性异位骨化则继发于严重创伤（如肌肉损伤、骨折脱位、关节大手术、脊髓炎、脑炎及脑和脊髓系统损伤等）。异位骨化若发生在关节部位，可导致关节周围肿胀、疼痛，神经受压及关节活动障碍等；若发生在脊柱周围，可导致脊柱活动受限、脊髓受压损伤等。

异位骨化的发生率为10%～20%，而其中能导致关节僵直的不足10%。男性多发。好发部位是髋关节，其次是肘、膝、肩，几乎不累及腕、踝、手、足等小关节。

二、发生原因

异位骨化的发病原因及机制仍不清楚，多发生于脑外伤、脊髓损伤、烧伤或关节创伤的病人。异位骨化的形成必须具备3个条件：成骨的前体细胞、诱导因素和适宜的骨形成环境。典型的异位骨化往往先形成成熟的包壳，目前认为异位骨化的成骨细胞起源于软组织的间充质干细胞。尽管异位骨化的发生机制仍不十分清楚，但目前有下列理论假说。

1. 遗传学说　某些个体存在基因倾向，该机制可部分解释为何并非所有外伤病人都出现异位骨化。

2. 微小外伤学说　脑外伤、脊髓损伤病人，创伤后关节功能障碍的病人，肢体痉挛或康复治疗时反复的被动活动会造成关节周围软组织的微小损伤,导致反复出血机化,引发异位骨化。

3. 神经系统调节异常学说 脑外伤病人,由于中枢神经和交感神经系统调节异常,导致骨吸收和形成失衡。

4. 局部微循环学说 研究发现,截瘫病人的局部微循环发生改变,导致关节周围软组织缺氧,可能与异位骨化的发生有关。

5. 其他 感染学说、长期制动学说、局部血肿机化学说、中枢神经损伤后过度换气学说等。

三、预防与康复护理

(一)基础护理

1. 加强皮肤护理,建立床头翻身记录,预防压伤的发生,翻身时动作宜轻柔,避免损伤关节周围皮肤。

2. 保持床单、衣服、被子清洁、干燥,遇尿失禁的病人,男性病人可用尿套,女性病人可采用便盆定期接尿、并随时保持会阴部清洁。

3. 高热者根据医嘱及时给予降温处理。

(二)专科护理

1. 借助康复器具同康复师一起进行专科康复护理。

2. 脑外伤病人由于神志不清和或肢体偏瘫在早期康复护理中注重抗痉挛体位摆放。

3. 关节被动运动可以防止关节挛缩,保持关节活动度,促进局部血液循环。病人生命体征平稳后,由医生、护士帮助病人将肢体摆于功能位,对全身各个关节、各个轴位进行活动,尤其是患肢,每天按摩2或3次,对每个关节、每个轴位运动5～8遍,动作轻柔,在全范围内活动。循序渐进,逐渐增加活动量。

(三)安全护理

1. 指导病人进行主动被动活动时动作轻柔,以免造成肌肉组织损伤,形成异位骨化。

2. 积极预防病人烫伤、摔伤,床边应加床栏保护,乘坐轮椅时及时刹闸,系好安全带,以保证病人的安全,防止意外伤害的发生。

3. 若有感染或创伤的发生,应及时给予换药,保持创面清洁干燥,同时根据病情需要,适当选用抗生素,以利于机体恢复。

(四)心理护理

1. 病人因病程长,致残率高,容易引起紧张、焦虑、烦躁的情绪,甚至产生轻生的念头,这些不良刺激会使病人失去康复的信心。

2. 在康复护理的过程中,医护人员说话应轻柔,有亲和力,随时关心病人,及时与病人沟通,掌握心理状态,积极主动地给予心理疏导,消除不良的情绪刺激。

3. 安慰病人,使他们尽快地接受现实,适应角色的转变。

4. 调动病人的所有社会支持系统,协助病人重塑生活的勇气,保持良好稳定的情绪状态,积极配合医护人员进行康复训练。

> **知识拓展**
>
> **异位骨化与骨化性肌炎的区别**
>
> 1. 异位骨化在软组织出现成骨细胞，并形成骨组织，在关节周围的软组织中形成新骨。
>
> 2. 骨化性肌炎是指肌肉组织由于损伤或者出血，导致组织机化，形成硬结和挛缩。一般有明确的局部损伤史。局部疼痛不一定很明显，但有一定程度的活动受限。骨化性肌炎未必在关节周围，而是比较集中在肌肉内。

（白晓丽）

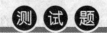

一、名词解释
异位骨化

二、填空题
1. 异位骨化的形成必须具备3个条件：（　　　）、（　　　）和（　　　）。
2. 异位骨化的好发部位是（　　　），其次是（　　　）、（　　　）、（　　　），几乎不累及（　　　）、（　　　）、（　　　）、（　　　）等小关节。

三、判断题
医护人员给病人进行被动训练时，动作宜轻柔，需循序渐进，逐渐增加活动量。（　　　）

四、简答题
目前异位骨化发生机制有哪些理论假说？

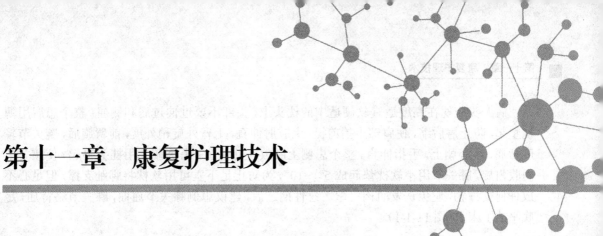

第十一章　康复护理技术

第一节　体 位 管 理

学习目标

识记： 识记良肢位和功能位摆放的定义。

理解： 理解体位摆放的目的。

运用： 根据不同疾病运用良肢位、功能位的摆放方法。

一、概述

体位是指人的身体姿势和位置，通常在临床上是指根据治疗、护理及康复的需要，所采取并能保持的身体姿势和位置。在康复护理中，护士根据疾病的特点，协助病人摆放正确、舒适的体位。体位摆放技术包括良肢位、功能位等预防或对抗痉挛姿势出现的体位。

（一）良肢位

良肢位是拮抗痉挛模式，预防或减轻痉挛出现所采取的治疗性体位。脑卒中病人急性期时，患侧肢体呈迟缓状态；急性期过后，病人逐渐进入痉挛状态。患侧上肢以屈肌痉挛占优势，患侧下肢以伸肌痉挛占优势。良肢位正确的摆放可防止或对抗痉挛姿势的出现，促进对患侧的识别与认识，有效预防肩关节半脱位、关节挛缩、肌肉萎缩、防止骨盆后倾和髋关节外展、外旋，早期诱发分离运动。良肢位贯穿于康复治疗的全过程，是康复护理中重要的技术，常见仰卧位、患侧卧位、健侧卧位和床上坐姿。

（二）功能位

指当肌肉、关节功能尚未恢复时，必须使肢体处于发挥最佳功能活动的体位。目的是卧床阶段正确的体位摆放，有利于预防压力性损伤、关节挛缩、痉挛的发生。

二、操作方法

（一）良肢位

1. 卧姿

（1）仰卧位：该体位因其支撑面积大有安全感病人容易接受，但该体位受颈紧张性反射和迷路反射的影响，极易激发异常反射活动，从而强化了患侧上肢的屈肌痉挛和下肢的伸肌痉挛。同时易导致骶尾部足跟压力性损伤的发生，该体位作为一种替换体位在病人需要时采用。

病人头应枕在高度适宜软硬适中的枕头上，头部不要过伸过屈和侧屈；整个患肩用薄枕垫起，防止肩后缩，使肩部上抬前挺，上肢肘伸直，上臂外旋稍外展，前臂旋后，腕关节轻度背屈，掌心朝上，手指伸直，整个患侧上肢放在枕头上；患侧髋部用枕头垫起，使髋关节内收内旋，膝关节用小软枕垫起成 5°～10°，为防止足下垂可用软枕将脚趾支撑，但足心不放任何支撑物，避免诱发肌肉痉挛。急性期之后，建议患侧膝关节屈曲，踝关节略背屈，足底平放于床上（图 11-1-1）。

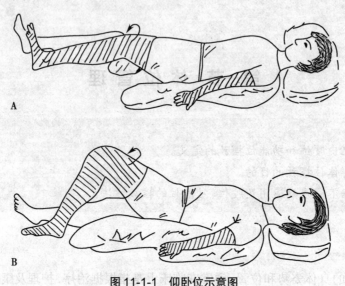

图 11-1-1　仰卧位示意图

（2）患侧卧位：该体位增加患肢感觉刺激，使整个患侧肢体肌肉拉长，从而减少痉挛，且健手能自由活动，是推荐的体位。

病人头应枕在高度适宜软硬适中的枕头上；患侧肩前伸，肘伸直，腕背伸，五指伸展，手中不放任何抓握物，以免诱发抓握反射而强化患侧手的屈肌痉挛。健侧上肢自由放置，避免过分前伸带动整个躯干向前而引起患侧肩胛骨后缩。患侧膝关节略屈曲，放置舒适位，足底不放任何支撑物。健腿在前自然屈曲（图 11-1-2）。

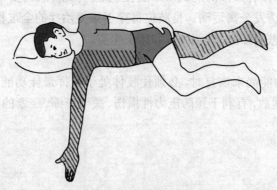

图 11-1-2　患侧卧位示意图

（3）健侧卧位：该体位避免患侧肩关节直接受压，减少患侧肩关节损伤，但限制健侧肢体的主动活动。

病人头应枕在高度适宜软硬适中的枕头上；患侧上肢尽量前伸，放于胸前的高于心脏水平枕头上，肩前伸，肘伸直，腕背伸，五指伸展。患侧髋关节和膝关节尽量前屈90°，置于体前另一略高于心脏位置的软枕上，患侧踝关节不能内翻悬于枕边，以防造成足内翻和下垂。健腿在后自然屈曲（图11-1-3）。

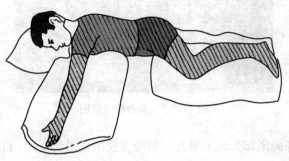

图 11-1-3 健侧卧位示意图

（4）床上坐姿：病情允许，逐步摇高床头鼓励病人从床上坐起，但该体位激化下肢的伸肌痉挛，因此在无支持的情况下应尽量避免这种体位，仅在床上进食清洁等情况下采取，应尽早离床，采取椅子坐位。

保持病人躯干端正，可用大垫枕支撑身后，保持脊柱伸展，达到直立坐位；髋关节屈曲90°，双上肢放于小桌上，防止躯干后仰，肘及前臂下方垫枕，防止受压；患膝用小毛巾垫起，略屈曲5°～10°（图11-1-4）。

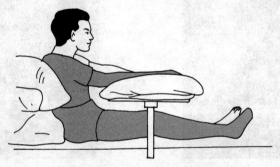

图 11-1-4 床上坐位示意图

2. 坐姿 头部处于正中位，背部足够支持，保持挺直起；上肢平放在台上或用枕头承托；膝关节保持90°，双脚着地，平放于地面上。

（二）功能位

1. 仰卧位 病人头部垫枕，头两侧固定。肩胛下垫枕，使肩上抬前挺；髋关节应伸展并轻度外展，膝关节下垫5cm的毛巾卷踝背屈足趾伸展，为保持这一姿势，可以在病人两腿之间放一枕头；上肢应保持肩关节外展，肘关节伸展，腕关节背屈约45°，手指轻度屈曲；肩关节下放枕头，防止肩胛骨后缩（图11-1-5）。

2. 侧卧位 病人尽量使头部和脊柱保持正常对线，背后用长枕靠住，保持侧卧位，避免脊柱扭曲；上面的下肢屈髋屈膝，垫上枕头保持水平，踝关节和足趾关节自然放松；下面的下肢伸展；上面上肢与胸前可抱一个软枕，下面的上肢肘伸展，前臂旋后（图11-1-6）。

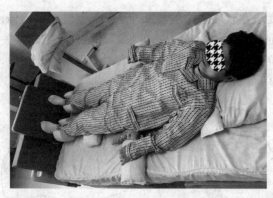

图 11-1-5　仰卧位示意图

3.俯卧位　背部骶尾部大转子坐骨结节处皮肤压疮时可采用,将病人头放在有孔的床上,保证正常呼吸,胸部垫上枕头,双侧上肢在身体两侧自然摆放,大腿和脚踝垫上枕头(图 11-1-7)。

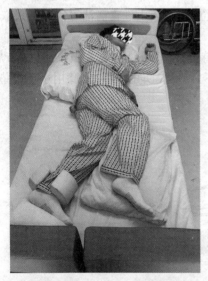

图 11-1-6　侧卧位示意图

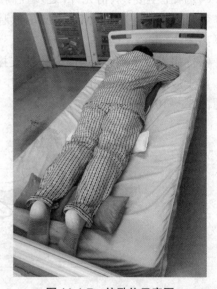

图 11-1-7　俯卧位示意图

三、注意事项

1.抗痉挛体位摆放训练时,室内温度应适宜。因为温度太低,可使肌张力增高。

2.根据病情及康复治疗的条件,选择体位和体位摆放的方式变换间隔时间。每 1～2h 变换一次体位以维持良好的血液循环。

3.位摆放前,向病人说明目的和要求,避免脊柱扭曲,取得病人配合。并对全身皮肤进行检查,有无压红破溃等。

4.动作要轻柔,不可强拉硬拽。尽量发挥残存的功能进行体位摆放,必要时给予指导。

5.体位摆放后,应注意保持体位稳定,舒适安全。

(张红云)

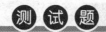

一、名词解释

良肢位

二、填空题

仰卧位因其支撑面积大有安全感病人容易接受，但该体位受（　　）和（　　）的影响，极易激发异常反射活动，从而强化了（　　）的屈肌痉挛和下肢的（　　），同时易导致骶尾部足跟压力性损伤的发生，该体位作为一种替换体位或者病人需要时采用。

三、判断题

病情允许，逐步摇高床头鼓励病人从床上坐起，但该体位激化下肢的伸肌痉挛，因此在无支持的情况下应尽量避免这种体位。（　　）

四、简答题

良肢位摆放的目的包括哪几种？

第二节　转移活动训练

学习目标

识记：转移活动的定义和重要性。

理解：根据病人疾病和功能障碍选择合适的转移活动。

运用：一侧肢体瘫痪和双侧肢体瘫痪的转移活动操作及注意事项。

一、概述

转移活动是指人体从一种姿势转移到另一种姿势的过程，是日常生活动作中极其重要的活动。目的是提高病人自身或在他人辅助下完成体位转移的能力。病人要获得最大功能独立，通常指导从转移活动开始训练，包括床上体位变换、卧位坐起、床椅转移等。病人病情稳定，神经系统症状不再发展，即可从床上运动开始。

本节主要表述的是脑卒中造成的一侧肢体瘫痪和脊髓损伤造成双侧肢体功能障碍的转移运动。

二、操作方法及注意事项

（一）一侧肢体瘫痪

1. 体位变换　体位变换主要目的不仅是预防压力性损伤和肺部感染，更重要的是预防肌肉痉挛、关节挛缩和异常姿势加重。由于仰卧位强化伸肌优势，健侧卧位强化患侧屈肌优势，患侧卧位强化患侧伸肌优势，定时变换体位可使肢体的屈伸肌张力达到平衡。体位变换包括被动向患侧变换、向健侧变换；主动向患侧变换、向健侧变换。

（1）首先掌握"Bobath 握手"：即双手手指交叉在一起，患侧拇指在上，双上肢腕肘伸展位，保持肘关节尽量伸直，不能完成者需护士介助伸直（图 11-2-1）。

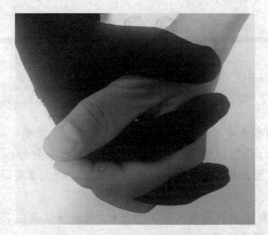

图 11-2-1 Bobath 握手示意图

（2）被动体位变换

1）由仰卧位向健侧变换：病人向健侧转动身体比患侧转动困难，必要时给予借助。先将病人移到与翻向侧相对的床边，以便有更大的空间来翻身。取仰卧位，双手握住或健侧手抱住患侧肘关节，患侧腿屈曲，足放在床上，鼓励病人向健侧看，用适当力量引导患侧肩部及臀部翻向健侧，而后摆好健侧良肢位（图 11-2-2）。

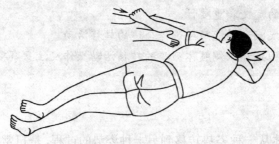

图 11-2-2 向健侧变换示意图

2）由仰卧位向患侧变换：病人向患侧翻身较为容易。先将病人移到与翻向侧相对的床边，护士首先将患侧上肢保护好，患肢肩部向前伸，伸肘，伸腕，护士用一手掌顶住患肢手掌，另一手拉住健手，帮助患腿屈曲，即可翻向患侧，而后将身体置于患侧良肢位（图 11-2-3）。

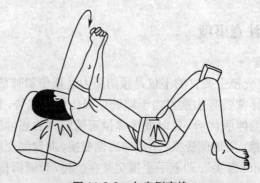

图 11-2-3 向患侧变换

（3）主动体位变换：瘫痪肢体功能稍有恢复即可自行进行体位变换。

1）摆动变换法：病人仰卧位，双手十指交叉，患手拇指放在健侧拇指上方，向上伸展上肢，屈膝，将双上肢摆向健侧，再摆向患侧，可重复摆动一次，借助惯性，将身体翻向对侧。年轻或能伸肘的病人建议采用此变换法。

2）健腿变换法：病人仰卧位，用健手将患肢屈曲置于胸前，并以健手托住肘部，将健腿插入患腿下方，借助身体向健侧转动的同时，趁势用健腿搬动患腿，翻向健侧。病人上肢肌张力高，屈曲挛缩不能伸肘时，建议采用此变换法。

（4）体位变换注意事项

1）体位变换前评估病人病情、意识、功能障碍肢体、关节活动度、皮肤情况等。

2）确认留有足够的空间给予病人体位变换，确保安全与舒适。

3）在体位变换时，整个活动应先转头和颈，再正确连续转肩和上肢、躯干、腰、骨盆及下肢。

4）操作者动作轻柔，不要粗暴，以免损伤肢体，采用节力原则。

2. **桥式运动** 目的是训练腰背肌群和伸髋的臀大肌，重新获得选择性髋关节伸展，也可训练腹肌和患肢负重能力。有效地防止站立位时因髋关节不能伸展而出现的臀部后突，为病人下一步训练坐位和站立做准备。

（1）双桥式运动：病人仰卧位，双上肢伸展撑于床面，双下肢屈曲，足踏床面，慢慢地抬起臀部，维持一段时间后慢慢放下。早期需要护士帮助，固定患侧膝关节和踝关节并叩打刺激患侧臀部，引导病人完成桥式运动（图11-2-4）。

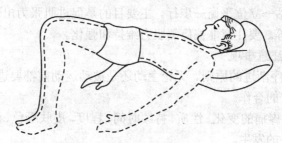

图 11-2-4 双桥式运动示意图

（2）单桥式运动：在病人能完成双桥式运动后，训练单桥式运动。病人健侧下肢悬空，患侧下肢屈曲，患足踏床、抬臀完成该动作（图11-2-5）。

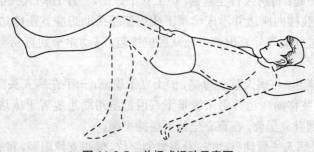

图 11-2-5 单桥式运动示意图

（3）动态桥式运动：进一步增强下肢内收、外展的控制能力。病人仰卧屈膝，双足踏住床面，双膝平行并拢，健侧下肢保持不动，患侧下肢进行内收和外展动作，并控制动作的幅度和速度。然后患侧下肢保持中立位,健侧下肢进行内收、外展动作。

（4）桥式运动注意事项

1）根据病人病情和肢体障碍采取不同的桥式运动。保证动作到位,不可过分追求数量的完成。

2）床垫保持软硬适中,不要过于松软,影响动作的完成。

3．肢体被动、主动运动

（1）肢体被动运动:目的是促进血液、淋巴回流,减轻或防止水肿;增强患侧肢体本体感觉,预防关节周围组织粘连、挛缩和肌肉萎缩等。肢体被动运动可刺激屈伸肌群、放松痉挛肌肉、促进主动运动;同时牵张挛缩和粘连的肌腱和韧带,维持和恢复关节活动范围,为主动运动做准备。

原则:参照健侧关节活动范围进行全关节无痛活动,其运动范围是正常的50%～60%。先从健侧开始,再患侧;从大关节逐步到小关节,动作缓慢、轻柔、平稳、有节律,避免冲击性运动和暴力,不应引起肌肉明显的反射性痉挛或训练后持续的疼痛;运动时应固定肢体的近端,托住肢体远端,避免替代运动;对肌张力高的肌群用安抚性质的推拿,对肌张力低的肌群予以摩擦和揉捏。重点为肩关节外旋、外展和屈曲;肘关节伸展;腕和手指伸展;髋关节外展和伸展;膝关节伸展;足背屈和外翻。每个关节做3～5遍,每日2或3次。

（2）主动运动:主动运动训练大体上是按照人类运动发育规律,从简到繁,由易到难的顺序进行。先从躯干、肩胛带和骨盆带开始,如翻身→坐起→坐位平衡→双膝立位平衡→单膝立位平衡→坐到站→立位平衡→步行。主要目的是促进肌张力出现,改善与恢复肌肉、关节和神经协调功能等。要注意非偏瘫侧肌力维持和强化。

（3）主、被动运动注意事项

1）训练时遵照循序渐进的原则。无论主动还是被动运动前都要进行宣教,让病人了解训练的方法,取得病人的合作。

2）注意观察病人疼痛的变化、性质、持续时间、程度,皮肤颜色、温度的变化。及时通知医生,避免不良后果的发生。

3）训练后监测病人的生命体征,评定治疗后的反应,必要时修改治疗方案。

4．卧坐转移　是病人下床活动的前提。从卧位到床上坐位训练,逐步进行预防床上直立性低血压训练后,可以进行从床边坐起训练。

（1）健侧卧位坐起:将病人移至健侧,护士立于健侧,一手在病人头部给予向上的辅助,另一手帮助患侧下肢移向床边并沿床缘垂下或用健腿帮助患腿置于床边,把健侧肩膀和上肢移到身体边;通过外展和伸直健侧上肢从卧位撑起,移动躯干到直立坐位,在直立坐位下保持平衡。

（2）患侧卧位坐起:将病人移至患侧,护士立于患侧,一手在病人头部给予向上的辅助,另一手帮助患侧下肢移向床边并沿床缘垂下或用健腿帮助患腿置于床边,用健手和上肢支撑坐起;移动躯干到直立坐位,在直立坐位下保持平衡。

（3）独立坐起:病人先做翻身动作,获得健侧卧位,健腿支撑患腿,将患侧上肢置于体前,指示病人一边用健侧臂支撑躯干,一边抬起上部躯干,保持正确坐姿。

（4）卧坐转移注意事项

1）评估病人病情、意识、功能障碍肢体、平衡能力、肌力及关节活动度等。

2）操作结束后观察病人的主观反应，指导病人做三级平衡训练。记录执行时间及运动后的反应。

5. 床到轮椅转移 病人在病情允许的情况下，应尽早从床上转移到轮椅或椅子上，进行活动、康复训练等。

（1）被动转移：当病人不能独立完成转移时。

1）将病人移到床边坐起，两脚平放地上，轮椅放在健侧与床夹角成30°～40°，刹闸。

2）介助者的膝部抵住或夹住患侧膝部，患侧上肢放在介助者肩上或病人用健手抱住患侧上肢。

3）介助者双手搂住病人的腰部，帮助站起，并向健侧移动，使其重心移到健侧下肢上，直至病人的臀部离开床面、协助站稳。

4）引导病人以健侧下肢为轴转移身体，对准轮椅坐下。

轮椅到床与之相反。

（2）主动转移

1）病人坐在床边，双足平放在地面上，轮椅置于病人的健侧，与床成30°～40°角，制动。

2）卸下近床侧扶手，移开近床侧脚踏板。病人健手支撑于轮椅远侧扶手，患足位于健足稍后方。

3）病人向前倾斜躯干，健手用力支撑，抬起臀部，以双足为支点旋转身体直至背靠轮椅，确保双腿后侧贴近轮椅后正对轮椅坐下。

（3）转移动作的注意事项

1）评估病人病情、意识、认知、功能障碍肢体、平衡能力、肌力及关节活动度等。还要评估介助者的力度大小。

2）进行转移前向病人告知，转移的方法、程序、方向取得病人的配合。

3）转移活动空间要宽阔，去除不必要的物件。互相转移时，两个平面的高度相等、距离靠近，以便操作完成。

4）转移时注意安全，轮椅事先制动，椅子转移时，应放在最稳定的位置。避免碰伤肢体，保护好皮肤。病人穿着合适的衣袜，以防跌倒。

5）病人和操作者采取较大的支撑面，保证移动动作的稳定性。

（二）双侧肢体功能障碍

1. 卧位变换 脊髓损伤的病人应根据病情变换体位，正确的卧位有助于保持骨折部位的稳定，预防压力性损伤和关节挛缩，并可抑制痉挛的发生。

（1）全辅助下体位变换：在急性期四肢瘫病人独立变换困难，需全程帮助。将床单卷起，至病人体侧，一人固定住病人头部，听号令一起将病人移向一侧，将翻向侧上肢外展。在背后、头、双上肢、下肢间垫上枕头。

（2）独立的体位变换动作：双上肢向身体两侧用力的摆动；头转向变换侧，同时双上肢用力甩向变换侧，带动躯干旋转而变换；位于上方的上肢用力前伸，完成变换动作。

（3）应用布带进行体位变换：将布带系于床栏或床架上，腕部勾住带子；用力屈肘带动身体旋转，同时将另一侧上肢摆向变换侧；松开带子，位于上方的上肢前伸，完成变换。

（4）床上起坐方法：体位变换至侧卧位；移动上身靠近下肢；用上侧上肢勾住膝关节；用力勾住腿的同时反复将另一侧肘屈曲、伸展、通过此动作将上身靠至双腿；将身体前倾，保持坐位。

（5）体位变换注意事项

1）体位变换前评估病人病情、意识、功能障碍肢体、关节活动度、皮肤情况等。

2）确认留有足够的空间给予病人体位变换，确保安全与舒适。

3）变换前向家属及病人说明目的和要求，取得理解和配合。注意维持脊柱的稳定性，可由 2 或 3 人轴向翻身，避免脱、拉、拽等动作。特别对高颈髓损伤病人应注意维持脊柱的稳定性，避免脊柱的不对称性而造成二次损害。

4）变换前后要检查全身皮肤，有无压红、破溃、皮温、肢体血运情况。

2. 床到轮椅转移　目的是完成床与轮椅之间的转移，为使用轮椅创造条件，提高独立生活的能力。

（1）双人借助：病人坐于床边，双足平放地上；轮椅与床平行，制动，移开近床侧脚踏板，卸下进床侧扶手；一位介助者在病人后面把病人两肩内收，另一位介助者把病人两前臂拿到胸前固定，再将病人双下肢抱起，两位介助者同时将病人抱起，将病人放到轮椅上。

（2）单人介助：病人坐于床边，双足平放地上；病人双手上肢放在介助者肩上，下颌放在介助者一侧肩上；介助者双腿夹住病人膝部，双手抓住病人裤上皮带、提起，将病人转移到轮椅。

（3）床到轮椅的注意事项：参考一侧肢体瘫痪床到轮椅注意事项。

（张红云）

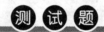

一、名词解释

转移活动

二、填空题

桥式运动目的是训练（　　　）和（　　　　），重新获得选择性髋关节伸展，也可训练腹肌和患肢负重能力。有效地防止站立位时因髋关节不能伸展而出现的臀部后突，为病人下一步（　　　）和（　　　）做准备。

三、判断题

从卧位到床上坐位训练，逐步进行床上直立性低血压训练后，可以进行从卧位到床边坐起训练。（　　　）

四、简答题

一侧肢体瘫痪体位变换的目的是什么？

第三节　吞咽功能训练

识记：识记吞咽障碍定义。

理解：吞咽障碍训练目的。

运用：根据病人吞咽障碍程度制订并运用吞咽障碍康复训练。

一、概述

(一)吞咽障碍

由于下颌、唇、软腭、咽喉、食管括约肌或食管功能受损,不能安全有效地将食物由口送到胃内以取得足够的营养和水分的进食困难,称为吞咽障碍。多见于脑卒中、脑外伤和帕金森病等。表现为饮水呛咳、液体或固体食物滞留口腔,吞下过程障碍或哽噎。

(二)吞咽障碍训练的目的

1. 恢复或提高病人吞咽功能,改善身体营养状况。

2. 增加进食的安全性,规避吞咽障碍相关风险,减少食物呛咳、误咽及吸入性肺炎的概率。

3. 改善与吞咽相关的生活质量,增强病人康复的信心,有利于其他障碍的恢复。

4. 确定是否有必要采取代偿方案,食物性状改变和康复治疗方法,改善预后。

二、操作方法

(一)基础训练

基础训练又称间接训练,用于摄食—吞咽障碍病人进行摄食之前,针对与摄食、吞咽活动有关的器官所进行预备训练。由于间接训练不使用食物,安全性好,适用于各类型吞咽障碍病人。

1. 口腔器官运动训练 目的是加强口唇、下颌、舌运动及声带闭合运动控制,强化肌群的力量及协调,从而提高吞咽功能。

(1)口腔颜面肌肉运动训练:主要是下颌、面部、腮部及唇部的肌肉运动训练。改善面颊部肌肉紧张性,促使主动收缩功能恢复,特别是咀嚼肌肌力、肌张力以及下颌的训练。指导病人健手或家属对病人面部进行反复多次按摩,吹口哨、皱眉、闭眼、鼓腮、张口、闭口、微笑等表情及动作训练。

(2)增强舌运动:也称之为舌操,舌的主动水平后缩,侧方运动,抬高舌背,卷舌运动。被动训练由护士用吸舌器牵拉舌头做各个方向的运动,有助于降低舌肌的张力;舌部抗阻运动,用压舌板给予阻力或让病人将舌抵向颊后部,护士用手指抵其面颊某一部位,病人用舌顶推,以增强舌肌的力量。加强主动训练,让病人自行将舌头做舌前伸、后缩、侧方顶颊部,唇齿间卷动转圈、弹舌等主动运动,提高舌部灵活性。

(3)吸吮训练:病人示指戴上胶套放于口中,模仿吸吮动作,体验吸吮的感觉。

2. 咽部冷刺激 冷刺激可以诱发和强化吞咽反射。将棉签在碎冰块中放置数秒钟,然后将冰冷的棉签轻轻刺激病人的软腭、腭弓、舌根及咽后壁,垂直方向摩擦4、5次,然后嘱病人做空吞咽动作。

3. 闭锁声门训练 病人双手压在桌子或墙壁上的同时,训练大声"啊"。训练随意地闭合声带,有效地防止误咽。

4. 声门上吞咽 包括让病人充分的吸气、憋住、咽唾液,其后呼气,最后咳嗽等一连串训练。利用停止呼吸时声门闭锁的原理。适用于咽下过程中引起误咽的基础训练。

5. 喉抬高训练 让病人照镜子将自己的手指置于甲状软骨上,模仿吞咽时运动。

6. 声带内收训练 通过声带内收训练,已达到屏气时声带闭锁,防止食物进入气管。深吸气,两手按住桌子或胸前对掌,用力推压,闭唇、憋气 5s。

7. 呼吸训练和有效咳嗽训练　指导病人采用腹式呼吸、缩唇呼吸训练。病人进行早期呼吸和有效咳嗽训练是吞咽功能恢复的重要措施。

8. 感官刺激　触觉刺激,用手指、棉签、压舌板等刺激面颊内外、唇周、整个舌部,以增加这些器官的敏感度;味觉刺激,用棉签蘸不同味道的菜汁或果汁,刺激味蕾增强味觉敏感性与食欲。

(二)直接训练

直接训练又称摄食训练,指食用食物同时使用体位、食物形态等补偿手段的训练,从而达到改善吞咽的病理生理状况。适用于意识状态清醒,全身状态稳定,能产生吞咽反射,少量误吸能通过随意咳嗽咳出的病人。轻度吞咽障碍的病人以摄食和体位训练为主,中、重度吞咽障碍者,经过基础训练有一定的吞咽能力后方可进行摄食训练。

1. 体位　对于卧床病人取躯干 30°～60° 半卧位,头部前屈约 20°,偏瘫肩部用枕垫起,辅助者位于病人健侧,利于食物向舌根运送,减少鼻腔逆流及误咽的危险。可下床活动的病人取坐直头稍前倾位,颈部微微弯曲,身体放松,保持坐位良肢位。严禁在仰卧位进食。

2. 食物的选择　摄食训练时,形态选择应根据吞咽障碍程度及阶段,采取先易后难的原则来选择。开始选择食物密度及性状均一、湿润、适当黏度不易松散,易在口腔内移动、密度均匀又不易出现误咽的均质胶冻状食物,如果冻、香蕉。慢慢过渡到糊状食物。然后选择固态食物容易刺激咽反射,误咽少,但需充分咀嚼不易移至咽部。最后选择液体食物虽易在口腔移动,但对咽部刺激弱,易出现误咽。水和固体混合的食物由于密度不一致,吞咽动作控制不良最易引起误咽。因此病人可用蛋羹、面糊等食物进行初期训练,逐步过渡到普通饮食和水,最后选择混合食物,如馄饨等食物。训练食物还要兼顾病人的口味喜好、颜色和营养成分全面。食物理想温度为 40～60℃,太高会导致黏膜烫伤,太低引起腹泻。

3. 一口量和进食速度　所谓一口量,即每次最适宜吞咽的入口量。正常成年人一口量约 20ml。病人先以 1～5ml 开始,浓稠泥状食物为 3～5ml,布丁和糊状食物为 5～7ml,固体食物为 2ml。进行摄食训练时,如果一口量过多导致食物从口中漏出和咽部残留引起误咽;一口量过少,咽部刺激强度不够难以诱发吞咽反射。进食稀流食时需快速吞咽;进食糊状、半固体时需慢速进食。观察喉结运动有无吞咽动作,方可进食下一口。每次进食后嘱病人反复吞咽数次使食物全部咽下。若出现呛咳,应停止进食。

4. 食具的选择　食具可选择薄而小的勺子,大约容量 5ml。从健侧喂食,尽量把食物放在舌根以利于吞咽。用杯子饮水需要仰头吞咽及颈部过于伸展,会加重对液体误吸的机会,因此,使用水杯采用杯沿一侧高一侧低的特制杯子,避免误咽而减少误吸。

5. 代偿性方法　主要是病人采取一定的体位或头的姿势,改变咽喉部的形态,改变食物经过的途径和方向减轻吞咽障碍症状,减少误吸而提高吞咽效率,也称为吞咽姿势。

(1)空吞咽:每次吞咽食物,再重复做一次空吞咽使掩藏在梨状窝的食物全部咽下。

(2)交互吞咽:让病人交替吞咽固体食物和流食,每次吞咽后饮 1～2ml 水,既有利于激发吞咽反射又能达到去除咽部滞留食物的目的。

(3)点头样吞咽:会厌谷是食物容易残留部位,吞咽动作无力时,食块不能一次咽下而残留在口腔和咽部。点头样吞咽是一种把咽部残留食块儿去除的训练方法。具体方法为吞咽时病人颈部后伸,会厌软骨变窄,挤出残留物,接着颈部尽量前屈,形似点头样,同时做空吞咽动作去除残留食物。

（4）侧方吞咽：咽部两侧梨状窝是最容易残留食物的地方，吞咽动作无力时食物不能一次吞下而残留口腔两侧的梨状窝。通过侧方吞咽训练，防止梨状窝处食物残留。侧方吞咽训练方法是让病人分别左右转动或倾斜颈部，头转向侧方时做吞咽动作使同侧梨状窝变窄挤出残留物。

（5）低头吞咽：颈部尽量前屈姿势吞咽，使会厌谷的空间扩大，并让会厌向后移位，避免食物溢漏入喉前庭，更有利于保护气道，收窄气管入口，咽后壁后移，使食物尽量离开气道入口处。

（三）神经肌肉电刺激

利用低频电刺激咽部肌肉，改善脑损伤引起的吞咽障碍是重要治疗手段。主要用于辅助强化肌力、帮助喉提升以及增加咽肌收缩力量和速度。适用于遵从指令主动配合的病人。

（四）球囊扩张术

选用不同型号的导管，经鼻腔或口腔自上而下插入，通过环咽肌后注入适量的水使球囊扩大，通过增大的球囊对环咽肌进行扩张。适用于治疗环咽肌失弛缓症、术后吻合口狭窄、化学灼伤性狭窄、肿瘤放疗后单纯性狭窄、贲门失弛缓症。

（五）针灸治疗

天突穴在胸骨上窝正中直刺后转向下方，沿胸骨后缘气管前缘向下进针，捻转泻法，使针感沿任脉下行至上腹部。廉泉穴向舌根斜刺，丰隆穴提插捻转，给予强刺激，使针感上行至下腹部。

三、注意事项

1. 保持进食环境安静，减少干扰，不要与病人交谈，以免分散病人注意力。

2. 喂食者采用坐位与病人保持平视，必要时给予病人适当语言提示，比如张口、咀嚼和吞咽等语言。

3. 训练时间开始不宜过长，防止病人急躁和疲劳，影响训练效果。逐步增加时间循序渐进。

4. 培养良好的定时定量进食习惯。进餐时和进餐后 30min 内应观察病人有无窒息、咳嗽、音质改变等征象。一旦窒息，立即急救。

5. 重视心理护理，讲解吞咽障碍训练的重要性及注意事项取得病人积极配合参与。

6. 针对不同的病人制订个体化的吞咽训练方法。治疗和训练相结合，通过合理的刺激，促进吞咽障碍功能恢复。

7. 特别提示病人服用口服药时也要按照进食动作完成，掌握一口量及防止误咽的方法。

8. 加强口腔清洁，吞咽障碍病人常因口唇闭合不良，咀嚼和吞咽食物困难，导致不同程度残留或胃内食物反流等原因，口腔舒适度与清洁度下降，引发肺部感染等，还可引起唾液减少、牙龈炎、龋齿等，有效的口腔护理尤为重要，应做到清洁整个口腔黏膜、牙齿面、牙缝隙和舌。

（1）用具：推荐采用儿童软毛带背胶的牙刷，刷毛可增加机械摩擦力，有效将牙齿面、牙缝隙、牙菌斑清洁干净，病人舒适度提高。牙刷背胶对病人颊部进行按摩，增强口腔间接训练。意识障碍或不能配合的病人采用传统基础操作口腔护理。

（2）口腔护理频次：每日给予三餐前后口腔护理以外，针对病人夜间存在隐性误吸和吞咽反射更为严重状况，还增加睡前优质细致的口腔护理。

（3）口腔护理液：病人口腔没有感染的情况下，最好采用0～4℃的凉开水，清洁同时可以诱发吞咽反射。口腔感染病人根据感染的菌属选择口腔护理液。

（4）口腔护理步骤：准备盛满漱口水杯，牙刷蘸少量漱口水，潮湿即可。按照正常人刷牙顺序和方法清洁口腔，最后用止血钳夹紧清洁湿棉球将口腔内食物残渣裹出。

（张红云）

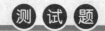

一、名词解释

直接训练

二、填空题

如果一口量过多导致食物从口中（　　　）和（　　　）引起误咽，一口量过少，咽部刺激强度不够难以诱发（　　　）。

三、判断题

对于轻度吞咽障碍的病人，以摄食和体位训练为主。对于中、重度吞咽障碍者，经过基础训练产生一定的吞咽能力后方可进行摄食训练。（　　　）

四、简答题

代偿性吞咽训练包括什么？

第四节　呼吸功能训练

学习目标

识记：呼吸功能训练的目标和注意事项。
理解：运动治疗的方法。
运用：物理治疗的方法。

导入案例与思考

李先生，51岁，病人1个多月前被发现呼之不应，送往当地医院，查头颅MRI：左侧颞、顶叶大面积梗死。全麻下行左侧颞顶去骨瓣减压术，病人意识转清，左侧可自主活动，右侧偏瘫。目前气管切开状态，双侧坠积性肺炎，痰多，咳嗽咳痰无力，为进一步康复入院。

（1）如何为病人制订呼吸功能训练计划？

（2）训练注意事项有哪些？

（3）训练目标是什么？

一、概述

呼吸功能障碍在脑卒中病人中并不少见。呼吸功能障碍增加急性期病人死亡率,延长住院时间,导致病人心肺适应性、活动耐力下降,久坐时间延长,不仅影响神经功能的恢复,还会增加脑卒中复发的风险。脑卒中病人呼吸功能康复的主要目的是增加吸气肌的肌力和耐力,提高咳嗽能力,改善睡眠呼吸暂停低通气现象,进而增强心肺适应能力,改善生活质量。

通过呼吸功能训练应达到以下目标:①维持或改善病人的肺功能;②维持或改善病人的心血管功能;③维持或改善病人的关节活动度,纠正病人肢体的不良形态;④预防和治疗ICU 获得性衰弱(ICU acquire weakness);⑤意识清楚者以脱机、坐位、站立位等为目标;⑥意识模糊者以预防压疮、水肿、深静脉血栓、关节挛缩、肌肉萎缩等并发症为目标。

二、呼吸功能训练方法

(一) 运动治疗

运动疗法是指利用器械、徒手或病人自身力量,通过某些运动方式(主动或被动运动等),使病人获得全身或局部运动功能、感觉功能恢复的训练方法。康复医学所要解决的最常见问题是运动功能障碍,因此运动疗法已成为康复治疗的核心治疗手段,属于物理疗法(physical therapy, PT)两大组成部分之一。

1. 被动/主动活动 病人长期卧床会导致功能关节活动度受限、关节挛缩和肌肉萎缩等功能障碍。被动活动常用于维持昏迷或半清醒状态、不能配合的病人的关节活动度,防止深静脉血栓和直立性低血压等长期卧床导致的废用症状。当病人能配合进行辅助或主动活动时,通过主动活动提高肌肉力量和耐力,防止肌肉萎缩,改善呼吸功能,并且不推荐继续被动活动。当病人功能较弱,可先进行低运动量活动。

(1)上肢功能训练:肩关节:通过肩关节屈曲训练(最大 180°),外展训练(最大 180°),水平外展训练。胸大肌:通过肩关节水平内收,肩关节外展 90°上举训练。肘关节:肘关节屈曲(最大 135°)训练,肘关节伸展训练(由肘关节屈曲位到伸展至 0°)。还可进行肩关节的内外旋转,腕关节屈曲及伸展训练,指关节屈曲伸展训练保持关节活动度。

(2)下肢功能训练:下肢以股四头肌尤为重要,通过髋膝关节屈髋屈膝及伸髋伸膝,双下肢髋关节屈曲下的空蹬车训练,双腿交替直腿抬高提高股四头肌肌力。踝关节的背屈训练,拉伸小腿三头肌,预防小腿血栓发生。还可通过髋关节的外展、内收,内旋、外旋训练保持关节活动度。

(3)躯干肌训练:主要采用搭桥训练。病人仰卧位,双腿屈曲双足放在床面上,治疗师嘱病人抬起背部,通过搭桥训练提高背部肌群肌力及臀大肌肌力。双腿直腿抬高训练:病人仰卧位,双腿膝关节伸展状态下髋关节屈曲,通过双腿直腿抬高训练提高腹肌肌力,提高呼气能力。

2. 呼吸肌的放松 通过呼吸机的放松手法,缓解在病人呼吸时呼吸肌不必要的紧张状态,达到帮助病人学会正确的呼吸模式,减少呼吸功的目的。

(1)斜方肌:病人仰卧位,治疗师站在病人侧方,双手放在病人双肩部,通过手掌对斜方肌进行按摩,并沿垂直轴向外下方向牵拉斜方肌进行放松。

（2）胸锁乳突肌：病人仰卧位，治疗师站在病人侧方，双手放在胸锁乳突肌肌腹，通过手掌进行按摩放松。

（3）肩胛带周围肌：病人侧卧位，治疗师站在病人背侧方向，一手放在肩胛骨上，另一手放在肩关节，通过对肩胛骨的转动放松周围呼吸肌。

（4）腹肌：病人仰卧位，治疗师站在病人侧方，双手放在对侧腹肌，沿腹内斜肌方向进行双手胶体按摩放松。

3. 体位摆放　研究表明，仰卧位、侧卧位会显著减少肺容积和气体流速，增加呼吸做功。所以，体位摆放还应利用重力作用对心肺和心血管产生效应从而来优化氧的转运。为了模拟正常的"生理性"体位，治疗师尽可能地让病人坐立、直立甚至活动，使病人达到最有效的氧的运输和有氧代谢。在持续监测病人反应的情况下，先短时、频繁地让病人处于坐位或直立位，随着病人情况的好转，活动强度和持续时间逐渐增加，频率则减少。另外，在临床上可通过动态床和椅子来帮助病人体位摆放和活动。

渐进坐位训练：床上长坐位，床边端坐位，椅子或者轮椅坐位可使膈肌下降，进而增加通气量，功能残气量和促进气体有效交换。同时坐位可提高病人觉醒状态，预防直立性低血压。对于生命体征平稳的病人，可从床头上摇 30° 坐位开始，确定无直立性低血压的状态下逐渐提高角度直至坐直，然后在治疗师的指导辅助下尝试端坐位或轮椅坐位。

站立床训练：当病人下肢肌力不足 3 级不能站立或意识模糊的情况下，可选择站立床训练，当病人被放置于倾斜台上，每分通气量增加且没有不利的血流动力学改变，且能预防直立性低血压，下肢的静脉血栓和骨质疏松等。30° 开始站起，第一次为 15～20min 试站立，同时检测血压，血氧，心率等防止直立性低血压。若病人试站立情况稳定，每天可酌情增大站立床角度 5°，直至达到 90° 直立，时间可延长至 30min。

站立和行走：当病人功能逐渐稳定（血流动力学，气道情况稳定，抗重力肌力 3 级以上），可以完成站立或行走时，应该在监护下尝试完成。开始时可能需要助行器，移动吸氧装置和检测装置。研究表明，直立位可以最大限度扩张肺容积，增加气体流速，而且直立位也是维持循环血量和容量调节机制的唯一方法。站立可使插管、机械通气病人的潮气量，吸气流量，分钟通气量在短期内的得到改善，并且改善了直立性低血压，下肢的肌肉萎缩以及血流动力学也有所改善。训练时，在治疗师的指导辅助下，先在床边练习助行器辅助站立，各项体征稳定且病人自觉状态较好可通过助行器辅助行走。

（二）呼吸物理治疗

通过物理疗法训练，改善病人呼吸功能的方法称为呼吸物理治疗。通过呼吸物理疗法，预防呼吸系统并发症，改善病人呼吸系统疾病症状，利用病人残存呼吸功能，使病人早日回归家庭，回归社会。

1. 呼吸控制　长期卧床病人呼吸以浅快呼吸居多，通过呼吸控制法，稳定病人呼吸节律。病人仰卧位或坐位，治疗师在病人侧面双手置于病人胸廓，嘱咐病人缓慢呼吸，调整呼吸节律，并鼓励病人放松胸部和肩部，尽可能利用腹部，也就是腹式呼吸模式，减少胸式呼吸和反常呼吸、浅快呼吸导致的呼吸做功增大，加重病人疲劳。

2. 膈肌刺激法　由于长期卧床，导致膈肌无力，呼吸能力下降，通过膈肌刺激法，提高膈肌的兴奋性提高膈肌活动度。病人仰卧位，双腿屈曲，治疗师手放在病人上腹部正上方，拇指放在剑突下 1～2cm 处，其余四指张开，增加受力面积，嘱咐病人深吸气，在深吸气末拇指向内上方按压，达到刺激膈肌的目的，每次练习次数2或3次（图11-4-1）。

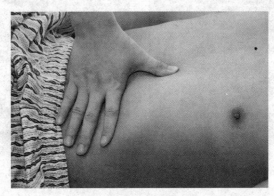

图 11-4-1　膈肌刺激法

3. 辅助呼吸手法训练　当病人由于原发疾病或长期卧床呼吸肌无力，通气下降，通过辅助呼吸手法提高病人呼吸能力。病人仰卧位，治疗师在病人侧面，双手分别置于中 / 下胸部，拇指朝向胸骨，其余四指置于肋间，或者治疗师在病人床头部，双手分别置于病人上胸部，吸气时辅助病人进行胸廓活动，提高胸廓活动度，提高病人肺通气量及呼吸深度，呼气时按压病人胸部，促进肺泡内残气排出，每次练习次数6～8次（图11-4-2）。

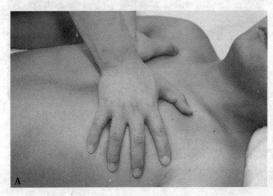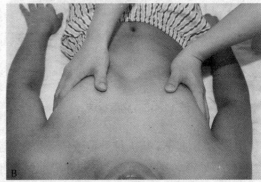

图 11-4-2　辅助呼吸手法

4. 胸廓可动范围改善手法　重症监护室病人长期卧床，胸廓活动度下降，通过胸廓可动范围改善手法，保持和改善胸廓活动度。

（1）Silvester法：病人仰卧位，治疗师位于病人床头，嘱咐病人双臂屈曲抱头并深吸气（视情况治疗师可适当辅助），充分提拉扩张胸廓，提高胸廓活动度，每次练习次数6～8次（图11-4-3）。

（2）肋骨捻转：病人仰卧位，治疗师位于病人侧面，双手分别位于对侧肋间隙，在病人吸气时，下方手向内侧，上方手向外侧做拧毛巾样动作，提高病人胸廓活动度，每侧每次练习次数6～8次（图11-4-4）。

（3）胸廓捻转：病人仰卧位，治疗师在病人一侧，一手放在病人对侧髂前上棘，另一手放在病人对侧肩胛带，辅助病人做对侧躯干扶起动作，并按着对侧髂前上棘防止骨盆旋转，以扩张对侧肋间，每侧每次练习次数6～8次（图11-4-5）。

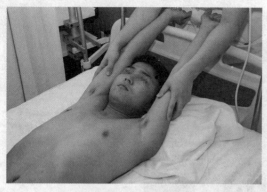

图 11-4-3 Silvester 法

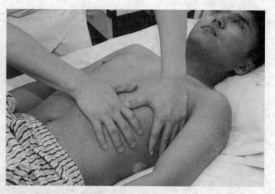

图 11-4-4 肋骨捻转

（4）胸廓侧屈：病人侧卧位，治疗师在病人一侧，一手放在病人髂前上棘向下牵拉，另一手放在病人肩胛带向上牵拉，牵拉对侧胸廓，每侧每次练习次数 6～8 次（图 11-4-6）。

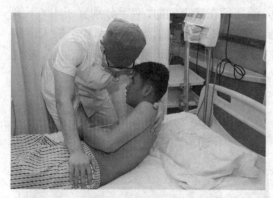

图 11-4-5 胸廓捻转

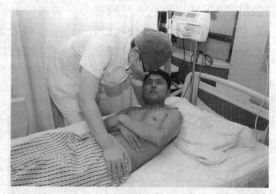

图 11-4-6 胸廓侧屈

（5）胸廓扩张：病人仰卧位或侧卧位，治疗师在病人一侧或背侧，在病人深吸气时，一手在肩关节处辅助病人肩关节屈曲并沿前臂长轴方向牵拉，另一手放置于下胸廓处向下牵拉，每侧每次练习次数 6～8 次。

（6）背部过度拉伸：病人仰卧位，治疗师在病人一侧，双手放于病人背部，在病人深吸气时，治疗师双手向上提高，每次练习 6～8 次。

（7）肋间肌肉伸展：病人仰卧位，治疗师在病人一侧，双手指腹放于一侧，在病人呼气时，分别对 2～5 肋间进行向下牵拉肋间。

5. **腹式呼吸** 呼吸功能障碍病人多采用通过利用颈肩的呼吸辅助肌的胸式呼吸法，而相对膈肌而言，这些呼吸辅助肌有占更大比重的快速纤维，更快的等长收缩时期和较低的疲劳抵抗，导致病人呼吸功加大和更易疲劳，通过腹式呼吸训练，使病人利用腹式呼吸从而减少了呼吸做功，降低了额外的体力消耗。病人取仰卧位或舒适坐位，嘱病人右手放在腹部，左手放在胸部，做缓慢深呼吸，吸气或者呼气都尽量达到"极限"量。用鼻吸气时，最大限度地扩张腹部，胸部保持不动；缩唇呼气时，最大限度地收缩腹部，胸部保持不动。循环练习，仔细体会呼吸与腹部的扩张和收缩，适应后可以将手拿开。当病人不能有效的配合时，治疗师在病人一侧辅助，一手置于病人上腹部，五指张开增加受力面积，在病人呼气末，手向下用力按压，增加腹腔压力，促进病人呼气，减少残气量，然后手迅速抬离，促进腹部的扩张。呼气与吸气比例大致为 1:1，每次练习次数 3～5 次，视病人情况可适当增加训练量，不宜过度（图 11-4-7）。

6. 吸气肌训练 文献报道，若病人可耐受 2h 自主呼吸试验（SBT）即可开始肌力训练，但也有部分病人未通过 SBT 试验却同样成功进行肌力训练，因此可在严密监测的情况下鼓励病人尝试。病人取仰卧位或者床头抬高 30°～45°，嘱病人腹式呼吸，当病人吸气，腹部扩张时，治疗师双手并掌压在上腹部施加适当的阻力，呼气时缩唇缓慢呼出。循环练习，每次练习 5～10 次，视病人情况逐渐增加阻力，不宜过度。病人适应后可用腹带或者沙袋等代替手掌施加的阻力。另外，可以借助呼吸训练器进行肌力训练，但是为了防止过度训练，首先需要合理设置训练负荷水平，文献报道中常用 50% 最大吸气压（MIP）作为训练负荷，既可有效刺激呼吸系统神经肌肉功能，又可以防止呼吸肌过度疲劳。

由于某些原因无法进行肌力训练的病人可以直接进行耐力训练，先在带机状态下选择 PSV 模式，密切监测病人生命体征，若病人 $SpO_2 < 90\%$，$HR > 120$ 次/min，$RR > 30$ 次/min，则终止训练。随着呼吸肌耐力的增强，逐渐降低支持力度并不断延长训练时间直至可以脱机训练（每天连续 2h 获得稳定的 5～6ml/kg 潮气量并且生命体征稳定）。断开呼吸机，脱机训练时，指导病人主动咳嗽，咳痰并练习发音，增强病人信心，同时密切关注病人生命体征和自我感觉。

7. 排痰技术 适应证为痰液在 30ml/d 以上或 1 次 5ml 以上，气道内分泌物咳出困难。各种训练每次 5～10min，避免病人疲劳。

（1）胸部振动与叩背：促进附着在气道壁上的痰液松动，向中央大气道移动。

1）振动：治疗师手掌放在病人引流肺区的胸壁上，五指置于肋间，肘关节保持伸直，嘱病人深吸气，在呼气的同时通过前臂肌等长收缩快速振动胸壁，每个部位振动时间 3～5min（图 11-4-8）。

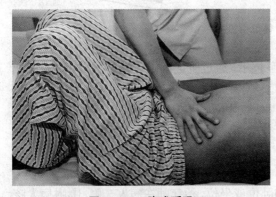

图 11-4-7 腹式呼吸

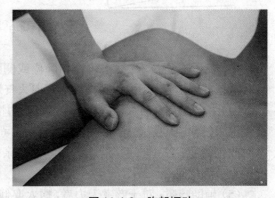

图 11-4-8 胸部振动

2）叩背：治疗师五指并拢，将手掌微屈成杯状，手腕放松，以手腕为支点，借助腕关节的摆动有节律的叩拍病人背部，沿着支气管的走行由下往上、由外周向中央叩拍，重点叩拍需要引流的部位。可单手叩拍或双手交替叩拍，直接或者隔着薄衣物叩拍。叩拍幅度为 5～15cm，频率为 2～5 次/s，每个部位持续 3～5min。对于可耐受病人可增大叩拍力度以诱发病人咳嗽，并在叩拍后鼓励并指导病人咳嗽排痰，无法自主咳嗽或咳嗽无力病人可行负压吸引或借助咳痰机以排出痰液。另外，在临床上也可使用振动排痰机辅助手工振动与叩拍，研究证明它对深部和浅部痰液的排出均有效果。

（2）体位引流：根据气管、支气管树的解剖特点，将病人摆放于一定的体位，借助重力作用使各级支气管内痰液向中央大气道移动，病变部位在上，引流支气管开口向下。肺上叶引流可取坐位或半卧位，中、下叶各肺段的引流取头低脚高位，并根据引流部位的不同转动身体角度。从小角度开始，在病人能耐受的情况下逐步增大，身体倾斜度超过 25° 效果较好。每天 3 或 4 次，每个体位持续不超过 20min，可根据病人耐受成程度和痰液量适当调整引流时间或增减引流次数。引流时可结合胸部振动与叩背，引流后指导咳嗽能更有效的排出痰液。另外，由于病人夜间咳嗽次数减少，痰液容易潴留，所以清晨行体位引流效果较好（图 11-4-9）。

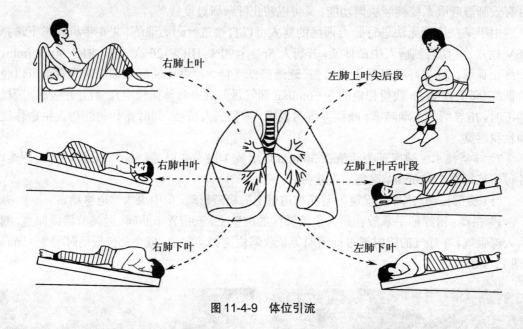

图 11-4-9 体位引流

（3）徒手排痰技术：病人可在俯卧位或侧卧位下，通过听证确定痰液位置，在病人深呼气时对该部分进行挤压，达到推动痰液向大气道的作用。

（4）指导咳嗽：病人取坐位（可视病人病情取仰卧位），上身略前倾，双肩放松；嘱病人缓慢深吸气，再深吸气，若深吸气诱发咳嗽，可分次深吸气；屏气 1s，张口连续咳嗽 3 次，咳嗽时收缩腹肌；停止咳嗽，缩唇缓慢呼出剩余气体；缓慢深吸气，重复以上动作，视病人情况每组训练重复 2~5 次。

（5）辅助咳嗽：对于咳嗽无力者，病人取仰卧位或坐位，治疗师在病人一侧，嘱咐病人咳嗽，通过对病人上胸部／下胸部／上腹部进行加压辅助，提高胸腔／腹腔压力，提高气道内气流速度，辅助病人咳嗽。

（6）气管压迫法：昏迷或无自主咳嗽的病人，在病人吸气时，治疗师可通过大拇指指腹对胸骨上切记气管处的按压，刺激气道诱发咳嗽。

（7）主动循环呼吸技术：通过①呼吸控制；②胸廓扩张运动。指重于吸气的深呼吸运动，主动吸气，吸气末通常需要屏气 3s，然后开始呼气；③用力呼气技术：由 1 或 2 次用力呼气组成。随后进行呼吸控制一段时间再重新开始。

各种训练每次5～10min，避免病人疲劳。

8．呼吸体操

（1）胸廓被动扩展训练

1）病人仰卧位，两臂自然下垂，治疗师站在病人一侧。病人吸气时，治疗师一手置于上胸廓肋间向上外侧施力引导，另一手置于同侧或者对侧下胸廓肋间向下外侧施力，充分诱导牵拉胸廓，呼气时治疗师双手跟随胸廓恢复原位。

2）病人侧卧位，上方上肢置于体侧，治疗师站在病人一侧。病人吸气时，治疗师一手置于腋中线的上胸廓肋间向上施力引导，另一手置于同侧腋中线下胸廓，向下外施力引导，充分诱导牵拉侧胸廓，同时嘱病人逐渐屈曲肩关节至终末端，呼气时治疗师双手跟随胸廓恢复原位，病人肩关节逐渐恢复原位。

主要肌肉：肋间肌，胸大肌，胸小肌被拉伸。

（2）肩关节屈曲拉伸训练：病人仰卧位或坐位，两臂自然下垂，治疗师站在病人侧面。病人吸气时，双肩关节主动屈曲动作牵拉胸廓活动并活动呼吸肌，治疗师可适当辅助病人增大关节活动度，呼气时肩关节逐渐恢复初始体位。

主要肌肉：胸大肌、胸小肌被拉伸、斜方肌、斜角肌、胸锁乳突肌等张向心收缩。

（3）肩关节外展拉伸训练：病人仰卧位或坐位，两臂自然下垂，治疗师站在病人侧面。病人吸气时，双肩关节主动外展动作牵拉胸廓活动并活动呼吸肌，治疗师可适当辅助病人增大关节活动度，呼气时肩关节逐渐恢复初始体位。

主要肌肉：胸大肌、胸小肌被拉伸。

（4）收肩后仰运动：病人坐位或者站立位，两臂自然下垂，治疗师站在病人一侧，病人吸气时双肩胛骨尽力向内收拢，同时病人头尽力后仰牵拉胸廓，充分牵拉肋间外肌，治疗师可适当辅助病人增大关节活动度，呼吸时双肩和头逐渐恢复初始体位。

主要肌肉：胸大肌、胸小肌被拉伸、斜方肌、斜角肌、等张向心收缩，胸锁乳突肌等张离心收缩。

三、注意事项

训练时，治疗师应及时与病人沟通，并不断安慰、鼓励病人，获得病人信任，避免训练时情绪紧张，取放松体位；避免憋气及过分减慢呼吸速率，以12～20次/min为宜，避免呼吸性酸中毒；呼吸训练前还应充分活动肢体，防止由于关节受限，肌肉僵硬导致胸廓活动度降低。

禁忌证：生命体征不稳定；急性期病人；肋骨及胸骨严重骨质疏松或骨折；脊柱不稳；胸部肿瘤；活动性出血；急性炎症；有严重内脏疾患；感染未控制病人；胸部疼痛不能忍受的病人；高热；误吸。

遵循五个原则：①安全第一，密切观察病人的生命体征，防止过度疲劳，气短，乏力，及时调整训练量。②因人而异，改善病人的功能障碍要分主次、先后，要结合病人自身状态制订计划。③循序渐进，所有锻炼需逐步增加训练量。④持之以恒，运动锻炼效果在停止后会很快消失，要坚持锻炼防止功能衰退。⑤环境适宜，尽量在让病人感到轻松的环境下进行锻炼。

（苏国栋）

测 试 题

选择题

1. 以下说法正确的是( )

A. 运动疗法是康复治疗的核心治疗手段,属于作业疗法的重要组成部分

B. 当病人能配合进行辅助或主动活动时,可通过被动活动提高肌肉力量和耐力

C. 通过双腿直腿抬高训练提高腹肌肌力,提高呼气能力

D. 直立位可以最大限度降低肺容积,增加气体流速

E. 病人利用腹式呼吸会增加呼吸做功,增加额外的体力消耗

2. 肩关节屈曲的最大角度是( )

A. 150°   B. 160°   C. 165°

D. 170°   E. 180°

3. 踝关节的背屈训练不可以( )

A. 拉伸小腿三头肌   B. 提高股四头肌肌力

C. 预防小腿血栓形成   D. 预防踝关节足下垂

E. 促进血液循环

4. ( )会显著减小肺容积和气体流速,增加呼吸做功

A. 仰卧位、侧卧位   B. 仰卧位、坐位

C. 仰卧位、站立位   D. 侧卧位、坐位

E. 坐位、站立位

5. 以下不是呼吸功能训练目标的是( )

A. 维持或者改善病人的肺功能   B. 提高病人的平衡和协调性

C. 预防和治疗 ICU 获得性萎缩   D. 增加吸气肌的肌力和耐力

E. 提高气道廓清能力

6. 借助呼吸训练器进行训练的时候,常用( )来设置训练负荷水平

A. 最大吸气压(MIP)   B. 最大呼气压(MEP)

C. 最大自主通气量(MVV)   D. 呼气流量峰值(PEF)

E. 吸气峰值流速(PIF)

7. 下面关于叩背的操作,描述错误的是( )

A. 治疗师五指并拢,将手掌微屈成杯状

B. 借助肘关节的摆动有节律的叩拍病人背部

C. 可以直接或者隔着薄衣物叩拍

D. 可以使用振动排痰机来辅助手工振动与叩拍

E. 沿着支气管的走行由下往上、由外周向中央叩拍,重点叩拍需要引流的部位

8. 体位引流中,中下叶各肺段的引流采取( )的体位

A. 坐位   B. 半卧位

C. 侧卧位   D. 头低脚高位

E. 俯卧位

9. 下面可以做呼吸功能训练的是（   ）

    A. 肋骨及胸骨骨折的病人   B. 活动性出血的病人

    C. 呼吸浅快的病人   D. 胸部肿瘤病人

    E. 生命体征不稳定的病人

10. 不属于呼吸功能训练的原则的是（   ）

    A. 因人而异   B. 挑战极限

    C. 循序渐进   D. 持之以恒

    E. 环境适宜

第五节　间歇导尿术

学习目标

识记：间歇导尿的定义、目的、适应证和禁忌证；饮水计划和排尿日记的记录和指导。

理解：间歇导尿术病人的护理要点；分辨无菌间歇导尿和清洁间歇导尿的不同点和运用范围。

运用：能按要求和规范完成无菌间歇导尿、清洁间歇导尿的操作技术；能对清洁间歇导尿病人进行系统的健康宣教和技术指导。

一、概述

间歇导尿术（intermittent catheterization，IC）是指规律地经尿道或腹壁造口插入导管且导管不留置的膀胱排空方式。该技术能够安全有效地排空膀胱，目前在临床应用于各种原因所致的、长期或短期的、符合或可通过人工干预后符合间歇导尿适应证的导管依赖型的膀胱排空障碍患者。间歇导尿技术相对于其他导管排尿方式，具有经济便捷、提升病人生活质量等优点。

（一）分类

间歇导尿根据操作时的无菌要求程度的不同和用物的不同，可分为无菌间歇导尿和清洁间歇导尿。其中清洁间歇导尿，即自我清洁间歇导尿或第三方导尿，应用最为广泛。

1. 无菌间歇导尿　无菌手套、一次性无菌消毒用品、一次性无菌导管、无菌引流盘，常用于医院或疗养院等感染风险高的场所。

2. 清洁间歇导尿　清洁手套或使用肥皂和水洗手、干净但非无菌的清洗液、一次性使用或反复使用的导尿管、清洁容器。可由病人本人或第三方居家操作，经济便捷，应用最为广泛。

知识拓展

清洁间歇导尿术

1970年美国泌尿外科医生Jack Lapides和护士Betty S.Lowe提出"清洁间歇导尿术"的概念，首先将清洁间歇导尿术应用于临床治疗一位患多发性硬化后出现膀胱排空障碍的30岁女性病人，取得了良好的临床效果。

（二）目的

1. 规律排空尿液　防止膀胱过度充盈，避免长期留置导管所致的尿路并发症，改善泌尿系统功能，提高病人生活质量。

2. 协助临床诊断　如留取尿标本，准确测量膀胱容量及残余尿量。

（三）适应证

间歇导尿适用于各种原因导致的导管依赖型膀胱排空障碍的患者。神经系统受损导致的膀胱排空障碍，如脑血管病变、脊髓损伤、肿瘤、糖尿病、药物滥用等；其他疾病引起的膀胱排空障碍，如尿崩症；手术后膀胱不能排空的病人，如膀胱扩大术后、痔疮术后尿潴留、妇科术后等。

间歇导尿需要具备以下条件：

1. 膀胱顺应性良好。

2. 有一定的膀胱容量（400～500ml）。可通过口服药物、手术等人工干预方式使其达到所需要的膀胱容量。

3. 低压储尿，膀胱储尿期压力低于 $40cmH_2O$。

4. 尿道括约肌功能良好。

5. 病情稳定，可以配合，不需抢救、大量输液时。

（四）禁忌证

1. 膀胱输尿管反流。

2. 尿道畸形、狭窄、损伤。

3. 严重的前列腺增生。

4. 严重的膀胱颈梗阻。

5. 严重的尿失禁。

（五）并发症

泌尿系感染最常见，可表现为高热、尿液混浊。尿路损伤、膀胱结石等。

二、操作方法

（一）无菌间歇导尿术

【评估】

1. 病人年龄、病情、导尿目的、意识状态、心理状况、合作程度。

2. 病人膀胱充盈程度及排尿情况、会阴部清洁程度及皮肤情况。

3. 向病人及家属解释导尿目的、操作流程、注意事项及配合要点。

【操作前准备】

1. 护士准备　衣帽整洁，七步洗手法洗手，戴口罩。

2. 用物准备　导尿包、尿垫、量杯、治疗车、屏风。其中需选择适宜型号和材料的导尿管。

3. 病人准备　了解操作目的、过程、注意事项及配合要点，清洁外阴，取舒适体位。

4. 环境准备　安静宽敞明亮，适宜操作，酌情关闭门窗，屏风或围帘遮挡，保护病人隐私。

【男性病人操作步骤】

步骤	要点与说明
1. 携用物至病人床旁,核对病人床号姓名	确认病人,取得病人配合
2. 关闭门窗,屏风遮挡,协助病人垫好尿垫	保护病人隐私
3. 操作者站于病人右侧,松开被尾,协助病人取仰卧位,双腿屈曲外展,脱去其对侧裤腿盖于近侧腿上,对侧下肢用盖被遮挡,露出外阴,注意保暖	一般站于病人右侧方便操作者操作
4. 打开导尿包,包装袋置于床尾作为污物袋,按无菌原则戴好手套,铺孔巾	注意无菌原则
5. 将弯盘及治疗盘置于孔巾上无菌区域内,弯盘放在会阴部下方,倒出碘伏棉球、润滑剂,润滑尿管	润滑剂最后打开
6. 左手用纱布裹住阴茎并提起,将包皮后推,暴露尿道口,进行尿道口消毒,顺序如下:①从尿道口螺旋消毒至冠状沟三次;②消毒尿道口,停留5s,消毒完毕后将用过的镊子撤去	每个棉球限用1次 消毒时由内向外,避免已消毒的部位再次被污染
7. 左手提起阴茎使之与腹壁成60°角,嘱病人放松、深呼吸,右手用镊子将尿管轻轻插入病人尿道口20～22cm,见尿液流出后再插1～2cm	下管时注意观察病人及与其主动沟通
8. 尿液不再流出时,缓缓拔出尿管,此时可轻轻按压耻骨联合上膀胱区,尿液完全排空后,夹住尿管,将尿管缓缓拔出	拔管时导尿管开口需低于膀胱位置 最后夹住尿管,防止尿液反流 若需留取尿标本,应及时送检
9. 观察尿液颜色性状,协助病人整理衣物,取舒适卧位,处理用物	
10. 洗手,操作完毕	

【女性病人操作步骤】

步骤	要点与说明
1. 携用物至病人床旁,核对病人床号姓名	确认病人,取得病人配合
2. 关闭门窗,屏风遮挡,协助病人垫好尿垫	保护病人隐私
3. 操作者站于病人右侧,松开被尾,协助病人取仰卧位,双腿屈曲外展,脱去其对侧裤腿盖于近侧腿上,对侧下肢用盖被遮挡,露出外阴,注意保暖	一般站于病人右侧方便操作者操作
4. 打开导尿包,包装袋置于床尾做污物袋,按无菌原则戴好手套,铺孔巾	注意无菌原则
5. 将弯盘及治疗盘置于孔巾上无菌区域内,弯盘放在会阴部下方,倒出碘伏棉球、润滑剂,润滑尿管	润滑剂最后打开
6. 纱布包裹左手拇指及示指,暴露尿道口,进行尿道口消毒,顺序如下:①尿道口;②对侧小阴唇;③近侧小阴唇;④再次消毒尿道口	注意区分尿道口和阴道口,尿道口难以辨别时,可嘱病人咳嗽暴露尿道口 消毒时由对侧向近侧,避免已消毒的部位再次被污染
7. 嘱病人放松、深呼吸,右手用镊子将尿管轻轻插入病人尿道口4～6cm,见尿液流出后再插1～2cm	下管时注意观察病人及与其主动沟通
8. 尿液不再流出时,缓缓拔出尿管,此时可轻轻按压耻骨联合上膀胱区,尿液完全排空后,夹住尿管,将尿管缓缓拔出	拔管时导尿管开口需低于膀胱位置 最后夹住尿管,防止尿液反流 若需留取尿标本,应及时送检
9. 观察尿液颜色性状,协助病人整理衣物,取舒适卧位,处理用物	
10. 洗手,操作完毕	

（二）清洁间歇导尿术

备注：清洁间歇导尿术可由操作者本人或第三方进行，操作要点一致。

【评估】

1. 病情、导尿目的、注意事项。

2. 膀胱充盈程度及排尿情况、会阴部清洁程度及皮肤情况。

【操作前准备】

1. 操作者准备　着装整洁、洗手。

2. 用物准备　导尿管、清洁用物（湿纸巾）、量杯。其中需选择适宜型号和材料的导尿管。

3. 环境准备　安静宽敞明亮，适宜操作；隐私保护。

【男性病人操作步骤】

步骤	要点与说明
1. 准备尿管，将尿管置于方便拿取处，并处于润滑状态	需保持外阴清洁
2. 七步洗手法洗手	准备好所有用物再洗手
3. 选择合适体位，左手提起阴茎使之与腹壁成 60° 角，放松、深呼吸，右手将尿管轻轻插入尿道口 20～22cm，见尿液流出后再插 1～2cm	若是第三方操作，下管时注意观察并与被操作者主动沟通 注意保护尿管，勿使其接触衣服、洗手台、被褥等
4. 尿液不再流出时，缓缓拔出尿管，此时可轻轻按压耻骨联合上膀胱区，尿液完全排空后，反折尿管，将尿管缓缓拔出	拔管时导尿管开口需低于膀胱位置 最后反折尿管，防止尿液反流
5. 观察尿液颜色性状，处理用物	
6. 洗手，操作完毕	

【女性病人操作步骤】

步骤	要点与说明
1. 准备尿管，将尿管置于方便拿取处，并处于润滑状态	需保持外阴清洁
2. 七步洗手法洗手	准备好所有东西再洗手
3. 选择合适体位，放松、深呼吸，右手将尿管轻轻插入病人尿道口 4～6cm，见尿液流出后再插 1～2cm	若是第三方操作，下管时注意观察及与被操作者主动沟通 注意保护尿管，勿使其接触衣服、洗手台、被褥等
4. 尿液不再流出时，缓缓拔出尿管，此时可轻轻按压耻骨联合上膀胱区，尿液完全排空后，反折尿管，将尿管缓缓拔出	拔管时导尿管开口需低于膀胱位置 最后反折尿管，防止尿液反流
5. 观察尿液颜色性状，处理用物	
6. 洗手，操作完毕	

三、注意事项

（一）间歇导尿操作注意事项

1. 操作前需选择合适的型号的导尿管，一般成人选择 10～14 号，儿童选择 6～8 号，膀胱扩大术后病人可酌情选择更大型号尿管。

2. 双手功能完好即可自行操作清洁间歇导尿，女性病人或男性过于肥胖病人自行操作时，备用镜子等辅助用具。

3．下管时动作宜轻柔，切忌太过用力。

4．下管过程中嘱被操作者放松，若出现痉挛，可等待一会儿再下管或拔管。

5．尿潴留病人首次放尿量不得超过1 000ml；大量放尿可导致膀胱黏膜急剧充血，发生血尿。

6．如出现血尿、尿路疼痛难以忍受等情况应及时报告处理。

（二）导尿的时间和频率

在尿流动力学检查的指导下确定。原则是每次导尿量不超过膀胱安全容量，一般不超过400ml/次，每日4～6次。

（三）饮食饮水及排尿日记

1．行间歇导尿的病人需规律饮食饮水，正常成年人摄入液体量限制在1 500～2 000ml/24h，夏季或大量运动时可酌情增加。推荐晨起至睡前3h均匀摄入100～150ml/h液体量，包括粥、汤、牛奶、水果等。应避免单次大量摄入液体使得短时间产生大量尿液。

2．记录排尿日记能有效指导居家间歇导尿。

（汪　雯　高丽娟）

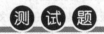

测 试 题

一、名词解释

间歇导尿

二、填空题

导尿时，见尿后应再将尿管送入尿道（　　）cm。

三、判断题

尿道损伤时可以使用间歇导尿术排空膀胱。（　　）

四、简答题

间歇导尿的禁忌证有哪些？

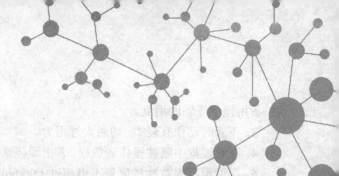

参考文献

1. 陈荣昌. 呼吸与危重症医学 2017—2018. 北京：中华医学电子音像出版社，2018.

2. 窦祖林. 吞咽障碍评估与治疗. 2 版. 北京：人民卫生出版社，2017.

3. 高小燕. 积水潭手外科护理与康复. 北京：人民卫生出版社，2015.

4. 葛均波，徐永健. 内科学. 8 版. 北京：人民卫生出版社，2014.

5. 黄晓琳，燕铁斌. 康复医学. 北京：人民卫生出版社，2015.

6. 化前珍. 老年护理学. 3 版. 北京：人民卫生出版社，2013.

7. 姜贵云. 康复护理学. 北京：中国医药科技出版社，2016.

8. 克什布鲁姆，坎帕尼奥洛. 脊髓医学. 2 版. 周谋望，陈仲强，刘楠，译. 济南：山东科学技术出版社，2015.

9. 李建军. 老年康复训练师实务培训. 北京：中国社会出版社，2014.

10. 那彦群，叶章群，孙颖浩，等. 中国泌尿外科疾病诊断治疗指南. 北京：人民卫生出版社，2014.

11. 励建安，黄晓琳. 康复医学. 北京：人民卫生出版社，2016.

12. 桑德春，贾子善. 老年康复学. 北京：北京科学技术出版社，2016.

13. 吴江，贾建平. 神经病学. 3 版. 北京：人民卫生出版社，2015.

14. 许洪伟. 康复护理学. 北京：北京大学医学出版社，2017.

15. 杨亚娟，卢根娣. 脑卒中病人自我管理康复技术. 上海：第二军医大学出版社，2015.

16. 尤黎明，吴瑛. 内科护理学. 6 版. 北京：人民卫生出版社，2017.

17. 张晓阳. 骨科术后康复指南. 北京：人民军医出版社，2015.

18. 张婧，陆菁菁. 脑卒中吞咽障碍临床手册. 北京：人民卫生出版社，2018.

19. 赵靖平. 精神分裂症防治指南. 北京：中华医学电子音像出版社，2015.

20. 周宏珍，周君桂. 脑卒中健康管理. 北京：军事医学科学出版社，2015.

21. 郑彩娥，李秀云. 康复护理技术操作规程. 北京：人民军医出版社，2015.

测试题答案

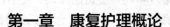

第一章　康复护理概论

一、名词解释

康复护理学是以康复医学和护理学理论为基础的研究促进伤、病、残者的生理、心理康复的护理理论、知识、技能的一门学科。

二、填空题

康复医学的基本途径:(改善)、(代偿)、(补偿)、(替代)。

三、判断题

康复就是百分之百的恢复。(×)

四、简答题

简述康复的基本原则。

1. 因人而异　即个体化原则,根据功能障碍的特点、疾病情况、康复需求等制订个性化的康复治疗目标和方案。

2. 循序渐进　康复治疗的难易程度、强度和总量都应该逐步增加,避免突然改变,以保证身体对运动负荷或相关治疗的逐步适应。

3. 持之以恒　以功能锻炼为核心的康复治疗需要持续一定的时间才能获得显著效应,停止治疗后治疗效应将逐步消退。因此,康复治疗需要长期持续,甚至维持终身。

4. 主动参与　充分发挥病人的主观能动性,主动参与是运动疗法效果的关键。

5. 全面康复　人体的功能障碍是多器官、多组织、多系统功能障碍的综合,康复的目标应包括生理、心理、职业、教育、娱乐等多方面,最终目标是重返社会。因此,康复治疗应该全面审视,全面锻炼。

第二章　神经系统疾病康复护理

第一节　脑卒中

一、名词解释

脑卒中俗称脑中风,临床上又被称为脑血管意外,是指由于各种原因引起的急性脑血液循环障碍导致的持续性(超过 24h)、局限性或弥漫性脑功能缺损或引起死亡的临床综合征。以其发病率高、死亡率高、致残率高为特点,它与心脏病、肿瘤构成了 21 世纪人类三大致死疾病。

二、填空题

1. 吞咽功能障碍分（认知期）、（准备期）、（口腔期）、（咽期）、（食管期）共 5 期。

2. 认知功能障碍主要包括（意识障碍）、（智力障碍）、（记忆力障碍）、（失认症）、（失用症）。

三、简答题

脑卒中病人主要功能障碍有哪些？

脑卒中病人由于病变的性质、部位、大小等的不同，病人可能单独发生某一种障碍或同时发生几种障碍。其中，以偏瘫、失语最为常见。与康复护理有关的主要功能障碍有以下几种。①运动功能障碍；②言语功能障碍；③吞咽功能障碍；④认知功能障碍；⑤感觉障碍；⑥心理障碍；⑦日常生活活动能力障碍；⑧其他障碍：大小便障碍和自主神经功能障碍、面神经功能障碍、延髓性麻痹、废用综合征、误用综合征、过用综合征。

第二节　颅脑损伤

一、名词解释

颅脑创伤是指头部受到钝力或锐器作用力后出现脑部功能的改变，如思维混乱、意识水平的改变、癫痫发作、昏迷、局部感觉或运动神经功能的缺损。

二、填空题

1. 严重颅脑创伤是造成（意识障碍）的主要原因，但大出血、休克或呼吸心跳停止继发的缺氧缺血性脑病也可导致意识障碍。病人可表现为（嗜睡）、（昏睡）、浅昏迷或昏迷，或出现特殊类型的意识障碍、植物状态，甚至脑死亡。

2. 感觉的丧失或迟钝易造成（烫伤）、（创伤）、（感染）等，在治疗和日常生活中，注意对身体骨突部位进行保护，防止病人烫伤或冻伤等。

三、简答题

颅脑创伤的主要功能障碍包括哪些？

颅脑创伤的主要功能障碍包括：意识障碍、精神行为和心理障碍、认知障碍、言语和交流障碍、吞咽障碍、运动障碍、感觉功能障碍、自主神经功能障碍等。

第三节　帕金森病

一、名词解释

帕金森病又称为震颤麻痹，是中老年人常见的神经系统变性疾病，也是中老年人最常见的锥体外系疾病。

二、填空题

帕金森病的主要特征有（静止性震颤）、（动作减少）、（肌强直）、（体位不稳）。

三、判断题

目前国际上普遍采用的评估帕金森病病情进展的量表是帕金森病生活质量问卷（QQL）。（×）

四、简答题

帕金森病病人步态训练的具体方法是什么？

帕金森病病人步态训练的具体方法：有计划地进行原地站立以及高抬腿踏步训练，步行时，病人抬高脚，脚跟着地，尽可能两脚分开，迈大步，双臂摆动。可通过地板上加设标记的方法控制步幅及宽度，如行走线路标记、转移线路标记或足印标记等，按标记指示行走控制步态；可设置 5～7.5cm 高的障碍物，如平放的梯子让病人行走时跨越。也可在训练中使用音乐、节拍器、拍手或语言指令进行节奏的控制。

五、病例分析题

康复目标：维持或改善各关节的活动范围，满足功能性活动的需要；纠正不正确的姿势；改善步态、增强平衡功能和姿势反射；增进运动速度和耐力；维持或增加日常生活活动能力。

康复护理措施：关节活动范围训练、纠正前屈位的姿势矫正训练、坐位平衡训练、立位平衡训练、步态训练、呼吸训练、日常生活能力的训练及代偿方法指导。

第四节　阿尔茨海默病

一、名词解释

阿尔茨海默病是发生在老年期及老年前期的一种大脑退行性病变，起病隐匿，呈进行性发展，起初表现为记忆障碍，后逐渐出现语言、视空间能力、应用、辨认、执行、计算功能损害，智能的衰退伴有人格和行为的改变造成生活活动能力的下降。帕金森病又称为震颤麻痹，是中老年人常见的神经系统变性疾病，也是中老年人最常见的锥体外系疾病。

二、填空题

记忆能力基本技能训练包括语言记忆、视空间记忆、（人脸记忆）、听觉记忆、前瞻性记忆、语义记忆、情节记忆等训练。

三、判断题

Mattis 痴呆评定量表常用于判断认知损害的严重程度。（√）

四、简答题

简述阿尔茨海默病的主要功能障碍。

阿尔茨海默病的主要功能障碍包括：认知障碍包括记忆障碍、语言障碍、视空间损害、失认、失用、失算、执行功能障碍，另外，存在精神和行为异常。

五、病例分析题

病人目前主要表现为记忆力障碍，需重点进行记忆力训练，因病人出现反应迟钝，所以训练时注意语速缓慢，语义简明扼要，时间不宜过长。具体基本技能训练包括语言记忆、视空间记忆、人脸记忆、听觉记忆、前瞻性记忆、语义记忆、情节记忆等训练。准备生活常用物品的图片和词组，用视觉和听觉两种方法刺激记忆，可以通过调整数量来增高或降低难度；在日常生活中可以经常提问病人发生的事情以促进记忆；利用辅助工具配合训练和帮助病人正常生活，工具包括存储类工具和提示类工具。

第五节　脑性瘫痪

一、名词解释

脑性瘫痪是一组持续存在的中枢性运动和姿势发育障碍、活动受限症候群，这种症候群是由于发育中的胎儿或婴幼儿脑部非进行性损伤所致。脑性瘫痪的运动障碍常伴有感觉、知觉、认知、交流和行为障碍，以及癫痫和继发性肌肉、骨骼问题。

二、填空题

脑瘫儿童错误的坐姿有（W 形坐姿）、（圆背坐姿）（盘腿坐姿），长期采取错误的姿势，可导致（痉挛加重）、（脊柱弯曲）、（尖足）等，一经发现应及时纠正。

三、简答题

脑瘫儿童的临床分型有哪几型？

脑性瘫痪临床分型按照运动障碍类型及瘫痪部位可分为以下 6 型：痉挛型四肢瘫、痉挛型双瘫、痉挛型偏瘫、不随意运动型、共济失调型、混合型。

第六节　孤独症

一、名词解释

孤独症也称自闭症，是一组发生于儿童早期的全面性精神障碍，以社交沟通障碍、兴趣或活动范围狭窄以及重复刻板为主要特征的神经发育性障碍。

二、填空题

儿童孤独症的临床表现有（社会交流障碍）、（异常兴趣行为）、（感知觉异常）、（认知缺陷）。

三、简答题

孤独症儿童早期识别的征象有哪些？（答出 5 点即可）

孤独症儿童早期识别的征象有：

1. 到 6 个月大，儿童还没有出现大笑或其他热情、愉快的表情；

2. 到 9 个月大，儿童对声音、微笑或其他面部表情仍没有互动式的分享；

3. 到 12 个月还不会咿呀学语；

4. 到 12 个月还不会做手势，譬如用手指指物、给他人展示东西、伸手够东西、招手等；

5. 到 16 个月还没有语言；

6. 到 24 个月还不能说出两个单词组成的有意义的词组（不包括模仿或重复的语言）；

7. 在任何年龄出现言语、咿呀学语、社交能力方面的退化；

8. 排除听力障碍，儿童对自己的名字无反应；

9. 对物品兴趣大于对人的兴趣；

10. 不会用手指指向自己想要物品，或不能用"指"向他人展示物品或引起他人注意；

11. 与人没有目光交流或很少的目光对视；

12. 特殊的兴趣、爱好，如喜欢玩车轮子，喜欢圆形物品，喜欢将玩具排成一排，喜欢走固定路线，喜欢某种特殊的气味等。

第七节　脊髓损伤

一、名词解释

脊髓损伤（spinal cord injury）由各种原因导致椎管内神经结构（包括脊髓和神经根）及其功能的损害，出现损伤水平及以下脊髓功能（运动、感觉、反射等）障碍。

二、填空题

脊髓损伤常见并发症为（肺部感染）、（泌尿系感染）、（关节挛缩）、（痉挛）、（异位骨化）、（直立性低血压）、便秘、压疮、深静脉血栓、截瘫神经痛等。

三、判断题

脊髓损伤的康复开始的时间应为伤后 1 个月开始。（×）

四、简答题

简述深静脉血栓的原因及护理措施。

原因：静脉内血液淤滞、血液高凝状态、静脉壁损伤。

护理措施：

（1）经常观察病人双下肢是否有肿胀、疼痛，皮肤颜色是否正常。一般给予取平卧位，抬高双下肢 15°～30° 避免仅在膝下垫枕，导致腘窝血管受压进而影响静脉回流。

（2）注意下肢保暖，防止冷刺激引起静脉痉挛，血液淤积；避免在下肢进行静脉穿刺，避免在同一静脉多次穿刺，护士及家属应经常被动按摩病人下肢腿部肌肉，协助被动活动。

（3）根据病人的体型协助病人穿分级弹力袜，可通过外部压力的作用增加血流速度和促进血液回流。护理人员向病人讲述使用弹力袜的意义，并教会病人及家属使用方法。

（4）气压泵治疗仪起到物理按摩、预防 DVT 的作用。2 次 /d，20min/ 次，其能加速下肢静脉血流速度，改善静脉淤血状态，并通过周围性加压减压的机械作用产生搏动性的血流回流，改善血液循环，防止血栓形成。

第八节　神经源性膀胱

一、名词解释

神经源性膀胱（neurogenic bladder，NB）是由于神经调控出现紊乱而导致的下尿路功能障碍，通常需存在神经病变的前提下才能诊断。根据神经病变的程度及部位的不同，神经源性膀胱有不同的临床表现。

二、填空题

1. 输尿管、肾盂肾盏轻中度扩张，杯口变钝，为膀胱输尿管反流第（Ⅲ）级表现。

2. 以下病人严禁选择挤压排尿：（膀胱内高压）、（前列腺反流）、（膀胱输尿管反流）及合并有（疝气）、（直肠生殖器脱垂）、痔疮以及尿道病变（尿道狭窄）和复发性尿路感染者。

三、判断题

低压性膀胱输尿管反流的病人，留置尿管时应定期夹闭尿管。（×）

四、简答题

简述间歇导尿适应证。

间歇导尿适应证：逼尿肌活动性低下或收缩力减弱的病人或逼尿肌过度活动（DO）被控制后存在排空障碍的病人。

第三章　肌肉骨骼疾病康复护理

第一节　骨折

一、名词解释

1. 骨折定义是指骨或骨小梁的完整性和连续性发生断离。

2. 骨折专有体征畸形，反常活动，骨擦音和骨擦感。

二、简答题

什么是快优康复？包含哪些内容？

快优康复定义：针对有手术适应证的病人，通过合理安排临床流程和康复方案，使病人在接受手术治疗和术后康复的全过程中，享受有序、高效、高质量的诊疗和护理，快速而优质地接受手术和术后康复。

快优康复包含内容：健康宣教和沟通，营养支持，心理评估，睡眠管理，血栓防控，疼痛管理，管道管理，康复训练，骨质疏松的预防。

第二节　手外伤

一、名词解释

手的功能位是手进行劳动时最常采用和最大限度发挥其功能的姿势,为腕背伸 20°～25°,拇指处于对掌位,掌指及指间关节微屈。其他手指略为分开,掌指关节及近侧指间关节半屈曲,远侧指间关节微屈曲。手在这个位置上能根据不同需要迅速做出不同动作,如握物、挟持等。

二、选择题

1.（B）

2.（D）

三、简答题

简述手外伤的处理原则。

手外伤的处理原则包括:

1. 评估组织损伤的程度。

2. 彻底清创。

3. 预防感染。

4. 尽可能恢复手部解剖的连续性。

5. 闭合伤口。

6. 制动和包扎。

7. 早期进行功能锻炼。

第三节　截肢术后

一、名词解释

截肢是指将没有生命和功能或因局部疾病严重威胁生命的肢体截除的手术,其中包括截骨和关节离断两种。其目的是挽救病人的生命,并通过安装假肢及残肢训练代偿失去的肢体的功能。

二、填空题

1. 截肢病人并发症为特殊的是(幻肢觉、幻肢痛)。

2. 穿戴临时假肢后残肢皮肤情况的评定局部皮肤有无(红肿)、(硬结)、(破溃),是否皮肤过敏及皮炎,残肢有无压迫疼痛等。

三、判断题

残端皮肤应保持清洁、干燥。残肢每日用中性肥皂清洗,可以用涂抹酒精及护肤油,防止皮肤皲裂或软化。（×）

第四节　人工髋、膝关节置换术后

一、名词解释

人工膝关节置换:是将人工假体,包含股骨部分和髋臼部分,利用骨水泥和螺丝钉固定在正常的骨质上,以取代病变的关节,重建病人髋关节的正常功能,是一种较成熟、可靠的治疗手段。

二、判断题

人工髋关节置换术后患肢应保持在外展中立位。（√）

三、填空题

人工髋关节置换术后应遵循（个体化）、（渐进性）、（全面性）原则。

四、简答题

人工髋关节置换手术适应证有哪些？

人工髋关节置换手术适应证包括：①原发性或继发性髋关节骨关节炎；②类风湿关节炎；③强直性脊柱炎；④股骨颈骨折；⑤髋关节创伤性关节炎；⑥股骨头坏死；⑦某些类型的骨肿瘤；⑧血友病性关节炎；⑨慢性炎症性髋关节病损。

五、病例分析题

可能是下肢静脉血栓。

其发生原因是术中损伤静脉内壁。术后病人卧床，活动减少，静脉回流不畅。手术创伤使血液处于高凝状态。

行 B 超检查，明确诊断后行抗凝治疗。

第四章　心血管系统疾病康复护理

第一节　冠心病

一、名词解释

冠心病，即冠状动脉粥样硬化性心脏病（coronary atherosclerotic heart disease）是冠状动脉粥样硬化发生狭窄甚至堵塞或因冠状动脉功能性改变（痉挛）致心肌缺血、缺氧或坏死而引起的心脏病。统称冠状动脉性心脏病（coronary heart disease，CHD），简称冠心病。

二、选择题

1.（E）

2.（ABC）

3.（ABCE）

三、简答题

简述冠心病的主要功能障碍。

冠心病病人由于心肌供血不足直接导致的心脏循环功能障碍，间接导致一系列继发性躯体和心理障碍，这些功能障碍容易被临床忽视，严重影响病人的生活质量。主要包括以下几个方面：

（1）循环功能：冠心病病人往往体力活动减少，降低了心血管系统适应性，导致循环功能降低。只有通过适当的运动训练才能解决。

（2）呼吸功能：长期心血管功能障碍可使肺血管和肺泡气体交换的效率降低，吸氧能力下降，诱发或加重缺氧症状。呼吸功能训练是改善呼吸功能的主要康复措施。

（3）运动功能：病人心肌供血不足和缺乏运动均导致机体吸氧能力减退、肌肉萎缩和氧化代谢能力降低，从而限制了全身运动耐力。运动训练的适应性改变是提高运动功能的重要环节。

第二节　慢性心力衰竭

一、名词解释

心力衰竭是各种心脏结构或功能性疾病导致心室充盈和／或射血功能受损，心排血量不能满足机体组织代谢需要,以肺循环和/或体循环淤血,器官、组织血流灌注不足为临床表现的一组综合征,主要表现为呼吸困难、体力活动受限和体液潴留。

二、选择题

1.(A)

2.(D)

三、简答题

慢性心力衰竭的主要功能障碍是什么?

1.生理功能障碍

(1)心功能障碍。

(2)运动功能障碍。

(3)呼吸功能障碍。

2.认知功能障碍。

3.心理障碍。

4.日常生活活动能力受限。

5.社会参与能力受限。

第五章　呼吸系统疾病康复护理

第一节　慢性阻塞性肺疾病

一、名词解释

肺康复是对有症状、日常生活能力下降的慢性呼吸系统疾病病人采取的多学科综合干预措施。在病人个体化治疗中加入综合性肺康复方案,通过稳定或逆转疾病的全身表现而减轻症状,优化功能状态,增加病人依从性,减少医疗费用。

二、简答题

长期家庭氧疗的指征是什么?

长期家庭氧疗的指征为:$PaO_2 < 55mmHg$ 或 $SaO_2 < 88\%$,伴或不伴有高碳酸血症;PaO_2 55～60mmHg,或 $SaO_2 < 89\%$,且有肺动脉高压、心力衰竭水肿或红细胞增多症。

第二节　哮喘

一、名词解释

支气管哮喘(bronchial asthma)是由多种细胞包括气道的炎症细胞(如嗜酸性粒细胞、肥大细胞、T淋巴细胞、中性粒细胞)和结构细胞(如平滑肌细胞、气道上皮细胞等)以及细胞组分参与的气道慢性炎症性疾病。

二、简答题

支气管哮喘的健康教育包括哪些内容?

支气管哮喘的健康教育包括:①通过长期规范治疗能有效控制哮喘;②避免接触过敏原;③哮喘的本质、发病机制;④哮喘长期治疗方法;⑤药物吸入装置及使用方法;⑥自我监测:哮喘日记记录方法、解释哮喘日记内容、哮喘发作的表现和自我处理方法;⑦何时就医;⑧哮喘药物知识;⑨如何根据自我评估判断哮喘控制水平;⑩心理因素在哮喘发病中的作用。

第六章　慢性肾脏病的康复护理

第一节　慢性肾脏病

一、名词解释

慢性肾脏病是指肾损害或肾小球滤过率（GFR）＜60ml/（min·1.73m²）持续至少3个月，肾损害是指肾脏的结构或功能的异常，包括肾脏病理形态学异常或血尿成分异常或肾脏影像学检查异常。

二、填空题

慢性肾脏病康复是指集（医疗）、（教育）、（咨询）、（饮食）以及（训练）为一体，使CKD病人到达最佳工作、生活状态以及生活质量的一个过程。

三、判断题

最大摄氧量是反映肺功能的最好生理指标。（×）

四、简答题

如何进行慢性肾脏病的运动康复治疗？

（1）运动康复前评估，对病人进行日常生活活动能力、心肺耐力及肌肉耐力等方面的评估，确定病人劳动强度。并评估运动康复的风险。

（2）制订运动处方，确定运动训练的种类如有氧运动、抗阻运动及两者联合的方式。

（3）运动处方的制订内容包括合适的运动模式、强度、时间。每一个运动单元以缓慢、延长的热身运动开始，开始持续10min，逐渐延长至60min，并且达到预计最大心率的60%～80%，最终以整理恢复运动结束。运动强度和持续时间根据病人临床情况逐渐延长，每周至少运动3次。肌肉力量是老年人工作和独立生活能力的重要决定因素。推荐给所有病人低到中等强度的运动，每周至少3次。运动强度为达到预计最大心率的60%～80%。

五、病例分析题

从鼓励、教育、运动、心理、评估等各个方面进行干预。①首先评估病人的心理及生理状态，疾病发展阶段；②鼓励病人树立信心，进行IgA肾病相关知识教育，加强蛋白尿控制；③进行适当的运动康复、心理干预改善病人焦虑状态；④进行必要的社会康复指导；⑤定期随访，定期评估病人情况，随时调整康复方案。

第二节　血液透析

一、名词解释

运动康复是指利用器械、徒手或病人自身力量，通过某些运动方式（主动或被动运动等），使病人获得全身或局部运动功能、感觉功能恢复的训练方法。

二、填空题

1. 肾脏替代治疗包括：（肾移植）、（血液透析）、（腹膜透析）。

2. 临床常用的5"E"康复护理模式包括（鼓励）、（教育）、（运动）、（工作）、（评估）。

3. MHD病人常见的运动形式有（有氧运动）、（抗阻运动）、（有氧联合抗阻运动）、（柔韧性训练）等。

三、判断题

1. 评估是成功的康复护理计划中一个必不可少的部分，贯穿于康复护理的始终，包括目标评估、实施评估和效果评估三部分。（√）

2．为避免透析中后期的心血管系统并发症，运动多于透析开始的后两小时进行。（×）

四、简答题

1．运动康复对血液透析病人的作用有哪些？

运动康复可以提高血液透析病人的生理功能，提高心肺耐力，增强活动耐量，增加肌肉合成，增加肌肉容积和肌力，改善血糖血脂代谢，提高病人的左室射血分数，降低肺动脉收缩压和右室容积，降低心血管疾病的风险。透析中运动还可以提高小分子毒素的清除，增加透析充分性，增加血磷的清除改善钙磷代谢紊乱。

2．如何进行有效的运动康复？注意事项有什么？

运动训练的实施：

（1）运动训练以提高肌肉强度、灵活性和改善心肺耐力功能为主要目的，运动的时间建议每次运动 30～60min（体力不允许的状况下可以间断休息），运动频率建议每周 4～6 次；运动强度以出现轻度气喘、疲乏及出汗，但尚未达到精疲力竭为适合的运动强度。但是，MHD 病人由于受容量负荷、心血管基础病、用药等因素影响，心率监测并不能准确反映运动强度，不推荐单独靠心率来判断运动强度。

（2）主要分 3 部分进行，先进行 5～10min 的热身运动，然后进行主动运动，最后 5min 的放松运动；透析中的抗阻运动每次包括 2 组，每组重复 8～10 次，运动自觉强度（rating of perceived exertion，RPE）12～16（即稍感费力）为宜。运动方案需要定期调整，根据病人的运动耐受情况逐渐增加运动次数和强度。

运动的注意事项：

（1）为避免透析中后期的低血压、肌肉痉挛等并发症，多在透析开始的前两小时进行。

（2）为了保证运动的安全，MHD 病人在家中运动需家属陪同看护，特别是有肾性骨病及年龄较大的病人运动中要加强防护，防止跌伤、骨折。

（3）指导 MHD 病人根据自身的身体状况采用"少量多餐"的方式，逐渐增加运功强度，并告知其间可穿插休息，缓解疲劳感，减少运动相关的副作用。

（4）内瘘侧肢体避免剧烈运动，勿提重物，可进行适当活动，避免血流减慢后血栓形成，有动脉瘤者，应采用弹性绷带加以保护，避免继续扩张及意外破裂。

第七章　内分泌疾病康复护理

第一节　糖尿病

一、填空题

1．糖尿病饮食三大营养物质碳水化合物、蛋白质、脂肪各占饮食总热量的（50%～65%）、（15%～20%）、（20%～30%）。

2．一个运动处方应包括（运动形式）、（运动强度）、（运动频率）、（运动时间）四个要素。

3．糖尿病的运动形式包括（有氧运动）、（抗阻运动）、（柔韧性训练）。

二、选择题

1．（B）

2．（D）

3．（D）

三、简答题

糖尿病运动的禁忌证有哪些?

包括糖尿病酮症酸中毒、空腹血糖 > 16.7mmol/L、增殖性视网膜病、严重肾病（Cr > 1.768mmol/L）、严重心脑血管疾病（包括不稳定型心绞痛、严重心律失常、血压超过 180/120mmHg、一过性脑缺血发作）、合并急性感染、低血糖或血糖波动过大的病人。

第二节　甲状腺疾病

一、选择题

1.（E）

2.（A）

二、简答题

甲状腺功能亢进症病人高代谢症状的护理要点有哪些?

（1）提供安静、整洁、安全、通风的环境，维持适当的温度和湿度。保证病人有充分的休息，避免劳累，在病情允许的情况下适当活动，病情重者卧床休息，必要时予以吸氧。

（2）给予高热量、高蛋白、富含维生素的饮食。膳食中可增加蛋奶、瘦肉类等优质蛋白以纠正体内的负氮平衡。避免吃含碘丰富的食物，如海带、紫菜等。忌饮酒、咖啡、浓茶等兴奋性饮料。

（3）皮肤潮湿多汗者，勤换内衣，保持皮肤清洁、干爽。

（4）腹泻者减少饮食中纤维素的摄入，适当增加饮水。

第八章　精神疾病康复护理

第一节　精神分裂症

一、名词解释

精神分裂症是常见的病因尚未完全阐明的重性精神障碍，多缓慢或亚急性起病于青壮年，具有知觉、思维、情感和行为等多方面障碍，精神活动不协调，一般无意识障碍，智能尚好，有些病人可出现认知功能缺损，疾病呈反复加重衰退倾向，病程多迁延。

二、填空题

精神分裂症病人的主要功能障碍有:（自我照料功能障碍）、（家庭职能障碍）、（社交技能障碍）、（认知功能障碍）、（工作学习功能失调）。

三、判断题

精神分裂症是常见的病因完全阐明的重性精神障碍，多缓慢或亚急性起病于青壮年，具有知觉、思维、情感和行为等多方面障碍，精神活动协调。（×）

四、简答题

药物自我处置技能包括哪些训练?

药物自我处置技能训练包括:人际交往基本技能、抗精神病药物的知识、正确管理药物和评估所服用药物的作用、识别并处置药物副作用、与医务人员商讨药物治疗有关的问题训练。

第二节　抑郁障碍

一、名词解释

抑郁障碍核心症状为情绪低落、兴趣缺乏、乐趣丧失；伴有焦虑、思维迟缓、自我评价低、严重者会出现幻觉及妄想精神病性症状等心理症候群；躯体症候群有睡眠障碍、食欲和性欲减退、言语动作减少、易疲劳、头晕、头痛等，严重者可有自杀念头及行为。抑郁障碍病人大多呈反复发作倾向，多数病例发作可以缓解，但部分病人会留有残留症状或转为慢性。

二、填空题

抑郁障碍核心症状是（情绪低落）、（兴趣缺乏）、（乐趣丧失）。

三、判断题

抑郁症表现：兴趣增强，精力旺盛、活动增多，疲乏感，无助感与家人或周围人疏远。（×）

四、简答题

简述自杀征兆的评估。

自杀征兆的评估包括：①消极言语，谈论死亡如"我活不了了，我要死了""我不想再给他们添麻烦了"等。②不良情绪：焦虑不安、情绪低落，偷偷哭泣，无望无助、无用感，自责自罪，严重失眠。③长时间抑郁后，某天心情突然变得开朗了。对亲人过度关心或疏远、冷淡等。④行为信息：独处，与他人和社会隔离。突然异常配合，将自己的物品赠人，向病友或亲属交代后事，藏匿危险物品等行为。

五、病例分析题

该病人诊断为抑郁症。

第九章　老年康复护理与健康管理

第一节　老年康复护理

一、名词解释

老年康复护理是一门多学科、多领域并具有其独特性的综合性学科，与老年学、老年医学关系密切。是把关于老化和老年问题的专门知识和临床普通护理学知识综合应用于老年人康复护理的专门领域，进而研究老年人群健康问题的特殊性学科。

二、填空题

老年康复护理的内容包括：（评估）、（诊断）、（计划）、（计划）、（评价）。

三、简答题

简述我国目前老龄化的现状。

人口老龄化是现代社会发展的必然趋势，是医疗卫生条件改善和医疗技术水平不断提高的结果，也是人口出生水平和死亡水平不断下降，平均期望寿命不断延长的结果。人口老龄化体现了生命科学与社会经济的进步与发展。

1. 老年人口基数大。

2. 老年人口发展速度快。

3. 地区发展不均衡。

4. 城乡倒置显著。

5. 老龄化超前于现代化。

6. 高龄化、空巢化进一步加速。

第二节　老年人健康管理

一、名词解释

临终关怀是一种特殊的卫生保健服务，主要针对濒死者，包括对病人及其家属进行生理、精神和经济方面的全方位服务，不以治愈疾病、延长生命为目的，而是通过缓解病痛来给病人安慰，提高人生最后一站的生活质量，让他们有尊严地离开。

二、填空题

老年人存在的安全隐患主要包括（跌倒）、（噎呛）、（烫伤）、（压疮）、（走失）、（用药安全）等。

三、简答题

临终关怀的意义是什么？

1. 临终关怀是一项符合人类利益的崇高事业，符合人类追求高生命质量的客观要求。随着人类社会文明的进步，人们对生命的生存质量和死亡质量提出了更高的要求，向迎接新生命、翻开人生历程的第一页一样；送走、合上人生历程的最后一页，划上一个完美的句号。以便让病人在死亡时获得安宁、平静、舒适，让家属在病人死亡后没有留下任何遗憾和阴影；临终关怀也是社会文明的标志，它标志着每一个都希望生的顺利，安详地去世。

2. 临终关怀正是为让病人尊严、舒适到达人生彼岸而开展的一项社会公共事业。

3. 临终关怀体现了医护职业道德的崇高医护职业道德的核心内容就是尊重病人的价值，包括生命价值和人格尊严。

4. 临终关怀则通过对病人实施整体护理，用科学的心理关怀方法、高超精湛的临床护理手段，以及姑息、支持疗法最大限度地帮助病人减轻躯体和精神上的痛苦，提高生命质量，平静地走完生命的最后阶段。医护人员作为具体实施者，充分体现了以提高生命价值和生命质量为服务宗旨的高尚医护职业道德。

第十章　常见并发症预防与康复护理

第一节　废用综合征

一、名词解释

废用综合征是指由于长期卧床或活动减少、失重及各种刺激减少等引起的以生理功能衰退为主要特征的综合征。

二、填空题

关节挛缩由于（关节）、（软组织）、（肌肉）缺乏活动或被动运动范围受限而导致的。最常见的因素有（疼痛）、（肢体运动功能障碍）、长时间关节静止不动、未能及时康复。

三、判断题

尽早开始做坐位训练是防治直立性低血压最佳的方法。（×）

四、简答题

发生废用综合征的原因是什么？

1. 原发病的性质及病情，为了治疗需要长期保持安静和卧床状态。

2. 神经系统疾病导致的运动障碍；中枢性、周围性或肌肉性疾病。

3. 患抑郁症者常处于静止不动、不活跃状态。

4．有严重感觉障碍者,特别是深感觉障碍,因缺少刺激而活动减少。

5．因疼痛限制躯体活动。

6．老年人日常生活习惯和性格喜欢静不喜动所致活动减少。

7．骨关节疾病所致活动受限。

8．长期使用支具、石膏、夹板固定,限制肢体活动。

五、病例分析题

病人为静脉血栓高危群体。给予病人预见性护理和血栓护理。

预见性护理:

1．鼓励病人的足和趾主动活动,踝泵运动。嘱多做深呼吸及咳嗽动作,尽可能早期下床活动,下床活动促使小腿肌肉活动增加下肢静脉回流。

2．必要时下肢穿医用弹力长袜。

3．早期拔除静脉插管能有效预防静脉血栓形成。

4．做好饮食护理,给予高维生素、高蛋白、高热量、低脂饮食,忌食辛甘肥厚之品,以免增加血液黏稠度,加重病情。保持大便通畅。

血栓护理:

1．密切观察患肢周径及颜色的变化。

2．抬高患肢,急性期卧床休息并抬高患肢30°,以利静脉回流,减轻水肿。

3．避免碰撞伤肢,禁止揉捏患肢。

4．加强静脉血管的保护。

5．预防并发症,防止压力性损伤发生。做好应急预案防止发生肺栓塞。

第二节　深静脉血栓

一、名词解释

深静脉血栓形成是指血液在深静脉血管内不正常凝结,阻塞管腔导致静脉回流障碍。

二、填空题

(静脉损伤)、(血流缓慢)和(血液高凝状态)是造成深静脉血栓形成的三大因素。

三、判断题

急性下肢深静脉血栓形成时出现股青肿,临床表现为下肢肿胀青紫,足背动脉搏动明显减弱或消失。(√)

四、简答题

深静脉血栓的症状、体征是什么?

深静脉血栓形成的症状与体征依据血栓形成的部位的不同而有差异。

(1)上肢深静脉血栓形成:前臂和手部肿胀、胀痛。患侧肩部、锁骨上和前胸壁浅静脉扩张。

(2)上腔静脉血栓形成:面颈部肿胀,球结膜充血水肿,眼睑肿胀,常伴有头痛、头胀及其他神经系统症状和原发疾病的症状。颈部、前胸壁、肩部浅静脉扩张。

(3)下腔静脉血栓形成:临床特征为双下肢深静脉回流障碍,驱赶的浅静脉扩张。

(4)小腿静脉血栓形成:股部内侧疼痛和压痛,常可扪到有触痛的条索状物,淤血可致胀痛,皮肤颜色常发紫,浅静脉常曲张,全身反应较轻。

（5）继发性髂 - 股静脉血栓形成：症状始时轻微，实际病期比症状期长。

（6）股青肿。

五、案例分析题

该病人可能发生了下肢静脉血栓，可进行下肢静脉彩超以确诊。

<h2 align="center">第三节　肩部并发症</h2>

一、名词解释

肩 - 手综合征又称反射性交感神经性营养不良，多突然发病，也可隐秘、缓慢发展。典型表现是肩痛、手肿、疼痛（被动屈曲手指时更为剧烈）、皮温升高，消肿后手部肌肉萎缩，甚至挛缩畸形。最近，反射性交感神经营养不良又被更名为复杂性局部疼痛综合征。

二、填空题

肩关节半脱位主要表现为（肩胛带）下降，肩关节腔向下倾斜，严重时在肩峰与上肢肱骨之间出现（凹陷），轻者可用触诊方法触及凹陷。肩胛骨下角的位置比（健侧）低，患侧呈翼状肩。

三、判断题

肩手综合征Ⅲ期（末期或后遗症期）肩或手部的疼痛减轻或消失，手部血管运动性改变消失而肌肉萎缩明显，形成一种典型的畸形。X 线有广泛的骨腐蚀，不可逆，关节活动度永久消失。（√）

四、简答题

肩 - 手综合征分哪几期？

Ⅰ期（急性期）：肩部疼痛，活动受限，同侧手腕、手指肿胀，皮肤潮红、皮温升高等血管运动性改变。被动活动腕关节、掌指关节、手指外展、背伸等出现疼痛。X 线检查多见手和肩骨质改变。

Ⅱ期（营养障碍期）：症状明显，疼痛加剧，手部小肌肉萎缩加重，手掌筋膜肥厚，手指关节活动明显受限。X 线检查出现骨质变化。背侧腕骨连结中部，出现明显坚硬的隆凸。此期持续 3～6 个月，如不适当治疗，则转入第Ⅲ期。

Ⅲ期（末期或后遗症期）：肩或手部的疼痛减轻或消失，手部血管运动性改变消失而肌肉萎缩明显，形成一种典型的畸形。X 线可见广泛的骨腐蚀，不可逆，关节活动度永久消失。

五、病例分析题

病人出现脑卒中并发症肩部障碍——肩痛。在护理时注意：①确保在进行肩关节活动在正常范围训练，避免易痉挛的肢位。②正确体位摆放。③病人双手交叉前伸，肘关节伸展，身体前倾，尽量使双上肢前伸，通过双手触脚、推地上大球、推桌面的毛巾等动作逐渐上抬上肢。④降低肩关节周围肌张力、抗痉挛、恢复正常肩肱节律。⑤增加肩胛骨被动活动范围。⑥取得病人的信赖，最终消除疼痛。⑦正确搬运病人，避免动作粗鲁，防止肩关节被动过度外展。避免患肢输液。⑧药物治疗：可采用镇痛剂口服，如双氯芬酸二乙胺乳胶、阿司匹林、吲哚美辛（消炎痛）等；局部外涂镇痛剂；局部封闭治疗和麻醉治疗。⑨局部使用短波、超声波、电刺激、水疗等物理疗法缓解痉挛、止痛、促进血液循环。⑩中医针灸、按摩治疗。

第四节 关节挛缩

一、名词解释

挛缩是指由于各种原因造成肌肉、肌腱等软组织发生变性、纤维增生使其解剖长度缩短而致相应关节的强直畸形。

二、填空题

挛缩的发生原因有（关节源性挛缩）、（软组织性挛缩）、（肌肉性挛缩）。

三、判断题

关节强直畸形是挛缩关节的主要特点，长时间的关节挛缩引起关节活动减少可造成相应肌肉失用性萎缩。（√）

四、简答题

挛缩康复评定的主要内容是什么？

挛缩康复评定的主要内容包括：①关节活动范围；②疼痛；③运动功能；④日常生活能力。

五、病例分析题

该病人为中枢神经系统病变，引起的肌肉痉挛及长期卧床后废用造成关节挛缩。应早期重视引起挛缩的病因，早期注意正确的体位摆放及进行主动或被动活动以保持关节活动范围。

第五节 直立性低血压

一、名词解释

直立性低血压（orthostatic hypotension，OH）是指体位改变时由于自身代偿不足导致血压下降伴或不伴有临床症状。诊断标准为从卧位转为站立位后 3min 内出现收缩压下降≥20mmHg 或（和）舒张压下降≥10mmHg。OH 是临床上常见的一种并发症，常继发于脊髓疾病、心脑血管疾病、内分泌疾病。

二、填空题

直立性低血压常见的主要临床表现为（头晕目眩）、（视物模糊）、（头痛）、（颈部或者头部不适）、（恶心）、（肌肉无力）。

三、判断题

发生直立性低血压时，治疗措施应首选非药物治疗，辅以药物治疗。（√）

四、简答题

脊髓损伤病人直立性低血压的主要康复护理措施有哪些？

1. 摇床训练和斜床站立训练；

2. 应用腹带和高质量的长腿弹力袜；

3. 功能性电刺激对于预防和治疗脊髓损伤早期直立性低血压是非常有效；

4. 运动疗法中的坐位训练也可有效预防和治疗直立性低血压；

5. 同时应该增强病人的体质，注意饮食营养和良好的睡眠；

6. 药物治疗，如麻黄碱、氟氢可的松、麦角胺、可乐定、盐酸米多君片等。

五、病例分析题

（1）该病人目前情况应考虑什么诊断？

诊断：帕金森病后直立性低血压。依据：平卧位时收缩压波动在 85～95mmHg 之间，舒张压波动在 50～60mmHg 之间，而站立后血压为 75/45mmHg，同时伴有头晕目眩，眼前发黑等临床表现。

（2）120 人员应针对病人病情应采取哪些措施？

首先，帮助病人平卧休息，同时，并给予心电监护，每隔 10min 测量血压一次；并密切监测血压变化，鼓励病人少量多餐，适当饮水，可穿着弹性腰带，告知病人严格服药，无需停用左旋多巴。

第六节　压力性损伤

一、名词解释

压力性损伤是发生在皮肤和／或潜在皮下软组织的局限性损伤，通常发生在骨隆突处或皮肤与医疗设备接触处。该压力性损伤可表现为局部组织受损但表皮完整或开放性溃疡，并可能伴有疼痛。剧烈和／或长期的压力或压力联合剪切力可导致压力性损伤出现。皮下软组织对压力和剪切力的耐受性受环境、营养、灌注、合并症和软组织条件的影响。

二、填空题

与其他量表相比敏感性和特异性较均衡，是 A 级推荐的风险预测工具，此量表为（Braden 量表）。

三、判断题

避免压力性损伤可以长时间摇高床头超过 30° 体位、半坐卧位和 90° 侧卧位。（×）

四、简答题

压力性损伤的预防护理措施有哪些？

压力性损伤预防护理措施有：进行全面的风险评估、做好体位安置与变换、进行皮肤护理，制订营养计划，选择合适的支撑面，指导病人早期活动。

五、病例分析题

病人入院后应在 8h 内做风险评估，风险评估表应选择 Braden 量表进行评估，检查全身皮肤评估压力性损伤好发的部位，除身体的骨隆突处还应注意与胃管接触的部位，因病人不能翻身且体重超重，应检查与床面接触部位及皮肤褶皱处，还应注意营养情况，评估应在病人住院后多次进行。

第七节　自主神经反射亢进

一、名词解释

自主神经反射异常或自主神经反射亢进也称为自主神经反射异常（autonomic dysreflexia，AD），是一种由不能控制的交感神经过度兴奋引起的心血管并发症，出现动脉血压急剧升高，可引起严重临床事件，一般发生在脊髓损伤病人，尤其常见于 T_6 或 T_6 以上节段的脊髓损伤，也可发生于 $T_8 \sim T_{10}$ 节段的脊髓损伤病人。常见临床表现有动脉血压急剧增高，心动过缓，头痛，损伤平面以上皮肤潮红、出汗增多等。

二、填空题

自主神经反射异常的最常见诱发因素为（膀胱膨胀）、（肠道膨胀）。

三、判断题

自主神经反射异常发作时，经非药物措施无效，成人收缩压持续维持 150mmHg 或 150mmHg 以上应该立即使用药物控制血压。（√）

四、简答题

自主神经反射异常的预防措施包括哪些？

自主神经反射异常的有效预防包括病人和家人教育，恰当的膀胱、肠道和皮肤管理，识别与避免伤害性刺激，预防性药物使用。

健康教育：应该对所有存在自主神经反射异常发生风险的病人及其家属或照顾者进行充分教育，使其掌握自主神经反射异常相关的症状、病因、诱发因素和治疗措施，以便能尽早识别、并给出恰当处置。

膀胱管理：恰当膀胱管理是预防自主神经反射异常发作的重要途径。根据病人膀胱状况选择留置尿管或间歇导尿。留置尿管更换尿管或间歇导尿操作要轻柔，膀胱冲洗使用与体温温度相同的液体，定期检查尿常规、泌尿系彩超等及时发现泌尿道感染、结石。

肠道管理：实现可预见性、规律、彻底排便。需要帮助病人建立规律的排便习惯；手工排便、腹部按摩、手指刺激肛门排便时动作应轻柔；使用经肛灌肠排便时注意避免液体灌入过多、过快，灌肠过程中要注意观察病人反应。

皮肤管理：定期评估皮肤压力性损伤的风险，做好定时翻身、气垫床、皮肤清洁等护理工作，积极治疗已经出现的压力性损伤。

预防性药物使用：对于反复发作的病人，可考虑使用预防性药物减少发作频率和严重程度。这类药物包括 α 肾上腺素受体阻滞药、钙离子拮抗剂等。手术、膀胱镜、尿流动力学检查等可能诱发自主神经反射异常时，可在操作前预防性使用硝苯地平。

五、病例分析题

（1）自主神经反射异常。依据，C_3 完全性脊髓损伤为 T_6 以上脊髓损伤，容易出现 AD 发作，病人有血压骤升收缩压高于基线血压超过 40mmHg，并有头痛、颜面潮红、胸闷等临床表现。

（2）首先，帮助病人坐直，同时，松开任何紧身衣服。并给予心电监护，每隔 2min 测量血压一次；询问病人最近膀胱漏尿、排大便情况，检查是否存在膀胱过度充盈；如果经非药物措施无效，收缩压仍维持在 150mmHg 或 150mmHg 以上，需要立即药物治疗，可给予硝苯地平 10mg 口服或舌下含服，并密切监测血压变化，避免低血压。

第八节　吸入性肺炎

一、名词解释

吸入性肺炎是任何原因导致的各种不同的异物经喉部进入气管，支气管和肺部，致使细支气管阻塞，造成远端肺组织萎缩，使异物带入的细菌在肺内繁殖，引起肺组织的化脓性炎症改变。

二、填空题

进食体位推荐床头提高 30°～60°（健侧在下）的侧卧位、半坐卧位或坐位，进食或鼻饲后保持该体位（30～60min）。防止因体位过低引起食物反流发生误吸。

三、判断题

口腔护理是预防吞咽障碍病人并发吸入性肺炎的保证。（√）

四、简答题

有效咳嗽训练是什么？

病人放松舒适体位，深而放松的吸气，短暂闭气，关闭声门，增加胸膜腔内压，迅速打开声门,用力收腹将气体排出,接着急剧双重咳嗽。

五、病例分析题

病人吞咽障碍导致的吸入性肺炎,痰多不易咳出。指导病人进行有效排痰。分:

1. 主动排痰　保持呼吸道通畅,对意识清醒的病人指导有效咳嗽排痰。

2. 被动排痰　吸痰是减少反流和误吸的有效手段,吸痰的时机与吸入性肺炎病程进展有十分密切的关系。

(1)翻身、拍背、吸痰等工作在病人空腹时或餐前进行,餐中或餐后半小时内尽量不吸痰,一小时之内不翻身。

(2)吸痰前后给予病人加大氧流量,过程中严格无菌操作。

(3)避免吸痰管反复上下抽吸刺激呼吸道黏膜,减少吸痰造成的误吸,增加吸入性肺炎的概率。

(4)吸痰后观察病人有无痰鸣音、心率和血氧饱和度情况。

第九节　泌尿系统感染

一、名词解释

1. 尿路感染(urinary tract infection,UTI)是肾脏、输尿管、膀胱和尿道等泌尿系统各个部位感染的总称,是尿路上皮对细菌侵入的炎症反应,通常伴随有细菌尿和脓尿。

2. 尿路逆行感染是指病原菌由尿道逆行道膀胱,甚至输尿管、肾盂引起的感染,约占尿路感染的15%。多发生于尿道插管、尿路器械检查感染、生殖器感染、性生活后,全身抵抗力低下及尿流不畅者更易发生。

二、单选题

1.(B)

2.(D)

3.(A)

三、X型题

1.(ABCDE)

2.(BCDE)

四、简答题

1. 泌尿系感染分为哪几类?

根据感染发生部位可分为上尿路感染(肾盂肾炎为主)和下尿路感染(主要是膀胱炎)。根据病情分急性和慢性感染。根据有无尿路功能或结构异常,又可分单纯性尿路感染和复杂性尿路感染。根据病人有无临床症状可分为无症状菌尿和症状性感染。

2. 简述留置导尿管的正确维护。

留置导尿管的正确维护包括:

(1)无菌操作留置导尿管后,保持引流系统的密闭性。

(2)避免导尿管及引流管的扭曲、打折,保持引流的通畅。

(3)集尿袋始终低于膀胱水平,抗反流尿袋除外。

(4)排放集尿袋中尿液时,要遵循无菌操作原则,防止尿袋开放活塞接触未灭菌的容器。

(5)更换导尿管及集尿袋,不推荐固定更换的时间间隔,指南推荐依据临床指征进行更换,例如发生感染、梗阻等。

(6) 避免常规使用抗生素来预防导尿管相关性尿路感染。

(7) 除非可能发生膀胱及前列腺手术后出血,应尽可能避免使用膀胱灌注冲洗的方法。

(8) 在病人拔除导尿管前,无需夹闭导尿管。

第十节 异位骨化

一、名词解释

异位骨化是机体在正常骨骼系统之外(通常是软组织)形成成熟骨组织的病理现象,根据其形成原因可分为原发性和获得性两大类。

二、填空题

1. 异位骨化的形成必须具备 3 个条件:(成骨的前体细胞)、(诱导因素)和(适宜的骨形成环境)。

2. 异位骨化的好发部位是(髋关节),其次是(肘)、(膝)、(肩),几乎不累及(腕)、(踝)、(手)、(足)等小关节。

三、判断题

医护人员给病人进行被动训练时,动作宜轻柔,需循序渐进,逐渐增加活动量。(√)

四、简答题

目前异位骨化发生机制有哪些理论假说?

尽管异位骨化的发生机制仍不十分清楚,但目前有下列理论假说。

1. 遗传学说 某些个体存在基因倾向,该机制可部分解释为何并非所有外伤病人都出现异位骨化。

2. 微小外伤学说 脑外伤、脊髓损伤病人,创伤后关节功能障碍的病人,肢体痉挛或康复治疗时反复的被动活动会造成关节周围软组织的微小损伤,导致反复出血机化,引发异位骨化。

3. 神经系统调节异常学说 脑外伤病人,由于中枢神经和交感神经系统调节异常,导致骨吸收和形成失衡。

4. 局部微循环学说 研究发现,截瘫病人的局部微循环发生改变,导致关节周围软组织缺氧,可能与异位骨化的发生有关。

5. 其他 感染学说、长期制动学说、局部血肿机化学说、中枢神经损伤后过度换气学说等。

第十一章 康复护理技术

第一节 体位管理

一、名词解释

良肢位是拮抗痉挛模式,预防或减轻痉挛出现所采取的治疗性体位。

二、填空题

仰体位因其支撑面积大有安全感病人容易接受,但该体位受(颈紧张性反射)和(迷路反射)的影响,极易激发异常反射活动,从而强化了(患侧上肢)的屈肌痉挛和下肢的(伸肌痉挛),同时易导致骶尾部足跟压力性损伤的发生,该体位作为一种替换体位或者病人需要时采用。

三、判断题

病情允许,逐步摇高床头鼓励病人从床上坐起,但该体位激化下肢的伸肌痉挛,因此在无支持的情况下应尽量避免这种体位。(√)

四、简答题

良肢位摆放的目的包括哪几种?

常见的有:仰卧位、患侧卧位、健侧卧位和床上坐姿。良肢位正确的摆放可防止或对抗痉挛姿势的出现,促进对患侧的识别与认识。有效预防肩关节半脱位、关节挛缩、肌肉萎缩,防止骨盆后倾和髋关节外展外旋,早期诱发分离运动。良肢位贯穿于康复治疗的全过程,是康复护理中重要的技术。

第二节 转移活动训练

一、名词解释

转移活动是指人体从一种姿势转移到另一种姿势的过程。

二、填空题

目的是训练(腰背肌群)和(伸髋的臀大肌),重新获得选择性髋关节伸展,也可训练腹肌和患肢负重能力。有效地防止站立位时因髋关节不能伸展而出现的臀部后突,为病人下一步(坐位)和(站立)做准备。

三、判断题

从卧位到床上坐位训练,逐步进行床上直立性低血压训练后,可以进行从卧位到床边坐起训练。(√)

四、简答题

一侧肢体瘫痪体位变换的目的是什么?

目的是预防压力性损伤和肺部感染;仰卧位强化伸肌优势,健侧卧位强化患侧屈肌优势,患侧卧位强化患侧伸肌优势,定时变换体位可使肢体的屈伸肌张力达到平衡,也是预防肌肉痉挛、关节挛缩和异常姿势的重要措施。

第三节 吞咽功能训练

一、名词解释

直接训练又称摄食训练,指食用食物同时并用体位、食物形态等补偿手段的训练,从而达到改善吞咽的病理生理状况。

二、填空题

如果一口量过多导致食物从口中(漏出)和(咽部残留)引起误咽,一口量过少,咽部刺激强度不够难以诱发(吞咽反射)。

三、判断题

对于轻度吞咽障碍的病人,以摄食和体位训练为主。对于中、重度吞咽障碍者,经过基础训练产生一定的吞咽能力后方可进行摄食训练。(√)

四、简答题

代偿性吞咽训练包括什么?

代偿性吞咽训练包括:空吞咽、交互吞咽、侧方吞咽、点头样吞咽、低头吞咽。

第四节 呼吸功能训练

1.（C）
2.（E）
3.（C）
4.（A）
5.（B）
6.（A）
7.（B）
8.（D）
9.（C）
10.（B）

第五节 间歇导尿术

一、名词解释

间歇导尿术（intermittent catheterization，IC）是指规律地经尿道（或腹壁窦道）插入导管且导管不留置的膀胱（储尿囊）排空方式。

二、填空题

导尿时，见尿后应再将尿管送入尿道（1～2）cm。

三、判断题

尿道损伤时可以使用间歇导尿术排空膀胱。（×）

四、简答题

间歇导尿的禁忌证有哪些？

间歇导尿的禁忌证包括：膀胱输尿管反流；尿道畸形、狭窄、损伤；严重的前列腺增生；严重的膀胱颈梗阻；严重的尿失禁。